第5版

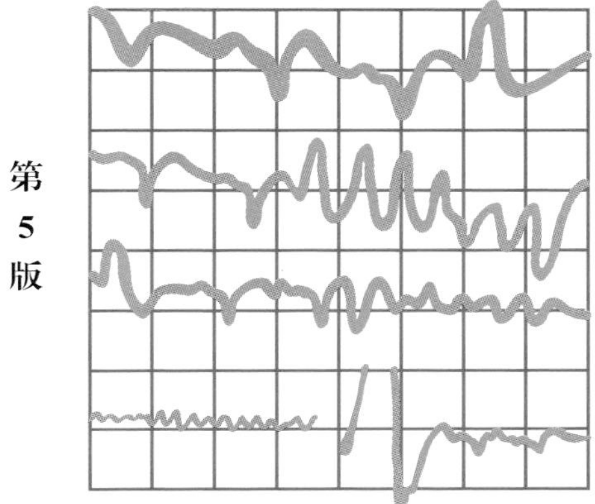

轻松解读心电图

150 ECG Cases

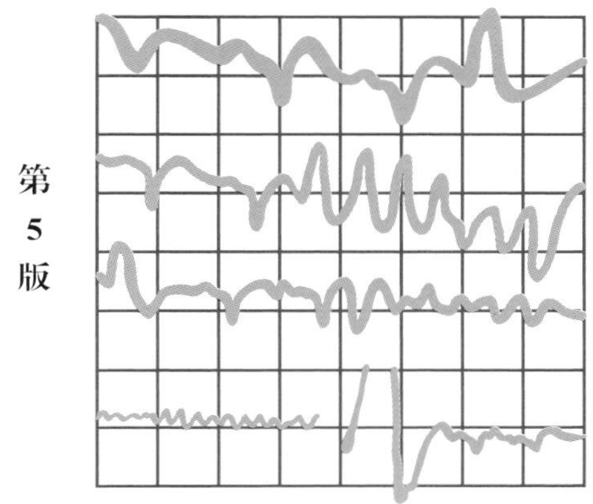

第5版

轻松解读心电图

150 ECG Cases

原著 JOHN HAMPTON DM MA DPhil FRCP FFPM FESC
Emeritus Professor of Cardiology, University of Nottingham, UK
DAVID ADLAM BA BM BCh DPhil FRCP FESC
Associate Professor of Acute and Interventional Cardiology and Honorary Consultant Cardiologist, University of Leicester, UK
JOANNA HAMPTON MD MA BM BCh FRCP
Consultant Physician, Addenbrooke's Hospital, Cambridge, UK

主译 周益锋 郭继鸿

译者 （按姓名汉语拼音排序）
高瑞龙 刘 芃 罗 斌 翟正芹 周益锋

北京大学医学出版社

QINGSONG JIEDU XINDIANTU (DI 5 BAN)

图书在版编目（CIP）数据

轻松解读心电图：第 5 版 /（美）约翰 · 汉普顿（John Hampton），（美）大卫 · 阿德拉姆（David Adlam），（美）乔安娜 · 汉普顿（Joanna Hampton）原著；周益锋，郭继鸿主译 . —北京：北京大学医学出版社，2022.5

书名原文：150 ECG Cases

ISBN 978-7-5659-2625-9

Ⅰ. ①轻…　Ⅱ. ①约… ②大… ③乔… ④周… ⑤郭…　Ⅲ. ①心电图－基本知识　Ⅳ. ① R540.4

中国版本图书馆 CIP 数据核字（2022）第 061180 号

北京市版权局著作权合同登记号：图字：01-2022-2026

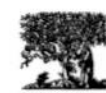
Elsevier (Singapore) Pte Ltd.
3 Killiney Road, #08-01 Winsland House I, Singapore 239519
Tel: (65) 6349-0200; Fax: (65) 6733-1817

150 ECG Cases. 5th edition.

First edition 1997
Second edition 2003
Third edition 2008
Fourth edition 2013
Fifth edition 2019

ISBN-13: 9780702074585

This translation of 150 ECG Cases, 5th edition. by John Hampton, David Adlam, Joanna Hampton was undertaken by Peking University Medical Press and is published by arrangement with Elsevier (Singapore) Pte Ltd.
150 ECG Cases, 5th edition. by John Hampton, David Adlam, Joanna Hampton 由北京大学医学出版社进行翻译，并根据北京大学医学出版社与爱思唯尔（新加坡）私人有限公司的协议约定出版。

《轻松解读心电图》（第 5 版）（周益锋　郭继鸿　主译）
ISBN: 9787565926259

轻松解读心电图（第 5 版）

主　　译：周益锋　郭继鸿
出版发行：北京大学医学出版社
地　　址：（100191）北京市海淀区学院路 38 号　北京大学医学部院内
电　　话：发行部 010-82802230；图书邮购 010-82802495
网　　址：http：//www.pumpress.com.cn
E-mail：booksale@bjmu.edu.cn
印　　刷：北京信彩瑞禾印刷厂
经　　销：新华书店
责任编辑：高　瑾　**责任校对：**靳新强　**责任印制：**李　啸
开　　本：889 mm × 1194 mm　1/32　**印张：**11.125　**字数：**320 千字
版　　次：2022 年 5 月第 1 版　2022 年 5 月第 1 次印刷
书　　号：ISBN 978-7-5659-2625-9
定　　价：62.00 元

译者序

“事不过三”一语出自吴承恩《西游记》一书，意指同样的尝试不宜连做多次，常用来勉励欲试新生事物者尽量减少失败次数。但对做好事、做公益事、做科学普及与推广、行善积德等事，不仅能过三，而且越多越好。

就拿眼下引进与翻译心电图入门与提高的这套三姊妹丛书为例，屈指一数，从2004年至今的18年中，这已是第四次完成全套丛书的整体翻译而发行中译本了。畅销世界各国的这套心电图三姊妹丛书，最早在1973年出版了第一本——《轻松学习心电图》（*The ECG Made Easy*），至今已是第9版。在其50年的多次出版发行中深受读者的垂爱与欢迎。全球发行量接近100万册。鉴于读者的殷切需求与期盼，1986年，著名心脏病学家、英国诺丁汉大学的J. R. Hampton教授撰写了丛书的第二本——《轻松应用心电图》（*The ECG In Practice*），真可谓十年磨一剑，至今已出到第7版（更名为*The ECG Made Practical*）。就内容而言，其比第一本更深，是读者修完第一本已达入门后，继续提高的续读本。此后，在读者对前两册心电图读本的强烈反响与要求下，11年后的1997年，J. R. Hampton教授再次呕心沥血，精心策划，潜心撰写，推出了这套丛书的第三本——《轻松解读心电图》（*150 ECG Problems*，第5版更名为*150 ECG Cases*）。这是为完成前两册读本学习后的读者提供的临床实践心电图试题集。150帧心电图仿照临床实际情况，不是按难易程度渐进，而是随机排序，还包含了健康人正常心电图。Hampton教授指出：临床心电图不会按照难易排序到你的手中。他还在前言中鼓励读者翻阅正确答案前，尽量独立思考，经自主分析后做出最终的心电图诊断。至此，这套普及与提高的心电图丛书正式联袂为“三姊妹”。

1997 年后，这套“三姊妹”丛书开始同步更换新版至今。

几十年来不断再版的这套心电图丛书，一直严格遵循编者最初的宗旨：本套丛书不是心电图教科书，更不是精深的心电图学专著，而是一套易懂、易学、易掌握的心电图入门与提高的通俗读本。三本书分别为初学入门、实践应用、疑难病例解读而设计，形成按部就班的心电图学习与提高三部曲。又因这套丛书由心脏病学大师执笔挂帅写成，故对心电图应用的定义与价值的认识明确而精准。作者强调心电图分析一定要和患者的临床和病史密切结合，心电图是受检者病史与体征的一种延伸，绝不能孤立、单独地分析。基于该理念，三本书中的所有心电图图例都附有相关病史。此外，作者还强调，心电图检查并非万能，而是有着相当的局限性。例如不少严重冠心病患者的心电图可能完全正常，无心肌缺血的任何心电图表现；相反，完全健康人的心电图却可能有一些改变而导致其心电图的错误解释，并被诊断为各种心脏病。正是上述这些核心理念才使这套丛书成为心电图著作的常青树而经久不衰。

近 50 年来，这套丛书深受世界各国读者的青睐、钟爱和欢迎。全书已被译成 12 种语言，多次被世界权威组织或刊物誉为“医学经典著作”。至今已有几代医学生、护士、年轻医师、急诊科医师、儿科和老年科医师、全科和家庭医师读着这套心电图丛书成长、进步与提高。同时也是备考研究生的必读之物。

北京大学医学出版社的领导和编审真是慧眼识珠，早在 2004 年就决定引进和翻译这套丛书，又责成我挂帅掌印，负责组织和挑选国内各路精兵强将共同完成这一工程。2004 年引进翻译了《轻松学习心电图》第 6 版、《轻松应用心电图》第 4 版、《轻松解读心电图》第 2 版，担任各册主译的都是北大精英和学子，分别由李学斌、孙健玲和贾中伟与我共任主译。随后，2012 年再次翻译了各自的新版，这次遴选后选定吉林大学白求恩第一医院的郑阳、北京航空医院的孙健玲和北京安贞医院的郭飞与我共任主译。而 2017 年的第三次翻译，沙场秋点兵的三员大将分别是河北医科大学第一医院的杨志瑜、广西壮族自治区人民医院的覃绍明和北京市门头沟区医院的李世敬医师，他们与我共任主译。而本次 2021 年的第四次“征战”中，第 9 版《轻松学习心电图》由天津医科大学总医院的张文娟主任、第 7 版《轻松应用心电图》由福建医科大学附属泉州第一医院的林荣教授、第 5 版《轻松解读心电图》由中日友好医院的周益锋主任与我共任主译。可以看出，长达 18 年中的先后 4 次引进与翻译工作中，集结了十几位国内各路的学术精英，带领各自的团队齐心协力而完成。近二十年中，这套丛书也不负众望，为推动和提高我国心电图学的水平做出了巨大贡献，也在中国心电学史上留下了浓墨重彩的一页。

即将面世的新版三姊妹丛书，原版编著者充分采纳了上版出版后读者的反馈意见和要求，对书中内容有了一定篇幅的增补和调整，各自增加了新的章节，更加关注动态心电图、新的心电检测技术和起搏系统与除颤器的应用与进展等。无疑，这些增加的新内容将使这套丛书更加与时俱进，保证了丛书内容的科学性、前沿性，也给读者总结和提炼出更新、更多的精要，进一步彰显本套丛书的实用性。我坚信，新版三姊妹丛书的中译本一定会受到广大读者更大热度的青睐与厚爱。

序言结束之际，还想用一句励志之言与所有读者和同道共勉：“人生路上，提高自我价值的最简捷、最廉价的方式就是读书。”通过读书不断提升自己永远是硬道理。

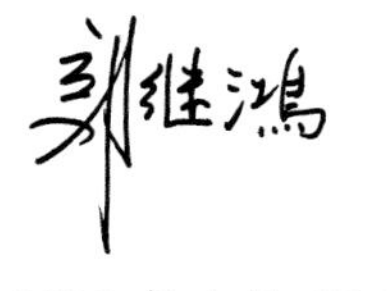

2022 年 4 月 25 日

如何使用本书

第 1 部分　日常心电图

此部分为 75 份临床实践中常见的心电图，包含一些重要的异常病例和常见的正常变异。凡学习过第 9 版《轻松学习心电图》一书者就应该可以正确解读。

第 2 部分　挑战心电图

此部分为 75 份更具有挑战性的心电图，包含一些相对少见的病例，但凡是学习过第 7 版《轻松应用心电图》一书者也应该可以正确解读。

延伸阅读

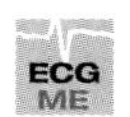

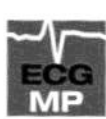

这两个图标提示可以参照《轻松学习心电图》第 9 版（The ECG Made Easy）（Elsevier, 2019）和《轻松应用心电图》第 7 版（The ECG Made Practical）（Elsevier, 2019）中的有用信息。

如何使用本书

[illegible]

[illegible]

[illegible] ECG Made Easy [illegible] Elsevier, 2019 [illegible] The ECG Made Practical [illegible] Elsevier, 2019 [illegible]

原著前言

通过书本如《轻松学习心电图》和《轻松应用心电图》等学习心电图，于一定程度上而言是甚好之事，但绝非足够之好。医学中实践经验是无可替代的，要想最佳应用心电图，大量的审阅也是必不可少的。心电图的诠释还需要结合患者具体情况。我们需要学会理解正常变异和各类疾病的心电图，进一步思考如何应用心电图以帮助诊治。

本书现已发行第5版，书名由 *150 ECG Problems* 改为 *150 ECG Cases*，是为了强调将心电图和患者信息相结合：此150例心电图来自真实病例，也是其诊断和治疗的重要依据。本书的目的和此前版本一样，包含了可能已出现于《轻松学习心电图》和《轻松应用心电图》两书及其之外的更多心电图，旨在通过测试读图技能以使读者提高心电图理解能力。相较以前的版本，约10%心电图是新编入的。

我们将本书分为两部分。第1部分包括75份常见的心电图，我们称之为“日常心电图”，因为这些经常于门诊或急诊中见到。我们编入了一些常见疾病如心肌梗死的心电图实例。之前学习过《轻松学习心电图》一书的读者应该能够解答其中大部分。本书第2部分，我们称之为“挑战心电图”，其中一些相对少见或较难解读，读者甚至可能有与我们答案不同的解释。但是总体而言，之前学习过《轻松应用心电图》一书的读者也应该能够解答其中大部分。

JH，DA，JH

引言：让心电图在临床发挥最大作用

心电图的记录和报告并非是其诊断的结束。给一位患者记录的心电图，可以成为心脏疾病诊断的基本而有价值的资料，同时，心电图对正常心脏也有一定的评估价值，但必须结合患者的背景资料进行解读，心电图的作用决不能替代既往病史或其他物理检查。心电图的检测方法简单、无创、价格便宜，常能作为怀疑患有心脏疾病患者最先进行的检查，其次再行胸部X线检查、超声心动图、放射性核素、计算机断层成像（CT）、磁共振成像（MRI）、心导管和血管造影等检查。心电图能记录和评价心脏的电活动，这是其他检查无法比拟的。但应当了解，尽管心电图检查如此重要，诊断还是容易出错。

心电图已广泛用于各种临床状况患者的检查，并协助得出各种各样的诊断结果。心电图还常用于一般人群的健康筛查，但必须十分谨慎，应当强调，不能将患者自称的无症状替代从临床医生处获取的医疗信息。心电图存在多种正常变异，因此心电图解读有时存在一定的困难。最常见的小的异常，如非特异性ST段及T波改变，当患者存在心脏症状时，心电图的这一改变对患者的临床诊断及预后十分重要，但上述心电图改变也能出现在正常人群而无特殊意义。一个正常人的心电图很难将所有重要信息全部反映出来，对于运动员，心电图的重要性是能检测出无症状的心肌肥大。

心电图对胸痛患者很重要，但有时也可能给临床带来误导，尤其在心肌梗死发作最初的数小时内，心电图可以完全正常。因此心肌缺血的患者因心电图正常而被急诊室劝送回家的情况频繁发生，尽管其存在明确的缺血性胸痛病史。临床遇到这种情况时，应当多次反复监测心电图的变化，患者的处理应该基于血清肌钙蛋白的改变而非心电图。尽管如此，心电图对于决定一名胸痛患者的治疗还是很重要的，对心电图显示 ST 段抬高型心肌梗死患者的处理截然不同于非 ST 段抬高型心肌梗死患者。

间歇性胸痛患者的静息心电图可能完全正常，这时，运动试验就可显示出重要价值。但应注意，由于运动试验的准确性取决于运动中患者是否发生心绞痛，其检查结果可能存在假阳性和假阴性以及运动试验有时不适用于女性，所以在某种程度上其对于冠状动脉疾病的诊断正在被心肌灌注扫描所取代。而且应记住，运动试验并非完全安全，可能诱发心律失常（包括心室颤动）。尽管如此，在显示患者的运动耐量方面其仍具有很大优势，亦可显示限制运动能力的原因。

心电图对确定患者呼吸困难的病因也有重要意义，其可以明确患者是否有心脏疾患（如陈旧性心肌梗死）或者有慢性胸部疾病。左心室肥大提示患者可能有高血压、二尖瓣反流或主动脉瓣狭窄或反流；右心室肥大可能源于肺栓塞或二尖瓣狭窄——尽管这些异常能在患者体检时就发现。心电图不是一个很好的评价不同心腔肥大的工具。最为重要的是，心电图无法显示心力衰竭：心电图虽然能提示引起心力衰竭的临床可能病因，却无法显示心力衰竭是否存在。然而，对于心电图完全正常的患者，是不可能存在心力衰竭的。

对一些非原发性心脏疾病，心电图同样能有特征性改变，例如严重的电解质紊乱。心电图监测尽管对糖尿病酮症酸中毒等情况下的电解质紊乱监测不是最佳方法，但至少心电图的异常能提醒医生应对患者进行一些相关的生化检查。心电图对于新药的开发也至关重要，现已得到共识，如果药物能引起 QT 间期延长，则服用该药时可能引发室性心动过速进而发生猝死。

在诊断和处理可能有心律失常的患者时，心电图是否应列为首要的诊断方法还在调研中。患者常主诉与心律失常相关的心悸、眩晕或晕厥等症状，没有什么其他方法可以比心电图更能捕捉到这些心律失常。心室率太快或太慢，或因传导障碍伴有缓慢心率均能影响心排血量而导致患者发生眩晕或晕厥。

这些患者既往可能无任何心脏疾患，但如果能记录到一份典型心电图，就足以得出导致患者出现症状的病因诊断。患者主诉心悸时常伴有其他一些明显的症状，详细询问病史通常更有利于做出诊断——例如期前收缩患者感觉“心要从胸口跳出来”等不可能发生的事情，并且心悸在夜间平卧时、吸烟或饮酒后加重等。患者如有阵发性心动过速，常主诉有突然发生的快速心跳（有时也突然中止），同时合并胸痛、眩晕或呼吸困难，从而强烈提示存在阵发性心动过速。

少数患者的心律失常仅仅偶然发作，但心电图仍能发现一些相关线索。例如一位患者心电图存在双束支传导阻滞或一度房室传导阻滞合并左束支传导阻滞，其十分可能出现一过性完全性房室传导阻滞或阿-斯综合征。又如一位患者心电图提示为预激综合征（WPW 综合征或 LGL 综合征），尽管患者从未发现其他心脏异常，但患者有阵发性心动过速发作的危险。如果一位患者心电图存在 QT 间期延长（由先天性异常或服用药物引起），则有发生尖端扭转型室性心动过速的风险。综上所述，心电图是症状性心律失常诊断的重要方法，但应牢记，大多数正常人也有心律失常的短暂发作，因此伴有异常心电图又有临床症状时才能将二者联系在一起。

任何医学知识都要结合患者的临床情况，心电图也不例外。忽略问诊及体格检查，仅通过辅助检查常无法得到正确的临床诊断。通过询问病史及体格检查，首先考虑其最大可能的诊断，心电图及其他更为复杂的检查只能作为进一步鉴别诊断的依据。本书对心电图伴有的临床情况记述得十分简短，但如果能仔细思考这些临床情况，询问自己可能的诊断是什么，再结合心电图进行解读和分析，就能让心电图在临床发挥其最大的作用。

目　录

第 1 部分　日常心电图

第 2 部分　挑战心电图

第 1 部分

日常心电图

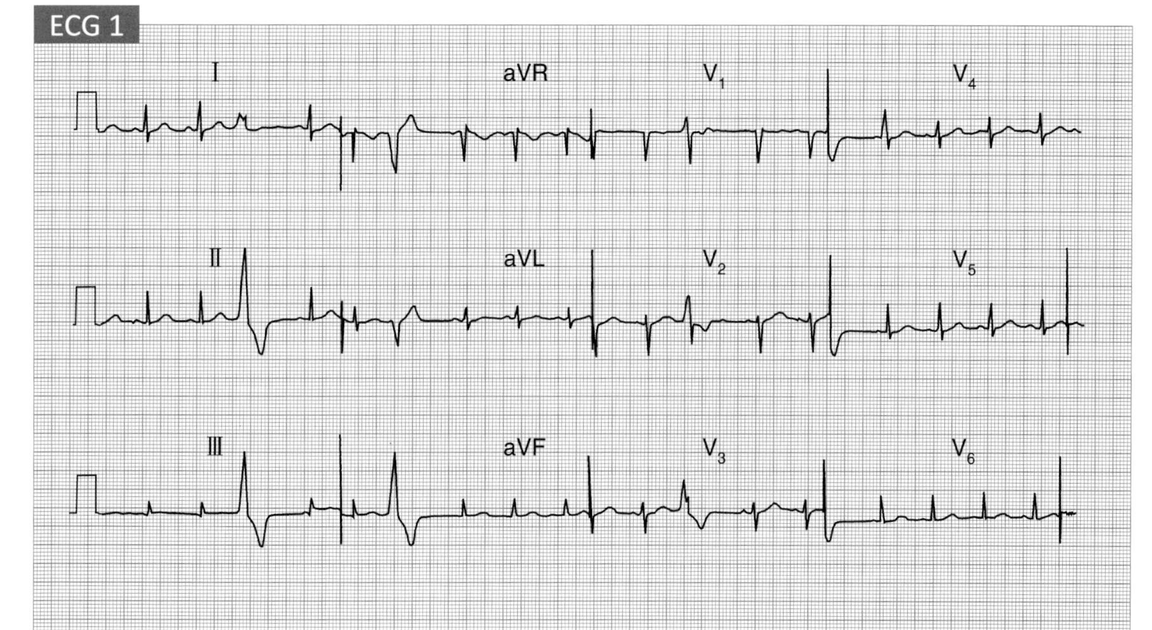

20 岁学生，主诉心搏不规整。检查除脉搏不齐外未见其他异常。心电图及胸部 X 线检查的诊断是什么？如何处理？

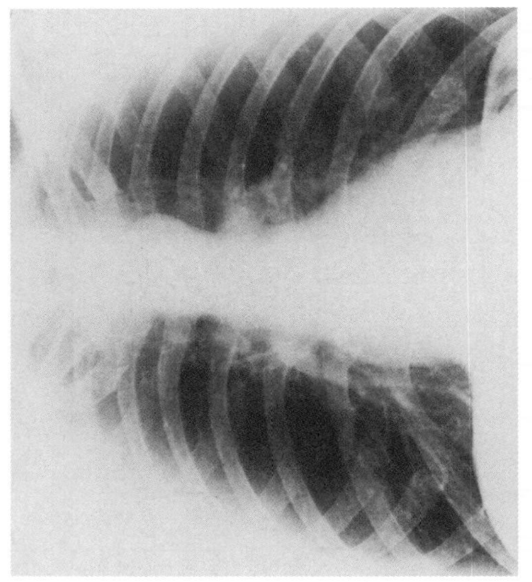

ECG 1 答案

心电图特点：

- 窦性心律，心率 100 次 / 分
- 室性期前收缩
- 心电轴正常
- QRS 波和 T 波正常

胸部 X 线检查结果正常。

临床解释

频发室性期前收缩，余正常。

处理意见

室性期前收缩十分常见。在一般人群中，期前收缩常与多种心脏疾病相关，但对于年轻人，若不伴其他症状及心脏问题时，患有严重心脏疾病的可能性较小。

此种偶发的期前收缩并不需要进一步检查。如果是频发期前收缩，可行超声心动图检查以明确有无器质性心脏病。建议避免饮酒和咖啡因摄入，此外通常无须特殊治疗。

诊断

窦性心律伴室性期前收缩。

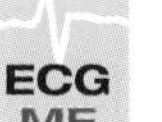

参见《轻松学习心电图》第 9 版第 4 章

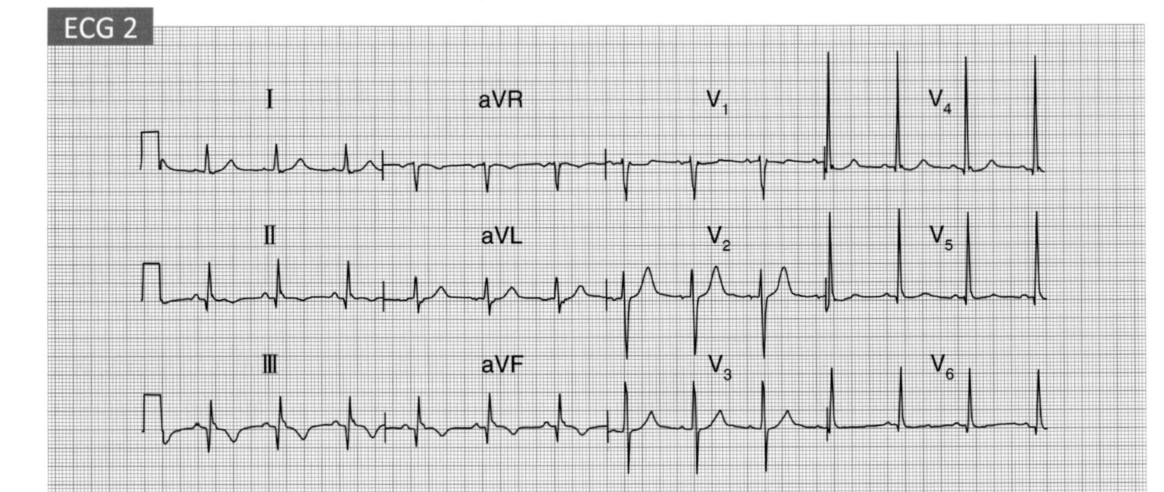

患者男性、60 岁，于门诊就诊。主诉运动时胸痛，疼痛部位不确切。休息时从未发生过胸痛。心电图有哪些提示？如何处理？

ECG 2 答案

心电图特点：

- 窦性心律，心率 77 次 / 分
- PR 间期正常
- 心电轴正常
- Ⅱ、Ⅲ、aVF 导联可见深大 Q 波，提示下壁心肌梗死。V_5、V_6 导联可见小 Q 波，可能是间隔性 Q 波
- 存在 Q 波的导联 ST 段正常，未见抬高
- Ⅱ、Ⅲ、aVF 导联 T 波倒置

临床解释

下壁导联 Q 波及 T 波倒置提示患者存在陈旧性下壁心肌梗死。

处理意见

推测患者有陈旧性心肌梗死，部位模糊的胸痛可能是心绞痛发作，需要进一步检查冠状动脉情况。如果经过药物治疗仍有症状，需考虑冠状动脉造影。如果胸痛未再发作，可以行心肌负荷磁共振成像检查以评估左心室功能（和梗死面积）及心肌缺血程度。他需要接受阿司匹林及相关药物治疗以优化危险因素控制和治疗心绞痛。如确定有左心功能不全，还需要接受相应治疗。

诊断

陈旧性心肌梗死（下壁）。

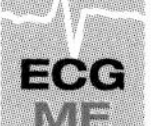

参见《轻松学习心电图》第 9 版第 5 章

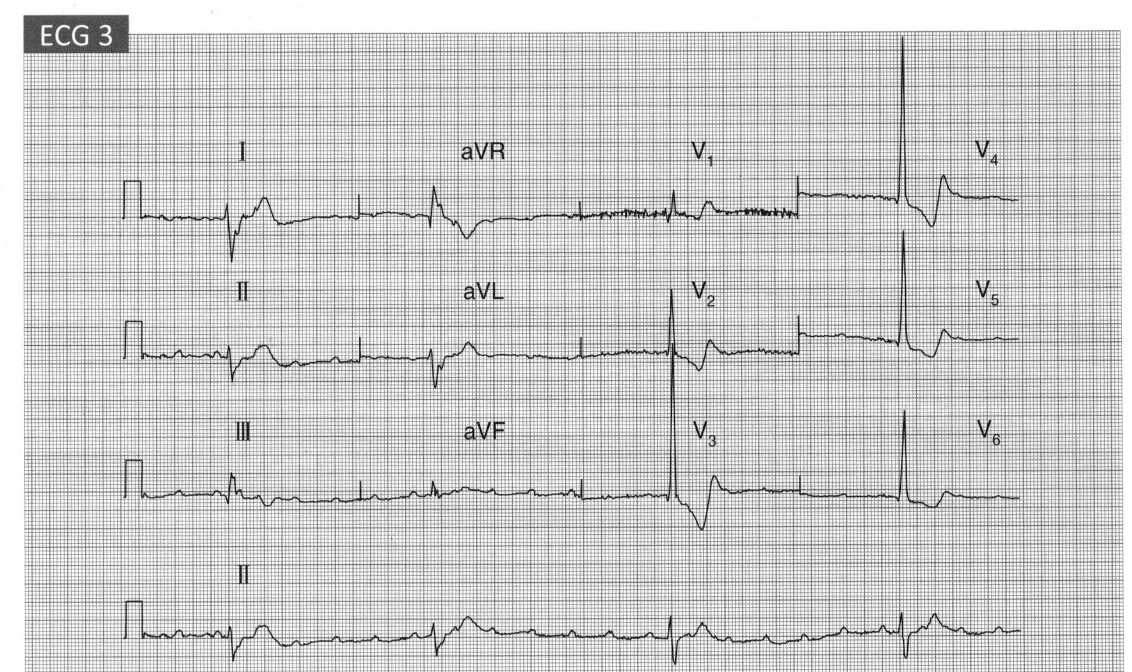

患者女性、80 岁，因头晕发生髋骨摔伤。体检发现脉搏缓慢，外科医生建议尽快进行手术，但是麻醉师尚存顾虑。心电图有哪些提示？如何处理？

ECG 3 答案

心电图特点：

- 完全性心脏传导阻滞
- 心房率 130 次 / 分，心室率 23 次 / 分
- 宽 QRS 波为室性逸搏心律，伴 T 波异常

临床解释

完全性房室传导阻滞时，P 波（频率为 130 次 / 分）与 QRS 波群之间无传导关系。

处理意见

因患者无心肌梗死病史，基本确定为慢性房室传导阻滞。其摔倒可以是或不是由于阿–斯综合征发作。患者需植入心脏起搏器治疗，而且最好立即植入。如果不能及时植入永久性心脏起搏器，须在外科手术前植入临时起搏器。

诊断

完全性（三度）心脏阻滞。

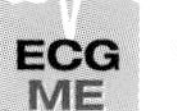

参见《轻松学习心电图》第 9 版第 3 章

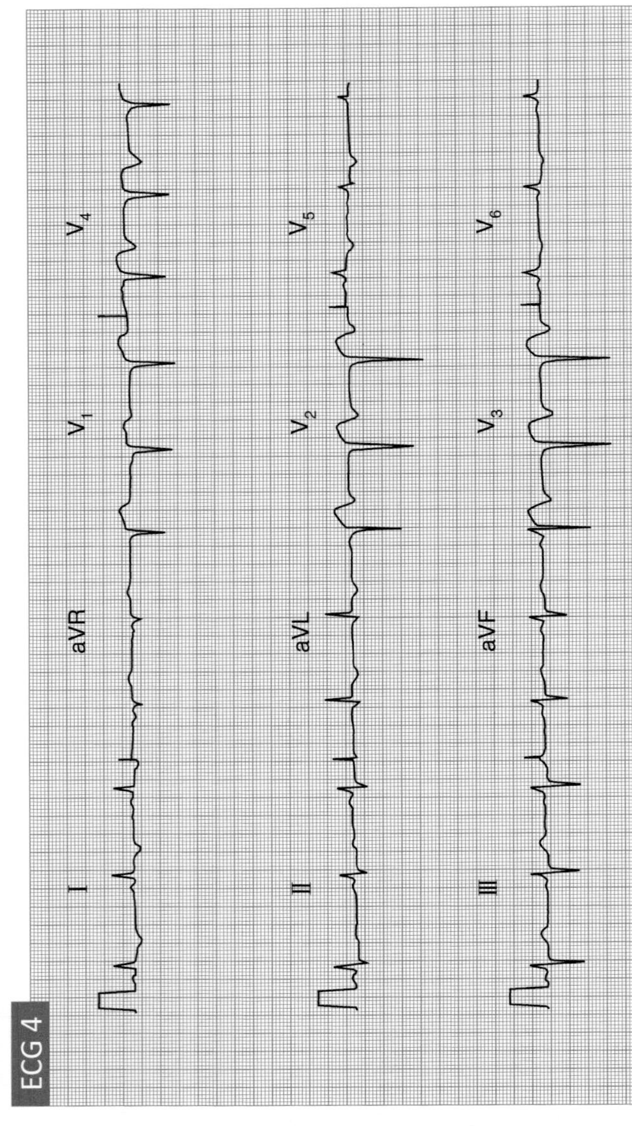

患者男性、50 岁，因剧烈胸痛 18 h 于急诊室就诊。患者心电图有哪些提示？如何处理？

ECG 4 答案

心电图特点：

- 窦性心律，心率 64 次 / 分
- 心电轴正常
- $V_2 \sim V_4$ 导联可见 Q 波
- $V_2 \sim V_4$ 导联 ST 段抬高
- Ⅰ、aVL、$V_2 \sim V_6$ 导联 T 波倒置

临床解释

典型的急性 ST 段抬高型心肌梗死（STE-ACS）病例。

急性冠脉综合征（ACS）分为 ST 段抬高和非 ST 段抬高两种情况［ST 段抬高型 ACS（STE-ACS）及非 ST 段抬高型 ACS（NSTE-ACS）］。如果伴有肌钙蛋白水平升高，则为 ST 段抬高型心肌梗死（STEMI）及非 ST 段抬高型心肌梗死（NSTEMI）。大部分 STE-ACS 及部分 NSTE-ACS 进展为肌钙蛋白水平升高，但早期干预治疗也可以不出现肌钙蛋白水平变化。肌钙蛋白水平正常的 NSTE-ACS 也被归为不稳定型心绞痛。为简单理解及避免混淆，本书中将不会使用 STE-ACS 及 NSTE-ACS 这两个概念，只将相应的心电图描述为 STEMI 或 NSTEMI。

处理意见

患者因疼痛就诊时已经超过 18 h，故其病情不符合传统溶栓或急诊冠状动脉介入治疗的适应证，但如果患者胸痛仍未缓解，除外禁忌证后仍应行经皮冠状动脉介入治疗或溶栓治疗。如果患者情况极差或血流动力学不稳定，可以考虑行超声心动图检查以除外心肌梗死并发症（如室间隔穿孔、乳头肌断裂或心脏破裂）。该患者还需要尽快接受双联抗血小板治疗（阿司匹林加 P2Y12 抑制剂）并在血运重建后进行二级预防。

诊断

急性前壁 STEMI。

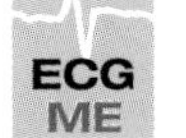

参见《轻松学习心电图》第 9 版第 7 章

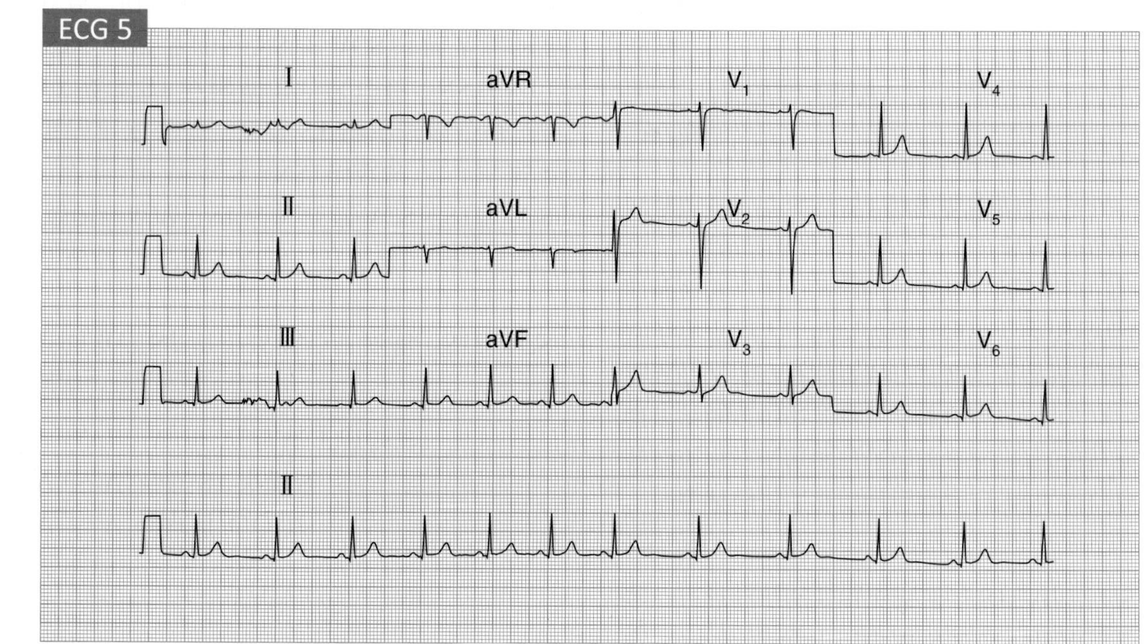

实习医学生的心电图，有哪些提示?

ECG 5 答案

心电图特点：

- 窦性心律，心率 70 次 / 分
- 窦性心律不齐
- 心电轴正常
- QRS 波群正常
- ST 段及 T 波正常

临床解释

这是一份完全正常的心电图。随着心率逐渐增快或减慢，R-R 间期于每次心搏间均有变化。aVF 导联与 V_3 导联可能给人一种错误的印象，即心律发生了变化，但节律条图（长 Ⅱ 导联心电图）清楚地显示 R-R 间期的变化规律。实际上这是随呼吸而发生的心率改变，即所谓时相性窦性心律不齐，这对年轻人来说属于正常现象。根据 P 波形态可以鉴别窦性心律不齐与房性期前收缩。

处理意见

无须任何处理。

诊断

正常心电图，窦性心律不齐。

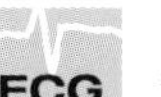

参见《轻松学习心电图》第 9 版第 2 章

ECG 6

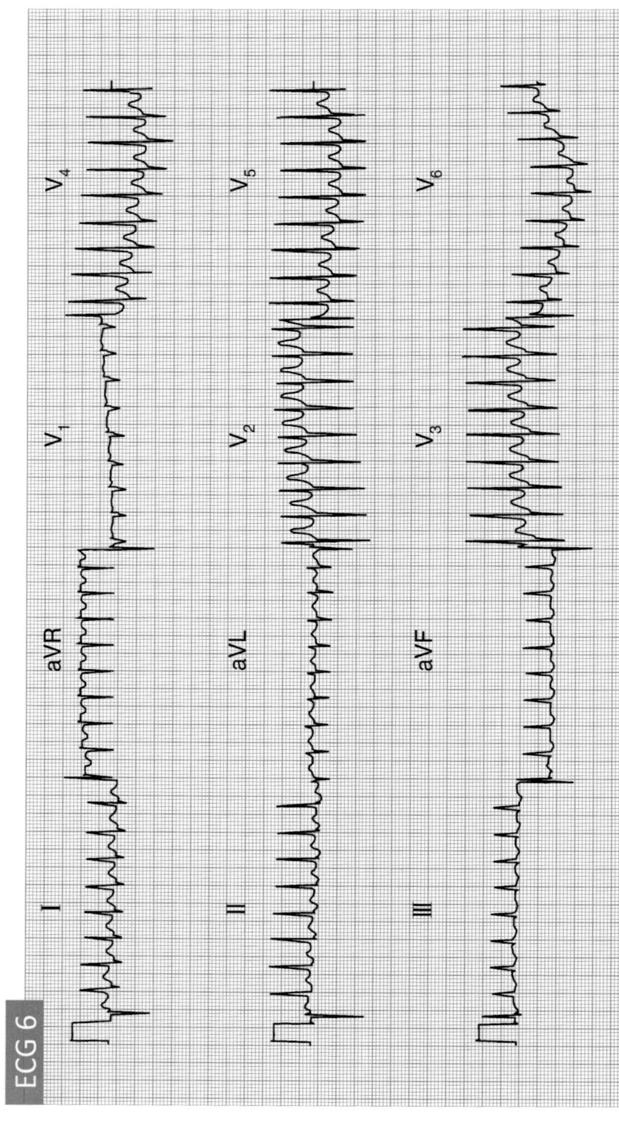

患者女性、26岁，有心悸病史，本次因心悸发作而急诊入院。心电图有哪些提示？如何处理？

ECG 6 答案

心电图特点：

- 窄 QRS 波群心动过速，心室率约 200 次 / 分
- 未见 P 波
- 心电轴正常
- QRS 波节律规整
- QRS 波、ST 段、T 波形态正常

临床解释

本例为室上性心动过速（简称室上速），未见 P 波提示可能是房室结折返性心动过速（AVNRT）或房室折返性心动过速（AVRT）。

处理意见

AVNRT 是年轻人最常见的阵发性心动过速类型，可能是患者既往心悸的原因。另一种解释是静息心电图上旁路不明显的 AVRT。AVNRT 或 AVRT 可以被各种兴奋迷走神经的动作终止，如 Valsalva 动作、颈动脉窦按摩或将面部浸在冷水中等。如果上述动作无效，可以静脉弹丸式注射腺苷，其剂量可逐渐递增。腺苷半衰期非常短，且能导致颜面潮红，偶尔会诱发哮喘。如腺苷无效，可弹丸式给予维拉帕米 5 ～ 10 mg，常使患者恢复窦性心律。仍然无效时需考虑直流电复律。如果心动过速发作较少，可能不需预防性治疗，若反复发作则可考虑给予 β 受体阻滞剂或维拉帕米。如果药物治疗效果欠佳或不能耐受，应该转诊至电生理专家处，以便检查和消融。

诊断

房室结折返性心动过速（AVNRT）或房室折返性心动过速（AVRT）。

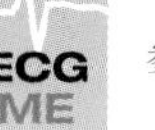

参见《轻松学习心电图》第 9 版第 4 章

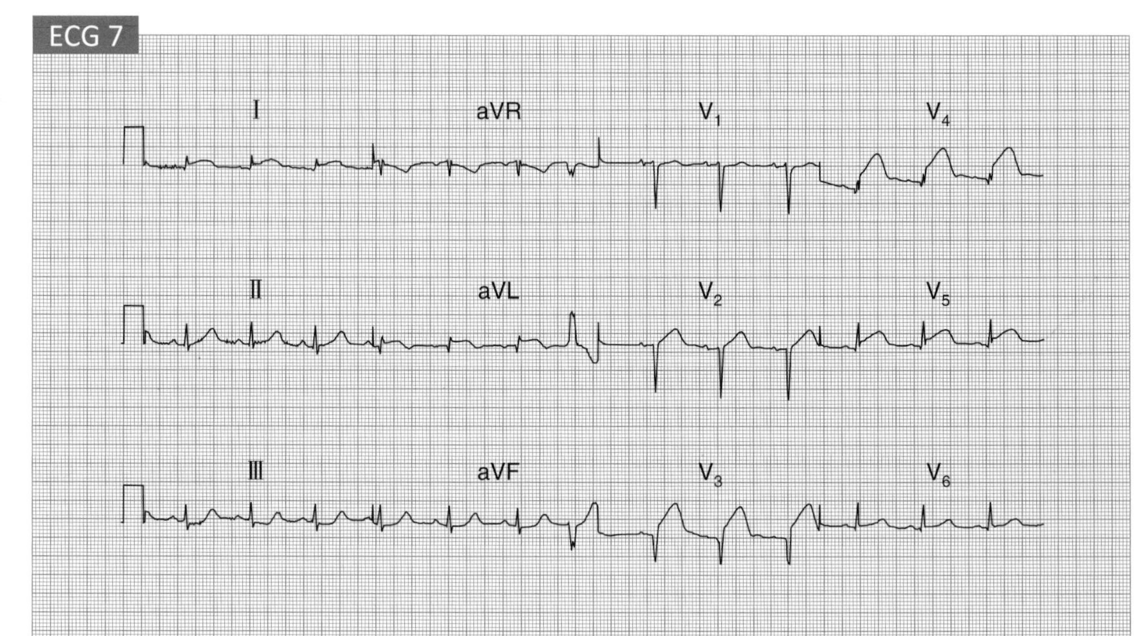

患者男性、60 岁，因持续剧烈胸痛 1 h 就诊。本心电图有哪些提示？如何处理？

ECG 7 答案

心电图特点：

- 窦性心律，心率 82 次 / 分
- 1 次室性期前收缩
- 心电轴正常
- V_2 ～ V_3 导联 Q 波，aVL、V_4 导联小 Q 波
- Ⅰ、aVL、V_3 ～ V_6 导联 ST 段抬高

临床解释

本例心电图提示为急性前侧壁 ST 段抬高型心肌梗死（STEMI）。虽然 V_3 导联已出现明显 Q 波，但整个心电图改变与 1 h 的疼痛病史符合。

处理意见

由于心电图多个导联 ST 段抬高超过 2 mm，所以该患者需要立即进行急诊冠状动脉介入治疗（PCI）。需尽早给予双联抗血小板治疗（通常为阿司匹林联合 P2Y12 抑制剂），并可予吗啡止痛。这些治疗不必等待胸部 X 线片或其他检查结果。室性期前收缩无须处理。

诊断

急性前侧壁 ST 段抬高型心肌梗死。

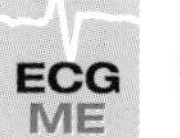

参见《轻松学习心电图》第 9 版第 7 章

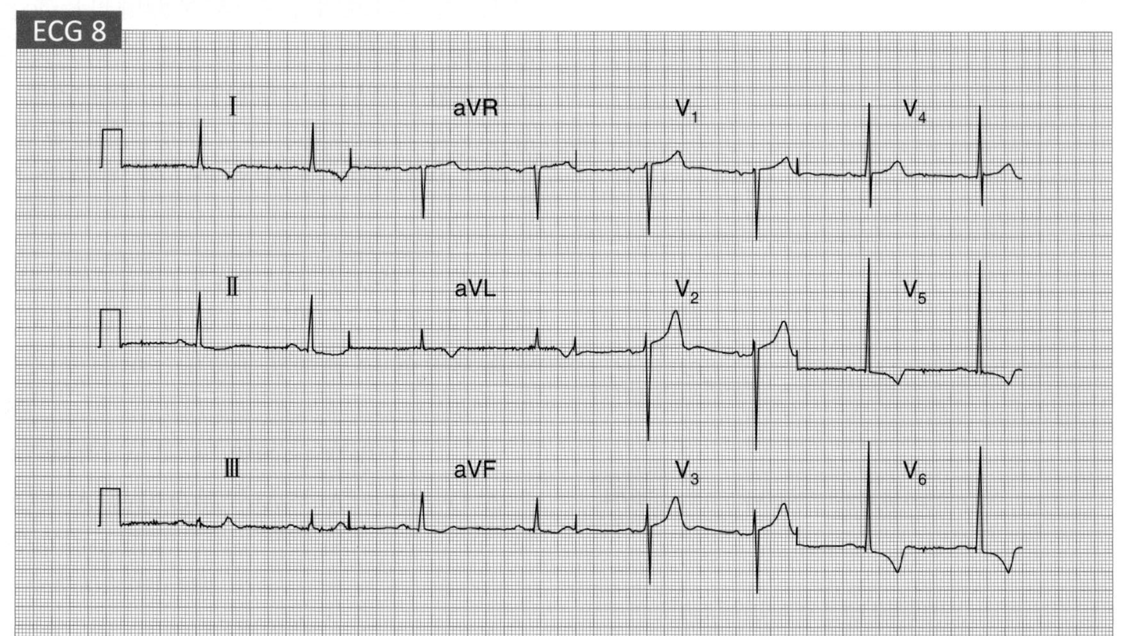

患者男性、70 岁，退休整形科医生，主诉打高尔夫球时伴头晕，心脏听诊发现收缩期杂音。本心电图及胸部 X 线检查的诊断是什么？下一步如何治疗？

ECG 8 答案

心电图特点：

- 窦性心律，心率 48 次 / 分
- 心电轴正常
- QRS 波群时限正常，但 V_5 导联 R 波振幅为 30 mm，V_2 导联 S 波振幅为 25 mm
- Ⅰ、aVL、V_5 ～ V_6 导联 T 波倒置

胸部 X 线检查提示左心室扩大、升主动脉狭窄后扩张（箭头所示）。

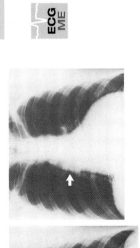

临床解释

这是典型的左心室肥大心电图表现。

处理意见

运动时头晕、收缩期杂音及心电图存在左心室肥大表现都提示主动脉瓣狭窄。超声心动图检查见主动脉瓣跨瓣压差高达 140 mmHg，提示严重的主动脉瓣狭窄。该患者需要行主动脉瓣置换术。

诊断

左心室肥大。

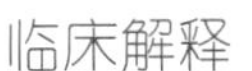

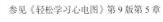

参见《轻松学习心电图》第 9 版第 5 章

ECG 9

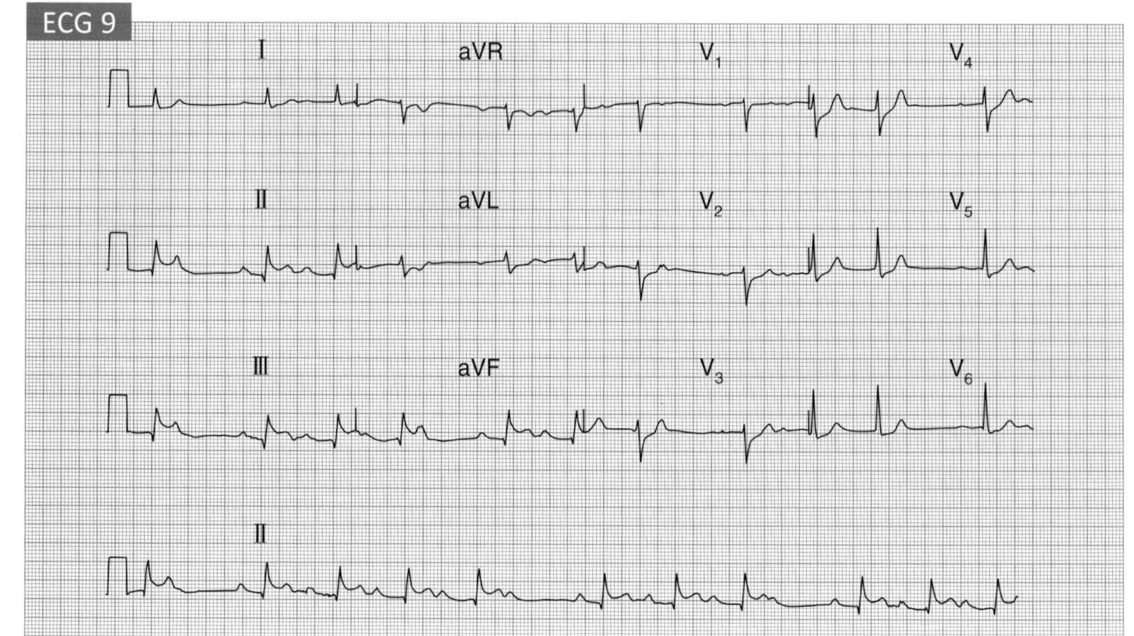

患者男性、70 岁，因剧烈胸痛住院。本心电图有哪些提示？如何处理？

ECG 9 答案

心电图特点：

- 窦性心律，频率 75 次 / 分
- 二度（文氏型）房室传导阻滞（Ⅱ导联节律条图最易见）
- 心室率 70 次 / 分
- 心电轴正常
- Ⅱ、Ⅲ、aVF 导联可见小 Q 波及 ST 段抬高
- $V_5 \sim V_6$ 导联 ST 段压低

临床解释

患者存在二度（文氏型）房室传导阻滞（其特点为 PR 间期逐渐延长，直至一次 P 波不能下传心室）。也有证据表明患者发生了急性下壁 ST 段抬高型心肌梗死（STEMI）。

处理意见

患者需按照急性心肌梗死相关规范治疗，包括镇痛、双联抗血小板治疗（阿司匹林联合 P2Y12 抑制剂）及直接 PCI。下壁心肌梗死常合并二度房室传导阻滞。患者需持续心电监护直至房室传导恢复，一般不需植入临时起搏器。

诊断

急性下壁 ST 段抬高型心肌梗死，合并二度（文氏型）房室传导阻滞。

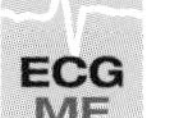

参见《轻松学习心电图》第 9 版第 3 章

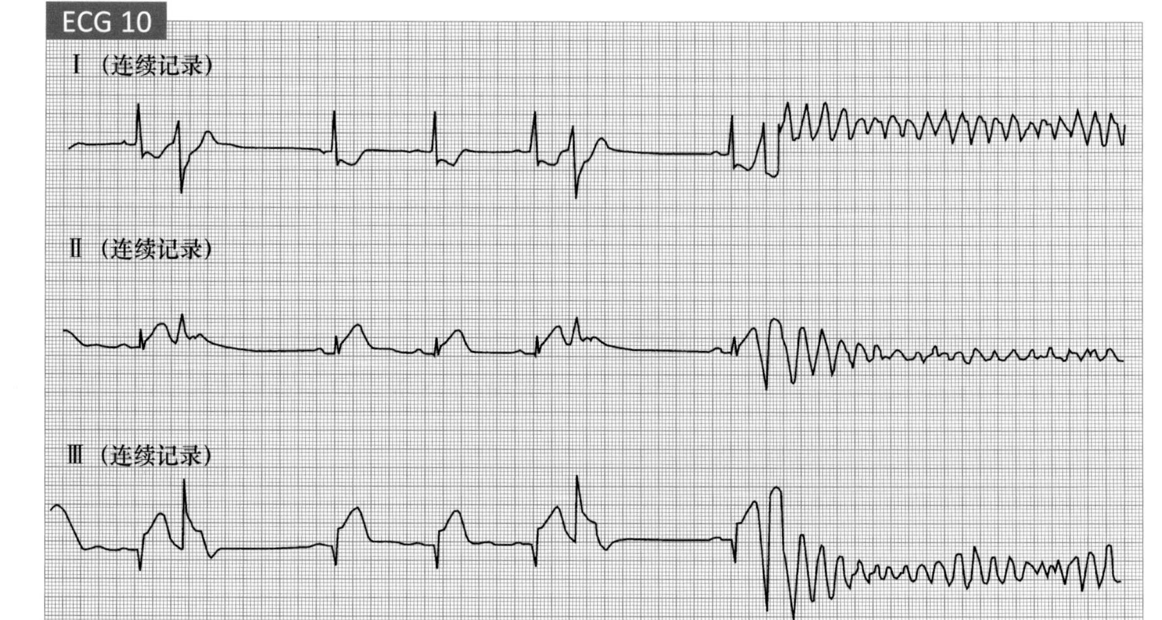

患者男性、50 岁，因胸痛至急诊，记录此心电图时晕倒。患者发生了什么意外？如何处理？

ECG 10 答案

心电图特点：

- 窦性心律，基础心率 55 次 / 分，伴室性期前收缩
- 第 3 个室性期前收缩发生在前一窦性激动的 T 波顶点（R on T 现象）
- 室性心动过速 3 ～ 4 次心跳后发生心室颤动
- 窦性心律时Ⅲ导联可见 Q 波，Ⅱ、Ⅲ导联 ST 段抬高，Ⅰ导联 ST 段压低、T 波倒置

临床解释

虽然仅有Ⅰ、Ⅱ和Ⅲ导联，但可以看出胸痛是下壁心肌梗死所致，这可能是出现室性期前收缩及 R on T 现象并引起室性心动过速（室速）的原因。值得探讨的是Ⅲ导联和Ⅰ导联有尖端扭转型室速的特点，而Ⅱ导联不明显。

处理意见

立即行电复律，如复律不成功，则应按照高级生命支持（ALS）行心肺复苏。自主循环恢复（ROSC）后行血运重建术。

诊断

可能下壁心肌梗死；R on T 室性期前收缩引起心室颤动。

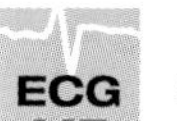

参见《轻松学习心电图》第 9 版第 4 章

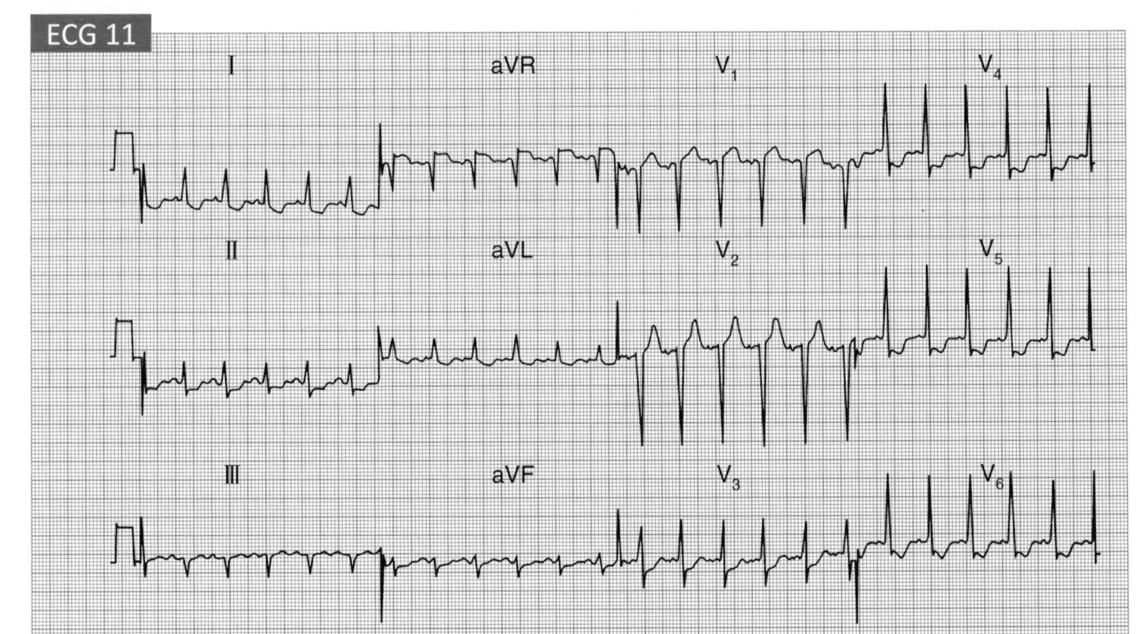

患者男性、55 岁，休息时发作胸痛，持续 6 h 不缓解，在急诊记录本心电图，查体未见异常，血清肌钙蛋白正常。本心电图有哪些提示？如何处理？

ECG 11 答案

心电图特点：

- 窦性心律，心率 130 次 / 分
- 心电轴正常
- QRS 波群形态正常
- V_3 导联 ST 段轻度上斜型压低，Ⅰ、aVL、V_4 ～ V_6 导联下斜型压低

临床解释

本心电图提示前壁和侧壁心肌缺血，患者无心肌梗死表现，结合临床病史应诊断为不稳定型心绞痛。高敏肌钙蛋白测定有助于确认有无局灶性心肌坏死，如升高则考虑为 NSTEMI。

处理意见

胸痛仍持续和心肌缺血心电图提示病情高危。在这种情况下，若非接受药物治疗后立即缓解，应考虑行 PCI。药物治疗包括立即给予双联抗血小板治疗（阿司匹林联合 P2Y12 抑制剂），舌下含服或静脉予硝酸酯类药物可能有所获益。β 受体阻滞剂（如血压尚可且无其他禁忌证）有助于减慢心室率。最终需对患者进行二级预防治疗。

诊断

前侧壁心肌缺血。

ECG ME

参见《轻松学习心电图》第 9 版第 7 章

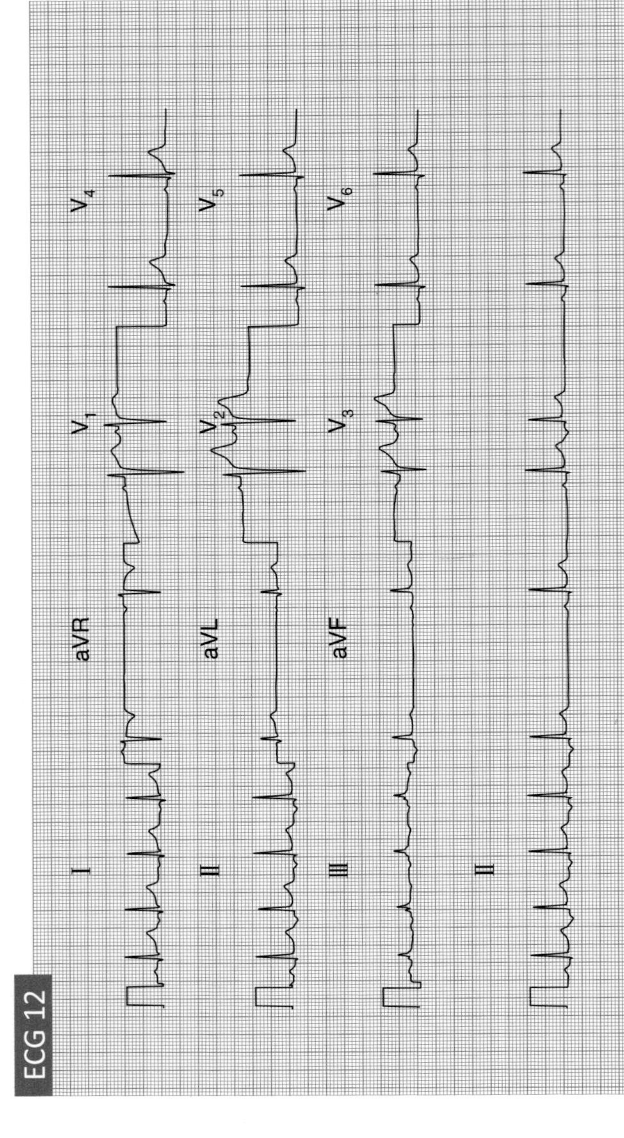

患者女性，40 岁，主诉心悸。症状发作时记录本心电图。本心电图有哪些提示？

ECG 12 答案

心电图特点：

- 重点于Ⅱ导联节律条图观察
- 第 1 个心搏有正常 P 波（窦性心律）
- 随后 4 个心搏心率为 100 次 / 分，P 波异常（倒置），心电图为房性心动过速
- 1 个间歇后接下来的 2 次窦性 P 波正常，为窦性心律，频率 60 次 / 分
- 在 2 次窦性心律后紧随 1 次期前收缩，P 波倒置，为 1 次房性期前收缩
- 心电轴正常
- QRS 波群、ST 段和 T 波正常

临床解释

患者在记录心电图时伴有症状，使我们确信本例心电图异常与其症状相关。房性期前收缩可能非其心脏问题的表现，但症状性房性心动过速可能需要治疗。

处理意见

确定患者无其他心脏疾病的证据。应该戒烟，避免摄入酒精、咖啡及茶。可以应用 β 受体阻滞剂防止心动过速。

诊断

窦性心律伴房性心动过速、1 次房性期前收缩。

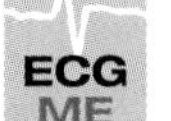

参见《轻松学习心电图》第 9 版第 4 章

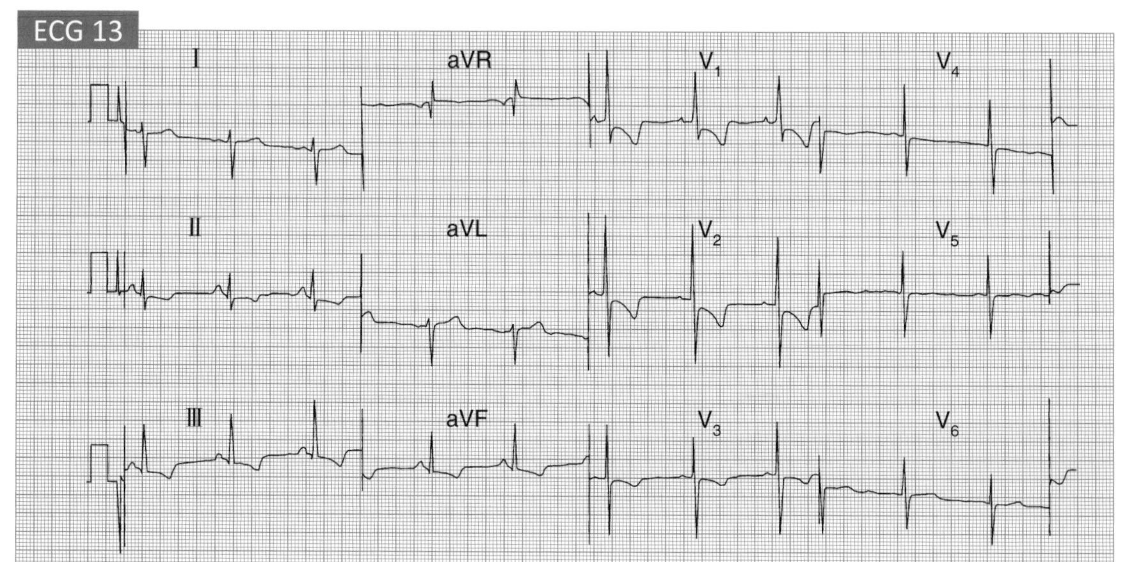

患者女性、40 岁，因呼吸困难逐渐加重就诊。本心电图及胸部 X 线检查有哪些提示？可能伴有哪些体征？存在何种潜在问题？如何处理？

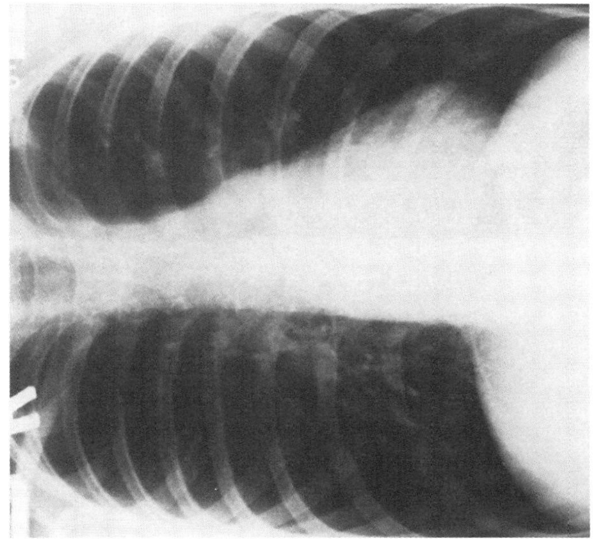

ECG 13 答案

心电图特点：

- 窦性心律，心率 65 次 / 分
- P 波高尖，Ⅱ导联最明显
- 心电轴右偏
- V_1 导联 QRS 波以 R 波为主
- V_6 导联可见深的 S 波
- Ⅱ、Ⅲ、aVF、$V_1 \sim V_3$ 导联 T 波倒置

胸部 X 线检查提示心脏轻度扩大、心尖抬高、肺动脉段突出，提示右心室肥大。

临床解释

心电轴右偏、V_1 导联以 R 波为主以及右胸导联 T 波倒置等，都是严重右心室肥大的典型心电图表现。右心室肥大可能因先天性心脏病所致，也可继发于二尖瓣疾病、肺部疾病或肺栓塞引发的肺动脉高压。右心室肥大的体征是胸骨左缘隆起和心尖搏动弥散；可能有肺动脉瓣区第二心音亢进；颈静脉压可能升高，颈静脉的“抖动样 A 波”是肺动脉高压的特征。

处理意见

应对这位患者进行紧急检查以寻找肺动脉高压的潜在病因。首先应进行超声心动图检查以明确诊断。这一年龄段（40 岁）的女性发生肺动脉高压的 2 个主要原因是反复肺动脉栓塞和特发性（原发性）肺动脉高压。通过临床特征对这两类病因进行区分是比较困难的，但肺扫描和 CT 肺动脉血管造影有助于鉴别。无论哪种情况，都应进行抗凝治疗。本例患者实际上为原发性肺动脉高压，并且接受过大剂量钙通道阻滞剂、前列腺素类、内皮素受体拮抗剂（波生坦）和磷酸二酯酶抑制剂的治疗，但没有成功。最终需要行心肺联合移植。

诊断

重度右心室肥大。

ECG ME

参见《轻松学习心电图》第 9 版第 5 章

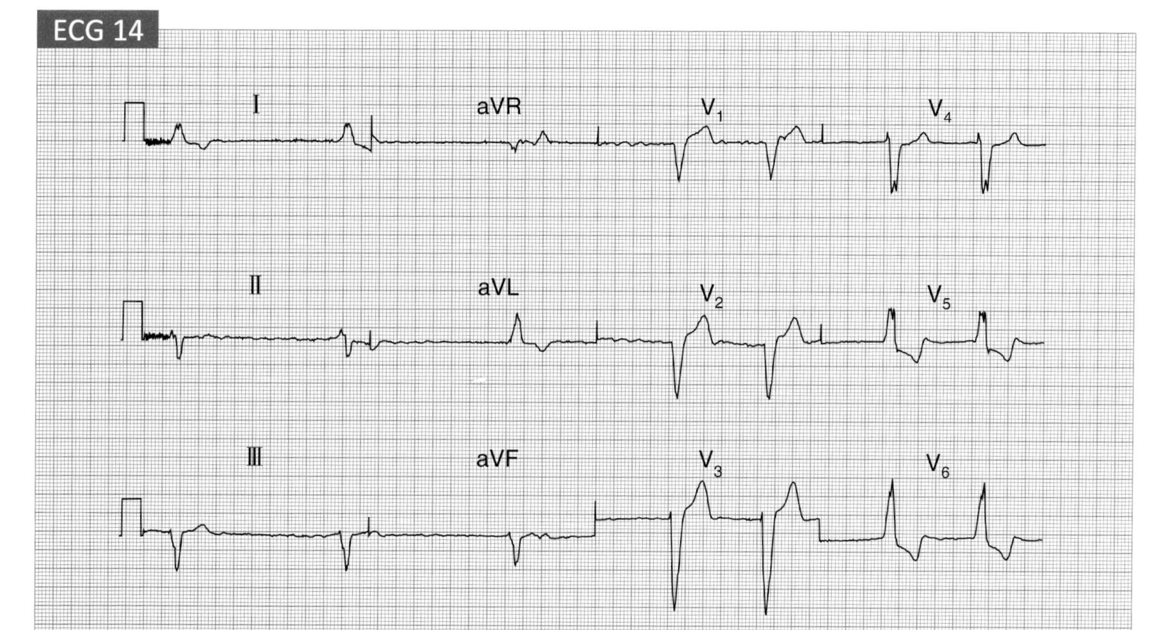

患者男性、80 岁，主诉呼吸困难和踝部水肿，近几个月逐渐加重，无胸痛，未治疗。检查发现患者脉搏缓慢，有心力衰竭的体征。本心电图有哪些提示？如何处理？

ECG 14 答案

心电图特点：

- 房颤心律，心室率约 40 次 / 分
- 心电轴左偏
- 左束支传导阻滞（LBBB）

临床解释

心电图表现为左束支传导阻滞时，仅仅据此难以对病情作进一步分析。本例为心房颤动（房颤），心室率很慢，提示希氏束和左束支传导延缓。某些药物（如果应用 β 受体阻滞剂、地尔硫䓬、维拉帕米或地高辛）治疗，可能会加重传导阻滞。

处理意见

明确心力衰竭的原因十分重要。本例患者心室率缓慢可能是心力衰竭的部分原因。心肌缺血、主动脉瓣狭窄和心肌病是左束支传导阻滞的最常见临床病因。超声心动图检查能够明确本患者是否存在明显的心脏瓣膜疾病以及左心室功能受损的程度。患者无胸痛病史，可能无须行冠状动脉造影。由于存在心力衰竭，需要对患者进行治疗，但应该避免使用 β 受体阻滞剂，以免进一步减慢心室率。如果心动过缓并非药物所致，几乎可以肯定这位患者必须植入永久性心脏起搏器。应同时考虑心房颤动的抗凝治疗。

诊断

心房颤动伴左束支传导阻滞。

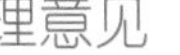

参见《轻松学习心电图》第 9 版第 3 章

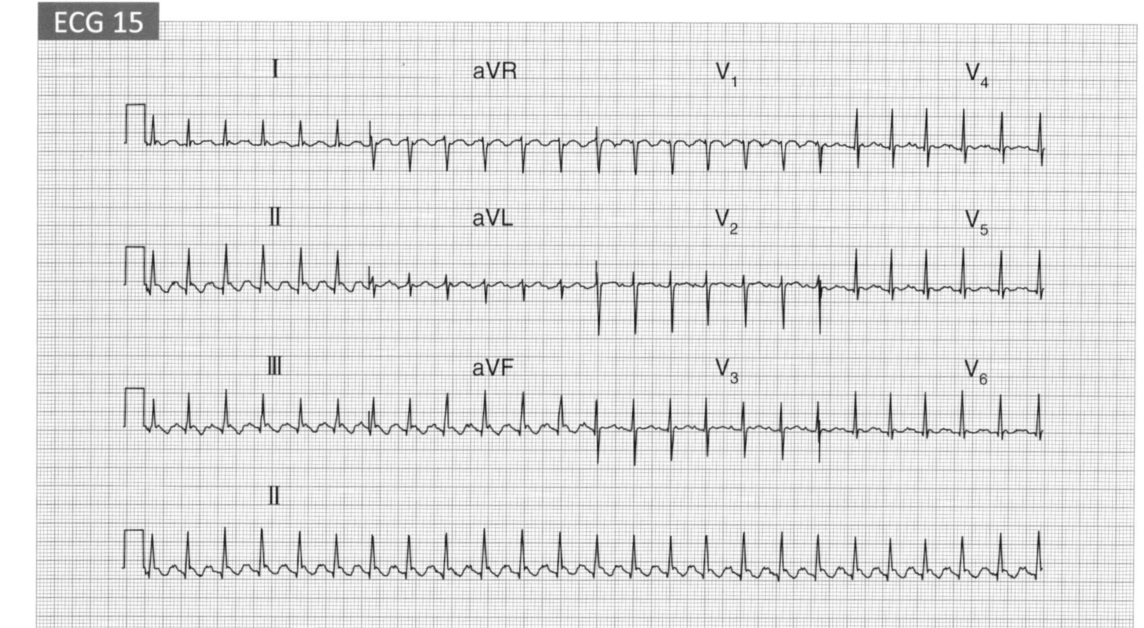

患者男性、40 岁，症状突发，表现为严重左心室衰竭而急诊入院。本心电图有哪些提示？如何处理？

ECG 15 答案

心电图特点：

- 心房扑动伴 2：1 房室传导（Ⅱ、Ⅲ、aVF 导联明显）
- 心电轴正常
- QRS 波群正常
- 受心房扑动波影响使 T 波难以辨认

临床解释

年轻健康男性发生心房扑动导致严重的左心室衰竭并不常见。持续的无症状心动过速可以导致左心室功能受损（心动过速心肌病）。此外，也可能有左心室损害的其他原因（如心肌病），只是在心律失常发作时才有所表现。但仅依据本例心电图无法推测心律失常的病因。

处理意见

初始治疗应该基于症状的严重程度。轻症患者可以予心率控制和抗凝治疗。心律失常导致重度心力衰竭时需要紧急干预。若心功能严重受损，应考虑镇静下行直流电复律。除非心律失常发作时间明确且持续时间< 48 h，否则建议行经食管超声心动图除外左心耳血栓（血栓一旦存在，复律过程中可能脱落导致卒中）。长期治疗方面，此患者需进行进一步治疗，可以选择射频消融以预防心房扑动再发。

诊断

心房扑动，2：1 房室传导。

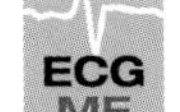

参见《轻松学习心电图》第 9 版第 4 章

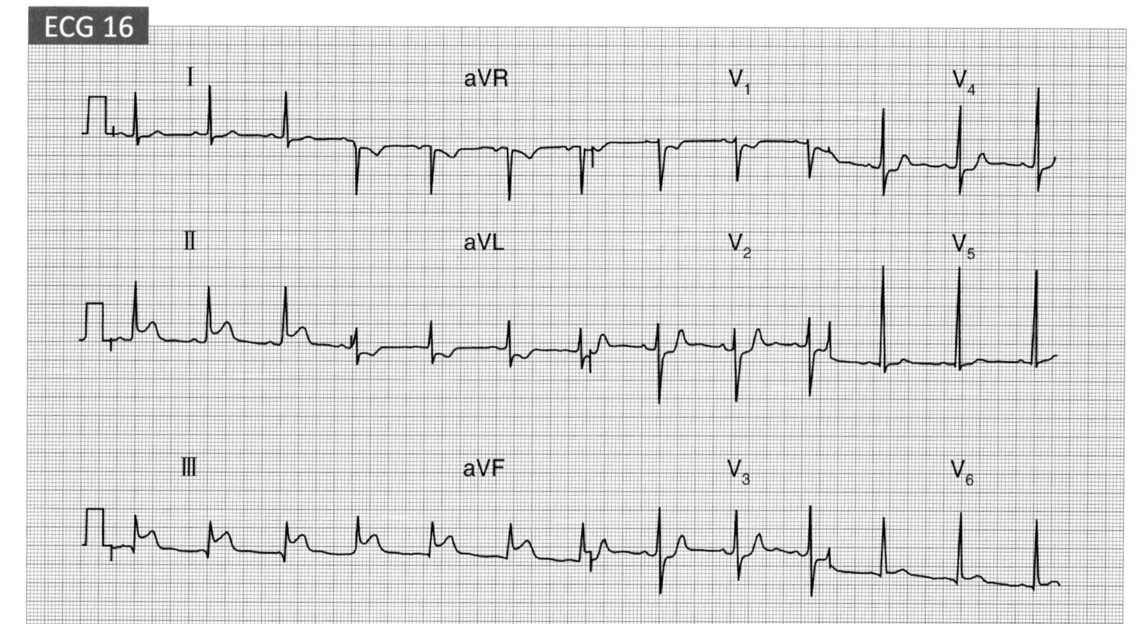

患者男性、50岁，因心肌梗死和胸痛4 h急诊入院。除胸痛外无其他特殊症状（查体无阳性体征）。本心电图有哪些提示？如何处理？

ECG 16 答案

心电图特点：

- 窦性心律，心率 72 次 / 分
- 心电轴正常
- Ⅲ 导联小 Q 波
- Ⅱ、Ⅲ、aVF 导联 ST 段抬高伴 T 波直立
- V_2 ～ V_3 导联 ST 段压低
- aVL 导联 T 波倒置

临床解释

本例为典型的急性下壁心肌梗死心电图。aVL 导联也有缺血表现。心肌梗死时 Q 波的出现时间变异很大，可与 ECG 32 相比，后者的症状持续时间与本例相同。

处理意见

首先需镇痛，如无禁忌证应予双联抗血小板治疗（阿司匹林联合 P2Y12 抑制剂），并考虑直接 PCI。在血运重建后开始行心肌梗死二级预防。

诊断

急性下壁心肌梗死。

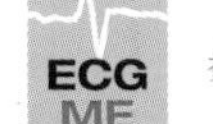

参见《轻松学习心电图》第 9 版第 5 章

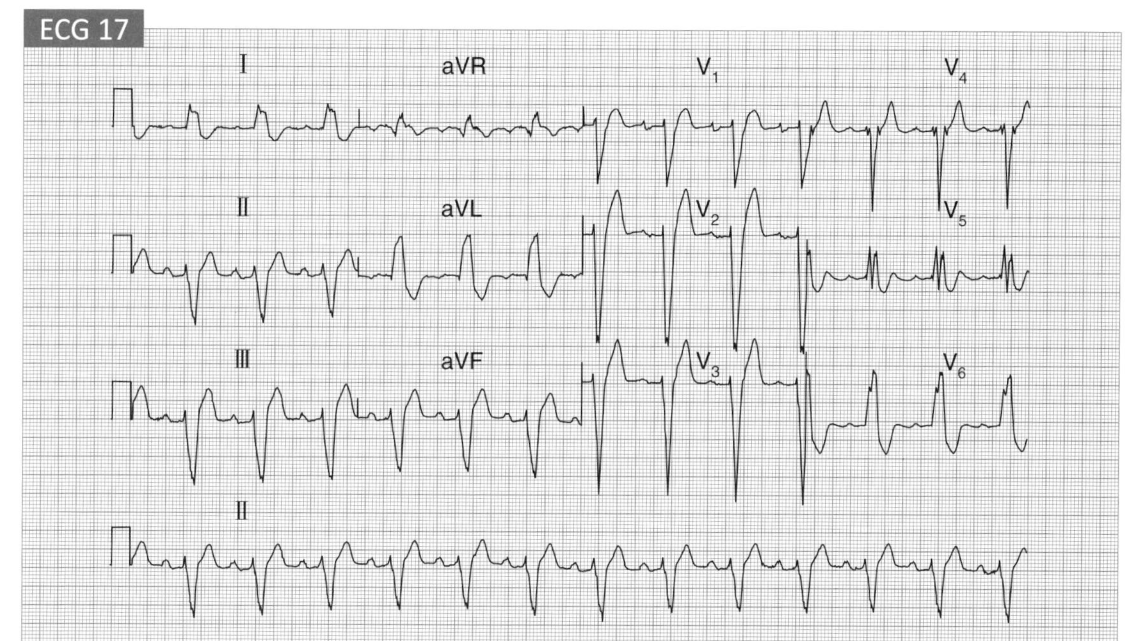

患者女性、75 岁，主诉爬山时胸部不适伴头晕，上楼时曾晕倒一次。本心电图提示哪些异常？应注意检查患者哪些特征？

ECG 17 答案

心电图特点：

- 窦性心律，心率 79 次 / 分
- 心电轴左偏
- QRS 波增宽（192 ms）
- V_6 导联 QRS 波呈“M”型
- Ⅰ、aVL、V_6 导联 T 波倒置

临床解释

本例心电图存在典型的左束支传导阻滞（LBBB）表现，对于该心电图无法做出进一步解读。

处理意见

患者胸痛可能为心绞痛，其头晕和运动时的晕厥可能是主动脉瓣狭窄所致。临床可见脉搏缓慢，血压 100/80 mmHg，心脏轻度扩大，响亮的收缩期喷射性杂音于胸骨右上缘最为清晰，向双颈部放射。超声心动图测量主动脉瓣跨瓣压差约为 100 mmHg，从而明确严重主动脉瓣狭窄诊断。行主动脉瓣置换术前需行心脏导管检查以除外冠状动脉疾病。

诊断

窦性心律伴左束支传导阻滞。

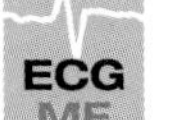

参见《轻松学习心电图》第 9 版第 3 章

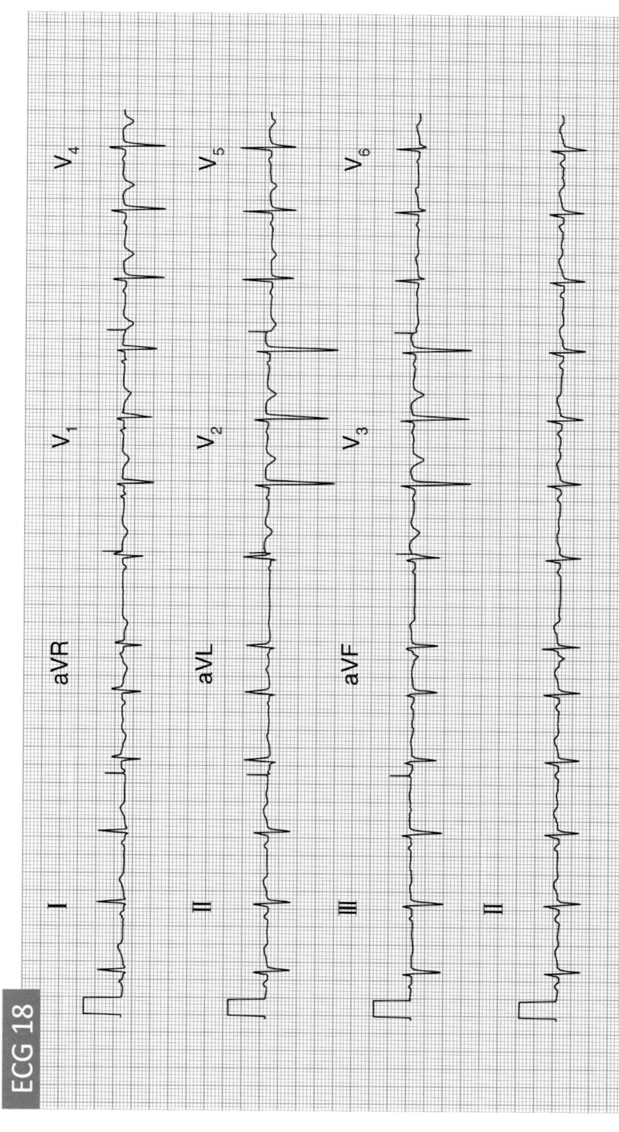

患者男性、48 岁，剧烈胸痛 1 h。本心电图有哪些提示？如何处理？

ECG 18 答案

心电图特点：

- 窦性心律，心率 75 次 / 分
- 心电轴左偏（左前分支阻滞）
- QRS 波群形态正常，aVL 导联可见小 Q 波（很可能为间隔性 Q 波）
- $V_1 \sim V_5$ 导联 T 波倒置

临床解释

典型的前壁非 ST 段抬高型心肌梗死（NSTEMI）心电图。

处理意见

本例心电图提示患者不存在传统急诊经皮冠状动脉介入治疗（PCI）或溶栓治疗指征。一般认为 ST 段抬高或新出现的左束支传导阻滞才是急诊 PCI 或溶栓治疗指征。如果经治疗后症状仍持续不缓解或 ECG 出现动态演变，需考虑行紧急 PCI。目前需要给予患者镇痛、双联抗血小板治疗（阿司匹林联合 P2Y12 抑制剂）、肝素、β 受体阻滞剂及他汀类药物等，并尽快行 PCI。虽然目前患者情况稳定，但需进行心电监护。1 h 后复查心电图并判定是否出现 ST 段抬高。

诊断

急性前壁非 ST 段抬高型心肌梗死。

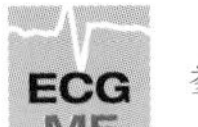

参见《轻松学习心电图》第 9 版第 7 章

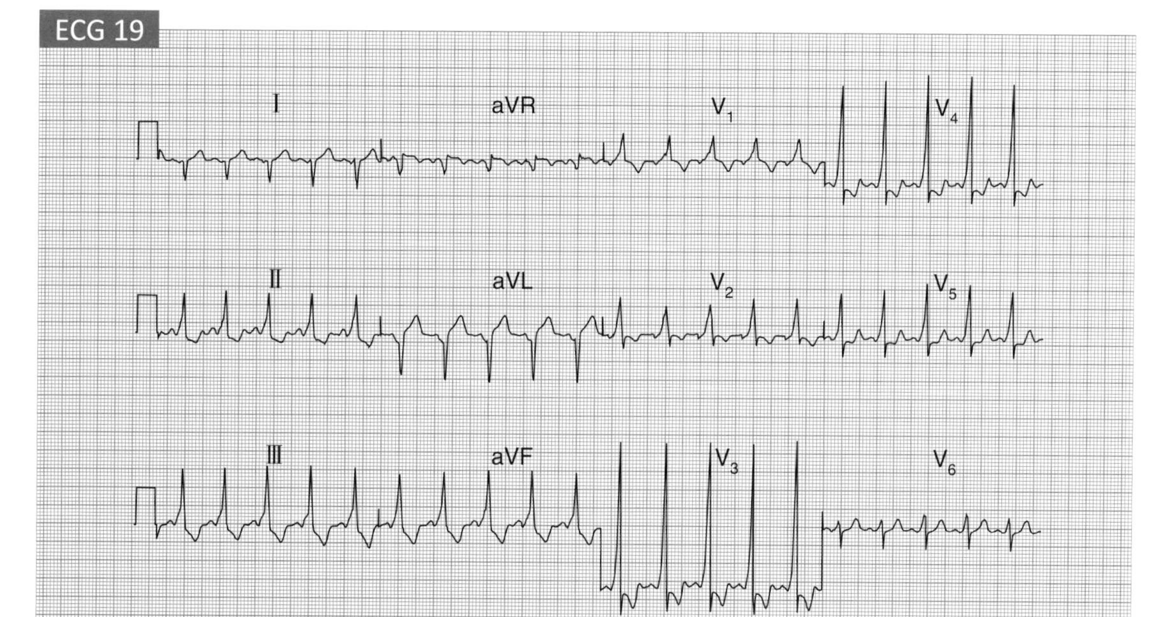

患者学生、20 岁，主诉每年发作心悸 1 次，发作呈突发性，伴心跳快而规整，呼吸困难，乏力，发作持续几分钟后突然中止，查体无异常。如何处理？

ECG 19 答案

心电图特点：

- 窦性心律，心率 56 次 / 分
- PR 间期缩短，胸前导联最为明显
- 心电轴正常
- QRS 波群增宽（136 ms）
- QRS 起始处可见顿挫（delta 波）
- V_1 导联 QRS 波群以 R 波为主

临床解释

本例为典型的 A 型预激综合征（WPW）心电图，房室旁路位于左侧。心电图特点与右心室肥大相似。

处理意见

患者存在典型的阵发性心动过速的发作特点，患者诉发作时感头晕提示其循环功能受到影响。症状发作并不频繁，故动态心电图检查的意义不大。应立即请电生理医生会诊并可行射频消融治疗。

诊断

A 型预激综合征。

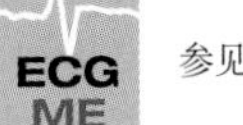

参见《轻松学习心电图》第 9 版第 8 章

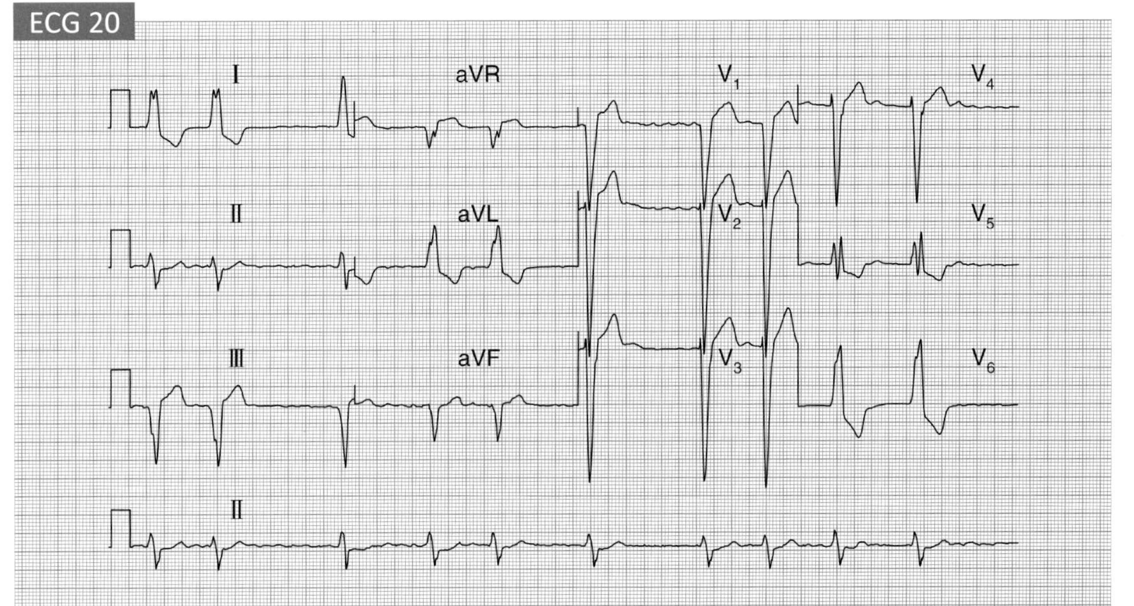

患者男性、70 岁，曾有心绞痛发作，现服用 β 受体阻滞剂治疗。本次急诊的主诉是类似既往心绞痛发作，但较以前更为严重，已经持续 4 h。本心电图及胸部 X 线检查有哪些提示？如何处理？

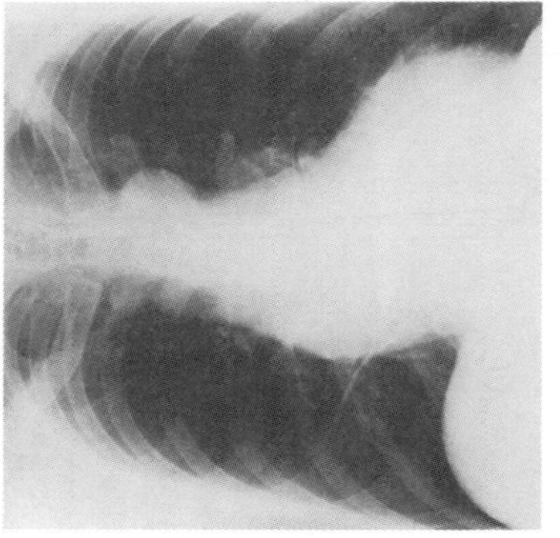

ECG 20 答案

心电图特点：

- 心房颤动，心室率 62 次 / 分
- 心电轴左偏（左前分支阻滞）
- 宽 QRS 波（160 ms）
- $V_5 \sim V_6$ 导联 QRS 波呈 M 型
- Ⅰ、aVL、$V_5 \sim V_6$ 导联 T 波倒置

胸部 X 线检查提示左心室扩大及升主动脉扩张。

临床解释

心电图提示心房颤动伴左束支传导阻滞。

处理意见

患者的鉴别诊断较多。胸痛可能和心肌缺血或心肌梗死有关。新发左束支传导阻滞提示可能有急诊介入指征。升主动脉扩张提示主动脉瓣病变或主动脉夹层可能。需要仔细询问病史和尽快行超声心动图检查。如果胸痛症状为其既往典型心绞痛样，检查未提示瓣膜性疾病或夹层，下一步的合理处理是冠状动脉造影。药物治疗方案有赖于诊断结果，但患者存在心房颤动，需考虑长期抗凝治疗。

诊断

心房颤动伴左束支传导阻滞。

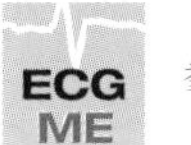

参见《轻松学习心电图》第 9 版第 4 章

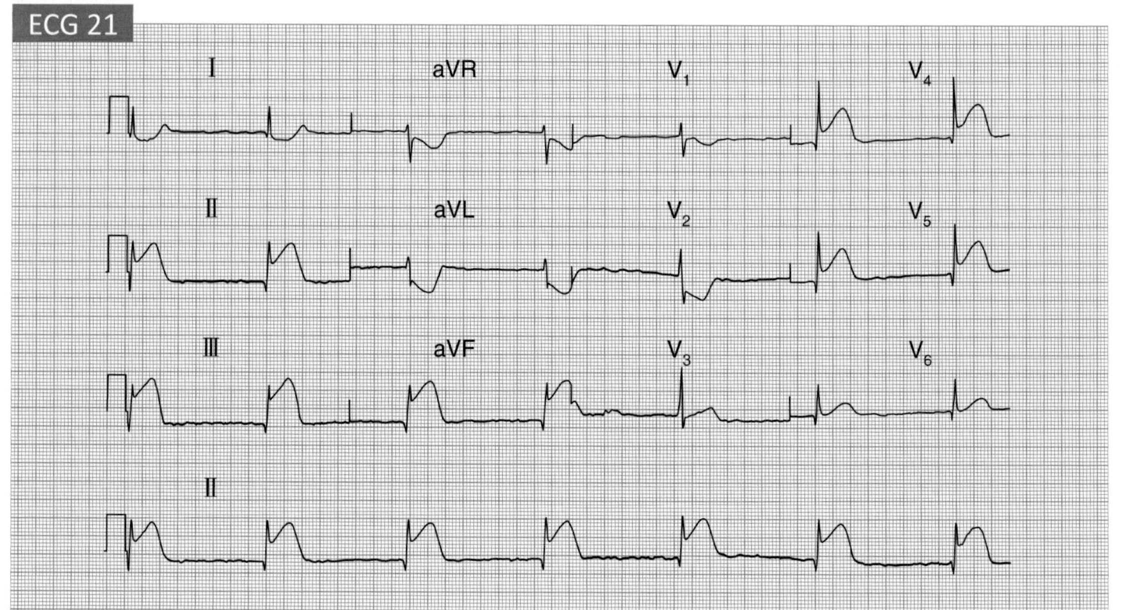

患者男性、50 岁，急诊入院，胸痛已持续 4 h，胸痛呈心肌梗死样表现。除胸痛外查体未见异常，心电图有哪些提示？如何处理？

ECG 21 答案

心电图特点：

- 窦性心律，心率 38 次 / 分
- 心电轴正常
- Ⅱ、Ⅲ、aVF、V_4 ～ V_6 导联小 Q 波
- 胸前导联 QRS 波群正常
- Ⅱ、Ⅲ、aVF 导联 ST 段抬高，V_4 ～ V_5 导联 ST 段抬高程度较Ⅱ、Ⅲ、aVF 导联略轻
- aVL 和 V_2 导联 ST 段下斜型压低

临床解释

本例是急性下壁 ST 段抬高型心肌梗死（STEMI）。Q 波的形成速度变异较大，但本心电图与发病 4 h 的病史是符合的。V_2 导联的 ST 段下斜型压低提示左心室后壁受累。

处理意见

镇痛是最重要的治疗。如无禁忌证，应立即予双联抗血小板治疗（阿司匹林联合 P2Y12 抑制剂），尽快行经皮冠状动脉介入治疗。

诊断

急性下侧壁 ST 段抬高型心肌梗死。

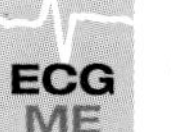

参见《轻松学习心电图》第 9 版第 7 章

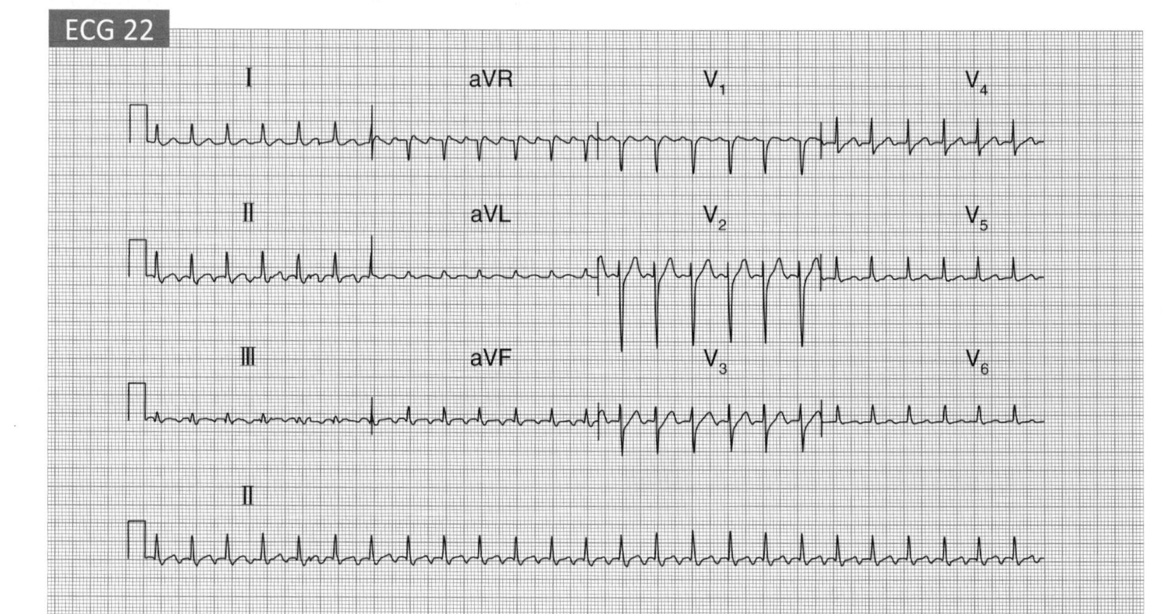

患者男性、40 岁。主诉上楼时呼吸困难。患者没有注意到自己心率过快，无胸痛。除心率快以外并无其他的心血管异常，但查体发现轻微黄疸和脾大。如何处理?

ECG 22 答案

心电图特点：

- 心房扑动
- 心室率 148 次 / 分
- 心电轴正常
- QRS 波群、ST 段和 T 波正常

临床解释

心房扑动伴 2：1 房室传导。

处理意见

如患者未发生心力衰竭，一般应确定其心律失常的原因再进行治疗。房性心律失常伴黄疸和脾大提示可能酒精中毒或其他原因。患者需要抗凝治疗，但其国际标准化比值（INR）可能已经高于正常，需先进行检查。需要行超声心动图检查评价左心室功能。如果血压允许，初始治疗可以予 β 受体阻滞剂控制心室率。长期治疗策略取决于病因和对药物治疗的反应，可能包括长期保守药物治疗、电复律或消融治疗。

诊断

心房扑动伴 2：1 房室传导。

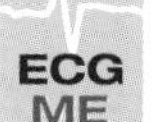

参见《轻松学习心电图》第 9 版第 4 章

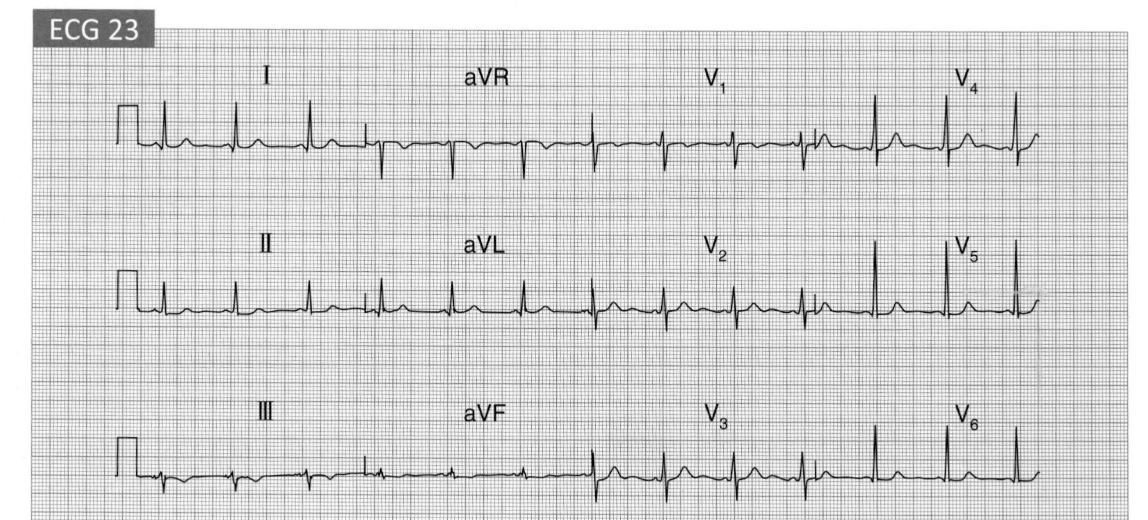

患者男性、60 岁，因运动后胸痛到门诊就诊。上图为静息状态下的心电图，下图是 Bruce 方案运动试验记录到的心电图。心电图有哪些提示？如何处理？

ECG 23

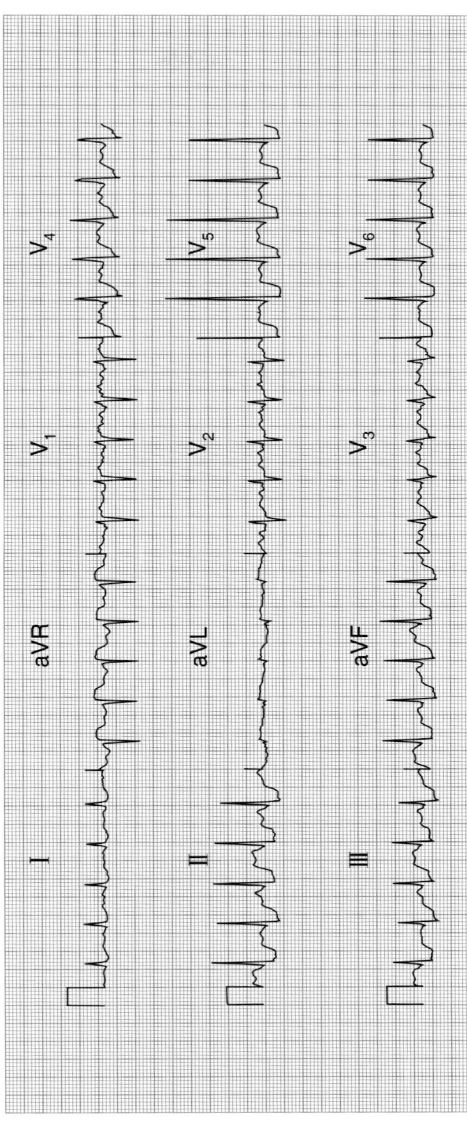

ECG 23 答案

上图

心电图特点：

- 窦性心律，心率 75 次 / 分
- 心电轴正常
- QRS 波群正常
- Ⅱ、aVF、V_6 导联 ST 段轻度压低
- Ⅲ 导联 T 波倒置

临床解释

Ⅱ、aVF、V_6 导联 ST 段改变是非特异性的，Ⅲ导联 T 波改变可能是正常变异。但是患者有运动诱发胸痛病史，考虑心绞痛可能性大，下一步可开始治疗，并进一步检查以进行危险分层。

下图

心电图特点：

- 窦性心律，心率 140 次 / 分
- 心电轴正常
- QRS 波群形态正常
- 广泛导联 ST 段压低，V_5 导联 ST 段压低幅度最大（4 mm）

临床解释

虽然静息时心电图只有部分非特异性改变，但是运动试验中心电图表现出典型的缺血性改变。且患者在 Bruce 方案第一阶段就出现心肌缺血表现，低强度运动就可以使心率明显加快。患者下壁及前壁导联都有明显的心肌缺血表现，提示多支冠脉血管病变可能性大，不除外左主干病变。

处理意见

需立即予短效硝酸酯类药物，并尽快行冠状动脉造影以决定是否行经皮冠状动脉介入治疗或冠状动脉旁路移植术。

诊断

静息时心电图改变无特异性，运动试验强阳性。

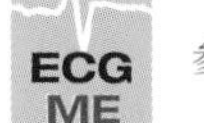

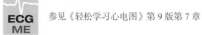

参见《轻松学习心电图》第 9 版第 7 章

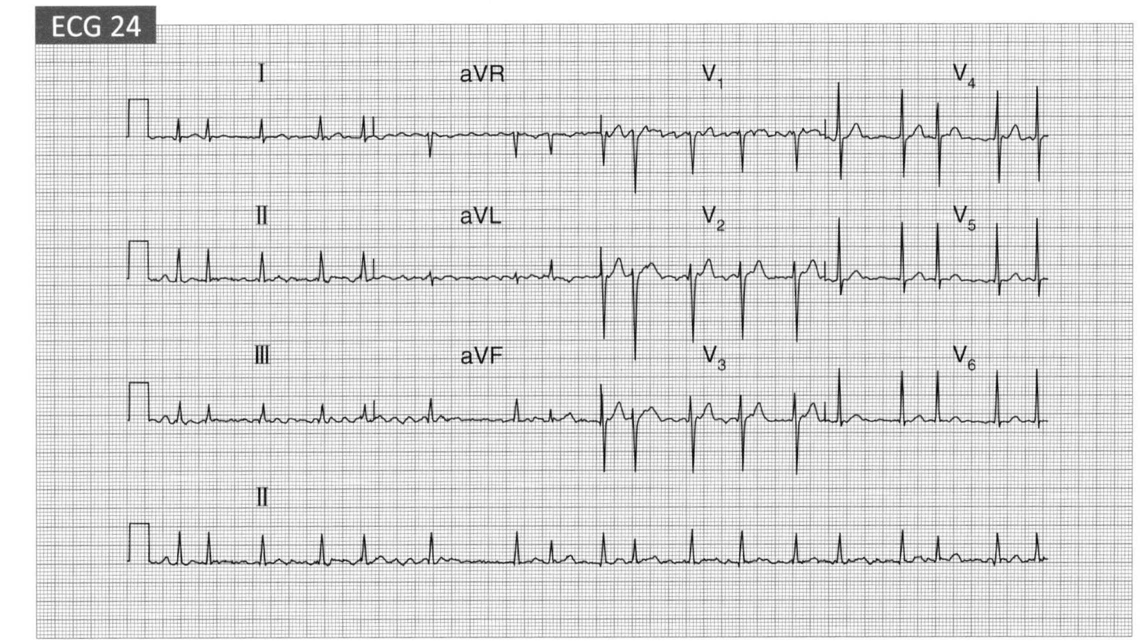

患者女性、70 岁，因慢性心力衰竭加重入院。本心电图有哪些提示？如何处理？

ECG 24 答案

心电图特点：

- 心房颤动，心率 110 次 / 分
- 心电轴正常
- QRS 波群正常
- ST 段正常

临床解释

心电图可能诊断为心房扑动，尤其是观察 aVL 导联时。但是心房扑动时心室律规整，而本患者心室律绝对不齐，所以应诊断为心房颤动。患者 ST 段无明显变化，目前心室率未得到控制。

处理意见

该患者心室率快，如不控制可能导致心力衰竭。需要检查患者的甲状腺功能，行超声心动图检查测量心室大小和评价心功能。可谨慎加用 β 受体阻滞剂控制心室率。如果发生心力衰竭，可予以利尿剂及血管紧张素转化酶抑制剂。无论超声心动图检查结果如何，依据患者的年龄均需要抗凝治疗。

诊断

心房颤动合并快速（未控制的）心室率。

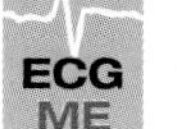

参见《轻松学习心电图》第 9 版第 4 章

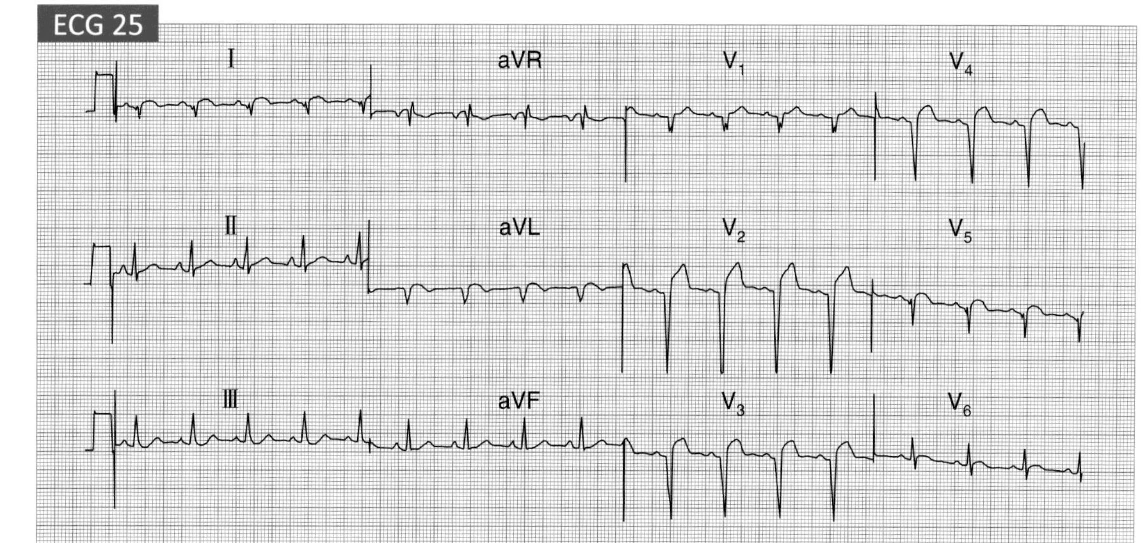

男性、70 岁，门诊患者，存在心力衰竭的症状和体征。患者症状在几周前突然出现，当时有过几小时的胸部不适。本心电图及胸部 X 线放大部分有哪些提示？如何处理？

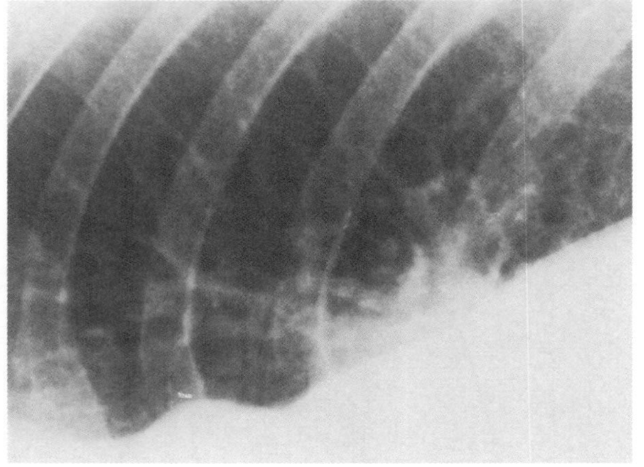

ECG 25 答案

心电图特点：

- 窦性心律，心率 100 次 / 分
- 心电轴正常
- Ⅰ、aVL、V_2 ～ V_5 导联 Q 波
- Ⅰ、aVL、V_2 ～ V_6 导联 ST 段抬高

胸部 X 线检查提示上肺血流增多，是早期心力衰竭的 X 线表现。

临床解释

ST 段抬高提示急性心肌梗死，而 Q 波说明心肌梗死至少已发生几小时。根据患者的病史来看，其心肌梗死应该发生在就诊前几周，也没有发生再次心肌梗死的证据。胸前导联的 ST 段抬高提示可能有室壁瘤形成。

处理意见

分析心电图一定要结合患者病史。既然心电图改变符合陈旧性心肌梗死，那么我们应该认可这一诊断。应当给予患者常规的抗心力衰竭治疗，包括利尿剂、血管紧张素转化酶抑制剂和 β 受体阻滞剂。既然已能确定心力衰竭是由心肌缺血引起的，患者还应服用阿司匹林及他汀类药物。待情况稳定后，行心肌负荷磁共振成像（MRI）以评估左心室功能（及梗死程度）和残余缺血程度。

诊断

时间不明的前侧壁心肌梗死。

ECG ME

参见《轻松学习心电图》第 9 版第 7 章

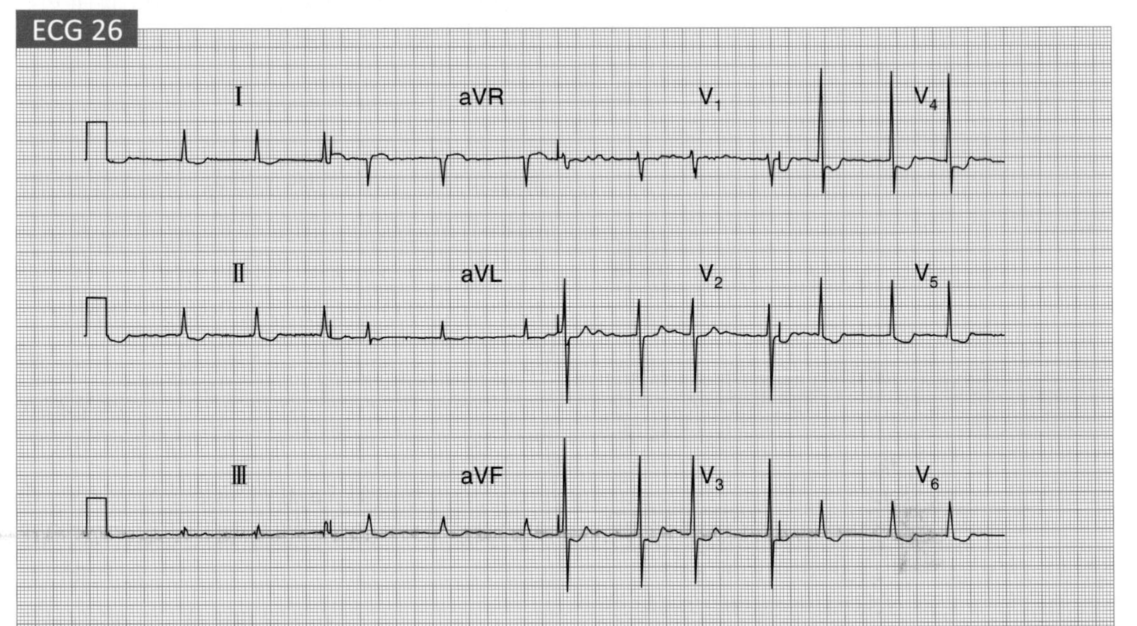

患者女性、80岁，既往因心力衰竭接受治疗多年，主诉恶心、呕吐，缺乏过去的检查记录。本心电图有助于决定其治疗方案吗?

ECG 26 答案

心电图特点：

- 心房颤动，心室率 80 次 / 分
- 心电轴正常
- QRS 波群正常
- ST 段下斜型压低，尤其是在 V_4 ～ V_6 导联
- T 波直立
- V_2 ～ V_3 导联可见明显 U 波

临床解释

心电图提示心房颤动，心室率控制良好。从心电图无法确定其心律失常或心力衰竭的原因。“鱼钩”样 ST 段压低提示目前正服用地高辛治疗。此心电图并未提示地高辛中毒，但是无论如何，地高辛中毒仍是导致患者恶心的最可能原因。U 波可能是正常现象，但提示有低钾血症的可能性。

处理意见

地高辛通常不作为控制心房颤动心室率的一线用药，但在其他治疗无效时可以作为备选。需要检测该患者的血钾水平和血地高辛浓度，并根据结果对治疗方案进行适当调整。

诊断

心房颤动和地高辛作用。

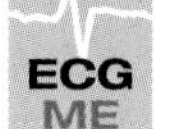

参见《轻松学习心电图》第 9 版第 5 章

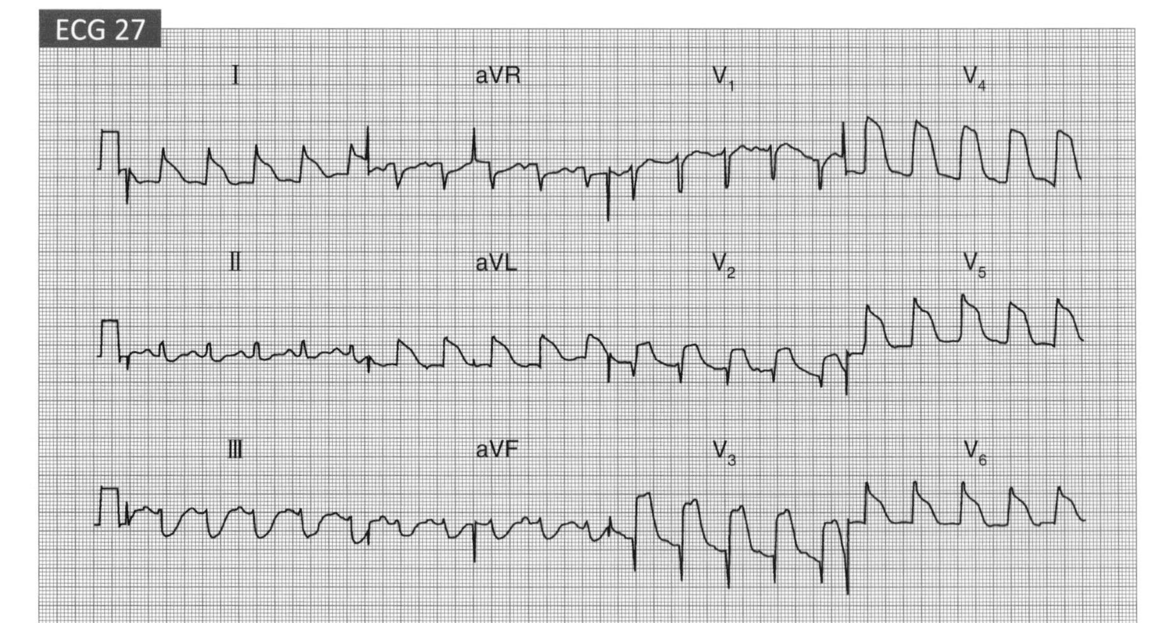

患者女性、65 岁，因剧烈胸痛 1 h 入院。心电图有哪些提示？还需要进行哪些其他检查？

ECG 27 答案

心电图特点：

- 窦性心律，心率 111 次 / 分
- 心电轴正常
- QRS 波群大致正常
- 前壁及侧壁导联 ST 段普遍抬高
- 下壁导联（Ⅲ、aVF）ST 段压低

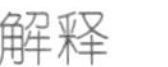

临床解释

急性前侧壁 ST 段抬高型心肌梗死。侧壁导联，即Ⅰ、aVL 和 $V_4 \sim V_6$ 导联，很难分清 QRS 波结束和 ST 段起始部，但根据Ⅱ导联可以看见 QRS 波群宽度是正常的。

处理意见

应当立即行心肌梗死的常规治疗，包括镇痛、双联抗血小板治疗（阿司匹林联合 P2Y12 抑制剂）和急诊冠状动脉介入治疗。血运重建治疗后，开始心肌梗死二级预防。

诊断

急性前侧壁 ST 段抬高型心肌梗死。

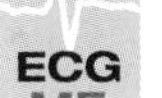

参见《轻松学习心电图》第 9 版第 7 章

ECG 28

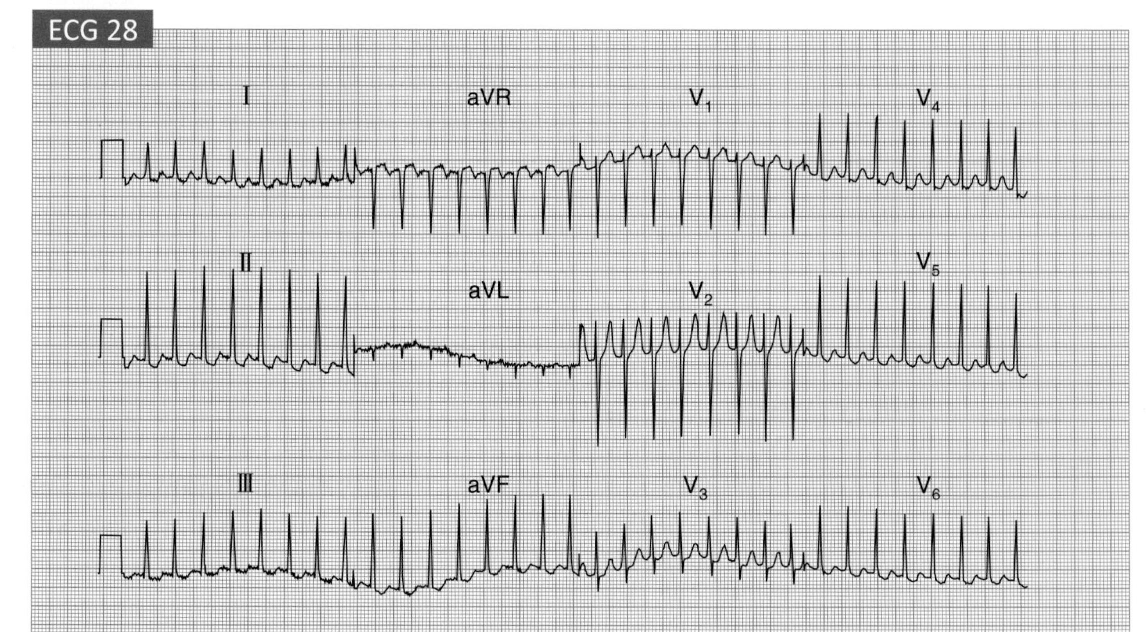

患者女性、45 岁，主诉偶发心悸 20 年，本心电图为心悸发作时记录的。患者心悸的原因是什么？如何处理？

ECG 28 答案

心电图特点：

- 窄 QRS 波心动过速，心率 188 次 / 分
- 未见 P 波
- 心电轴正常
- QRS 波群正常
- 部分导联 ST 段压低

临床解释

本心电图提示室上性心动过速。这种类型的心动过速常由折返机制引起，折返环最常见于房室结内或靠近房室结处，称为房室结折返性心动过速（AVNRT）。静息心电图上旁路不明显的 AVRT 也可以有类似的心电图表现。ST 段压低可能反映心肌缺血，但并非水平压低，而且不超过 2 mm，所以可能没有临床意义。

处理意见

首先可进行 Valsalva 动作或颈动脉窦按摩，有可能终止心动过速。如果无效，需要经静脉给予腺苷。恢复窦性心律后，如果心动过速发作不频繁，不必预防性用药。药物治疗后仍有反复发作的患者，需要进行电生理检查，以明确该心动过速是否为可行射频消融治疗的折返性心动过速。

诊断

房室结折返（交界）性心动过速。

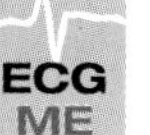

参见《轻松学习心电图》第 9 版第 8 章

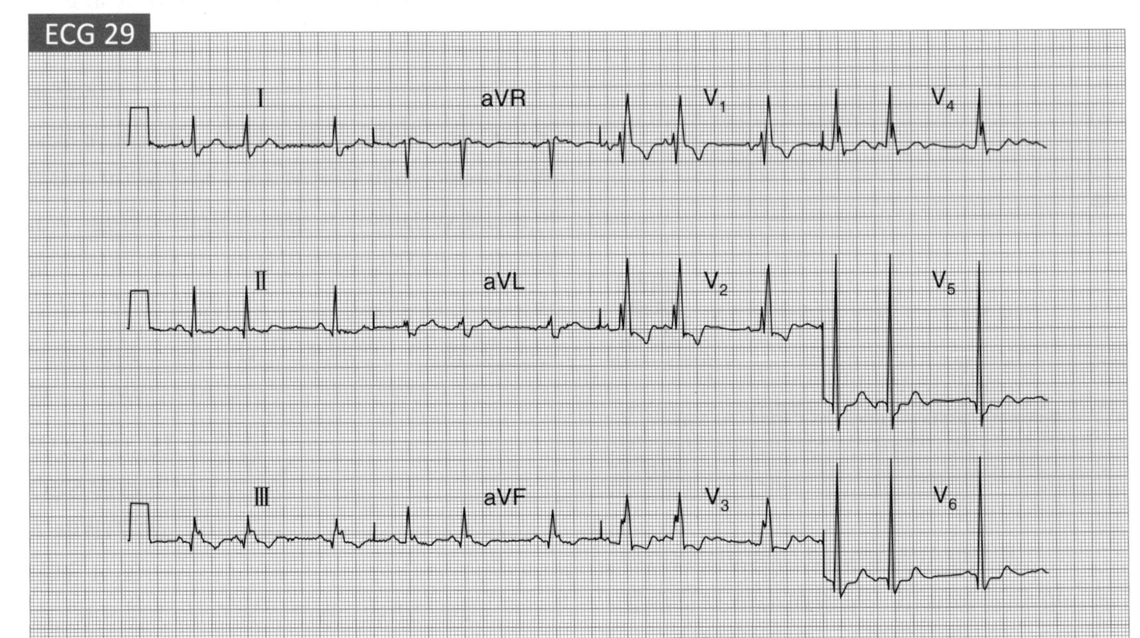

患者孕妇、23 岁，主诉心悸，体格检查发现心脏杂音。心电图有哪些提示？如何诊断？

ECG 29 答案

心电图特点：

- 窦性心律，心率 61 次 / 分
- 室上性（房性）期前收缩
- PR 间期正常
- 心电轴正常
- QRS 波增宽（160 ms）
- V_1 导联呈 RSR′型
- V_6 导联有宽而顿挫的 S 波
- V_1 ～ V_3 导联 T 波倒置

临床解释

QRS 波群增宽、V_1 导联呈 RSR′型、V_6 导联宽而顿挫的 S 波以及 V_1 ～ V_3 导联 T 波倒置证明为右束支传导阻滞（RBBB）。由于期前收缩的 QRS 波形与窦性心律时相同（异常形态），故而期前收缩是室上性的，又因为每个期前的 P 波形态与窦性心律时略有不同，故为房性期前收缩。

处理意见

该患者的心悸可能是由期前收缩引起的，确定期前收缩与症状的相关性十分重要。年轻人出现 RBBB 提示可能存在房间隔缺损，应行超声心动图检查。心脏杂音也可能是房间隔缺损所致，也可能是妊娠时心排血量增加导致的喷射性杂音。

诊断

右束支传导阻滞伴房性期前收缩。

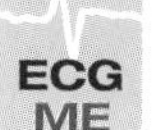

参见《轻松学习心电图》第 9 版第 3 章

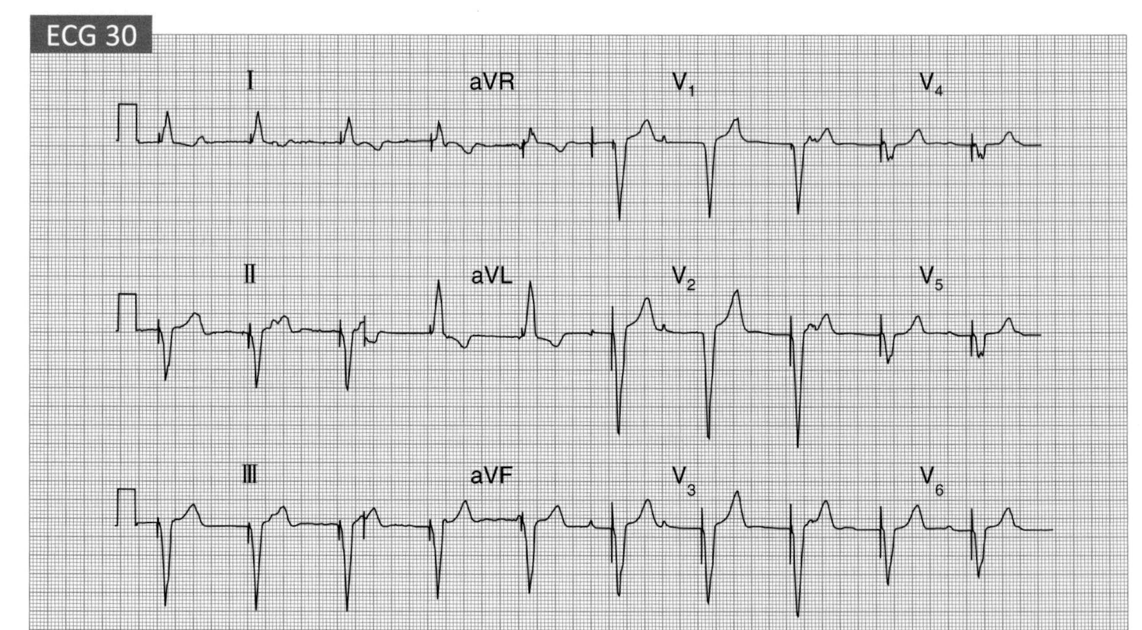

患者 80 岁，卒中、昏迷，此份心电图使高年资急诊医生产生疑惑。假设他没有做合适的体格检查，也没注意看胸部 X 线片，急诊医生遗漏了什么信息？

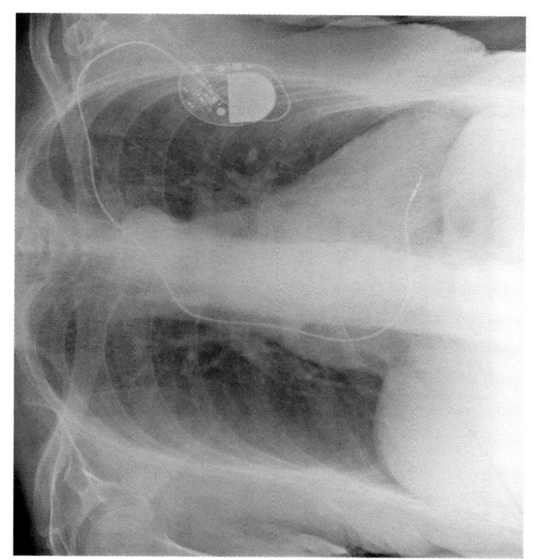

ECG 30 答案

心电图特点：

- 心律规整，心率 60 次 / 分
- 偶见 P 波，与 QRS 波无相关性（如 Ⅰ 导联所见）
- 心电轴左偏
- QRS 波群前可见尖锐的（钉样）电位
- 宽 QRS 波群（160 ms）
- V_6 导联可见深 S 波
- Ⅰ、aVL 导联 T 波倒置

胸部 X 线提示：可见永久性单腔心脏起搏器，电极导线植于右心室。

临床解释

QRS 波群增宽提示室上性节律伴束支传导阻滞或室性节律。此患者为室性起搏节律。每个 QRS 波前尖锐的“钉样”电位是起搏器发出的。偶见 P 波提示植入起搏器的原因是完全性心脏传导阻滞。

处理意见

急诊医生忽略了起搏器的存在。起搏器通常埋在左侧锁骨下方。植入起搏器与卒中没有明显相关性。唯一有相关性的是血管病变，血管病变可能发生于不同器官，该患者可能是既有冠状动脉疾病又有脑血管疾病。

诊断

植入永久性心脏起搏器，基础节律为完全性房室传导阻滞。

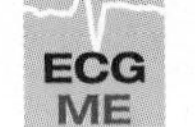

参见《轻松学习心电图》第 9 版第 8 章

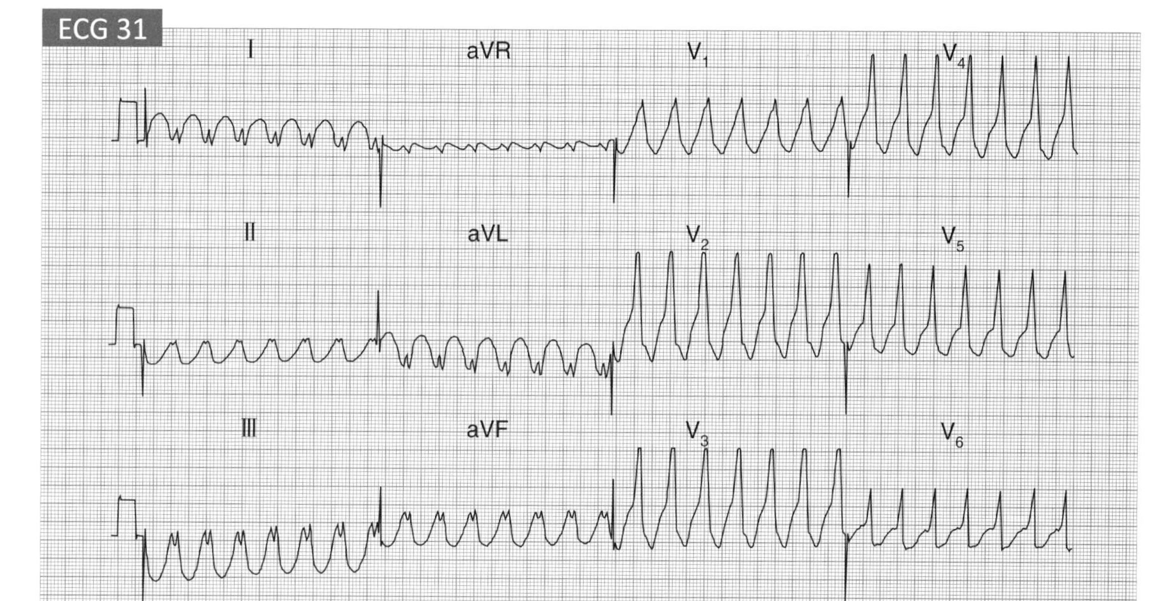

患者男性、60 岁，主诉重度心前区疼痛，几分钟后出现极度呼吸困难并晕厥。送入急诊时心率 165 次 / 分，血压测不出，并有左心衰竭的体征。本患者出现了什么问题？如何处理？

ECG 31 答案

心电图特点：

- 宽 QRS 波心动过速，心率 165 次 / 分
- 未见 P 波
- QRS 波时限约 200 ms
- 胸前导联 QRS 波群主波方向一致（均向上）

临床解释

宽 QRS 波心动过速可以起源于心室，也可以是室上性心动过速伴差异性传导（如束支传导阻滞）。本例心电图 QRS 波群明显增宽，且胸前导联主波方向一致，提示为室性心动过速。对于心肌梗死患者，推测此种心律情况为室性心动过速非常合理。根据病史，可以推测心肌梗死后出现了室性心动过速，但其胸痛也可能是由心律失常引起的。

处理意见

患者血流动力学受到影响——出现低血压和心力衰竭，需要立即电复律。恢复至恶性程度较低的心律后，可能需要进行急诊冠状动脉血运重建。

诊断

室性心动过速。

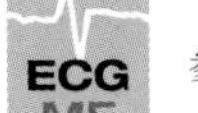

参见《轻松学习心电图》第 9 版第 3 章

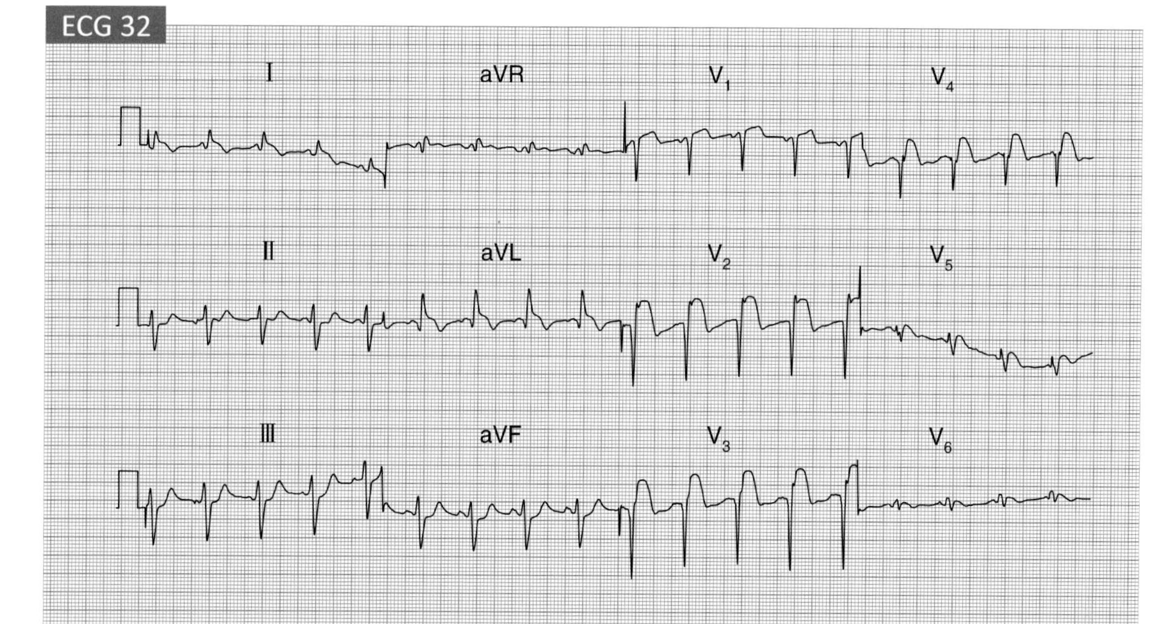

患者 45 岁，因剧烈胸痛 1 h 至急诊就诊，查体未见心力衰竭体征。他的心电图有何异常？如何处理？

ECG 32 答案

心电图特点：

- 窦性心律，心率 100 次 / 分
- 心电轴左偏
- V_2 ～ V_4 导联 Q 波
- Ⅰ、aVL、V_2 ～ V_5 导联 ST 段抬高

临床解释

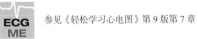

这份心电图提示左前分支阻滞、急性前侧壁 ST 段抬高型心肌梗死（STEMI）。

处理意见

此患者需要接受 STEMI 的紧急治疗，包括止痛、双联抗血小板治疗（阿司匹林联合 P2Y12 抑制剂）及急诊直接 PCI。血运重建后开始心肌梗死二级预防。

诊断

前侧壁 STEMI 和左前分支阻滞。

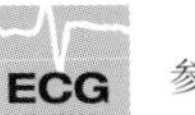

参见《轻松学习心电图》第 9 版第 7 章

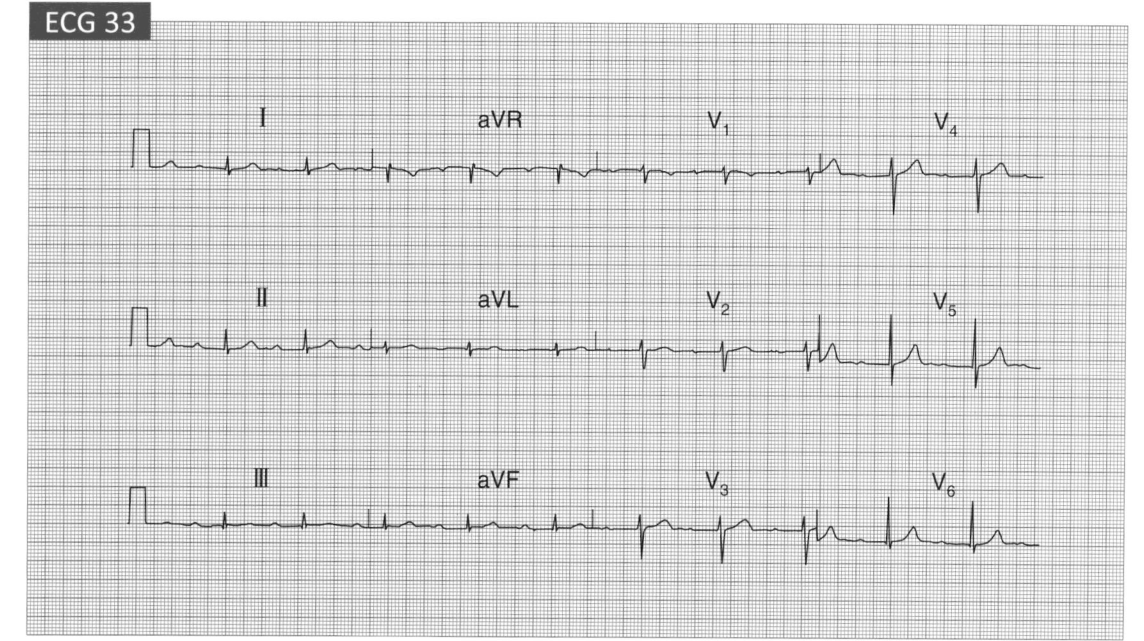

患者男性、45 岁，无症状，心电图记录于常规体检时。本心电图是正常的吗？有何建议？

ECG 33 答案

心电图特点：

- 窦性心律，心率 64 次 / 分
- PR 间期延长（360 ms）
- QRS 波群、ST 段、T 波正常

临床解释

心电图为一度房室传导阻滞，其他完全正常。

处理意见

尽管通常认为 PR 间期上限是 220 ms，但是健康人也常有较长的 PR 间期（一度房室传导阻滞）。由于本患者无症状且体格检查正常，所以无须处理。某些职业需要完全正常的心电图，这时应进行动态心电图监测，以便证实患者没有更高度的房室传导阻滞发生。

诊断

一度房室传导阻滞。

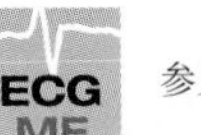

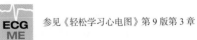

参见《轻松学习心电图》第 9 版第 3 章

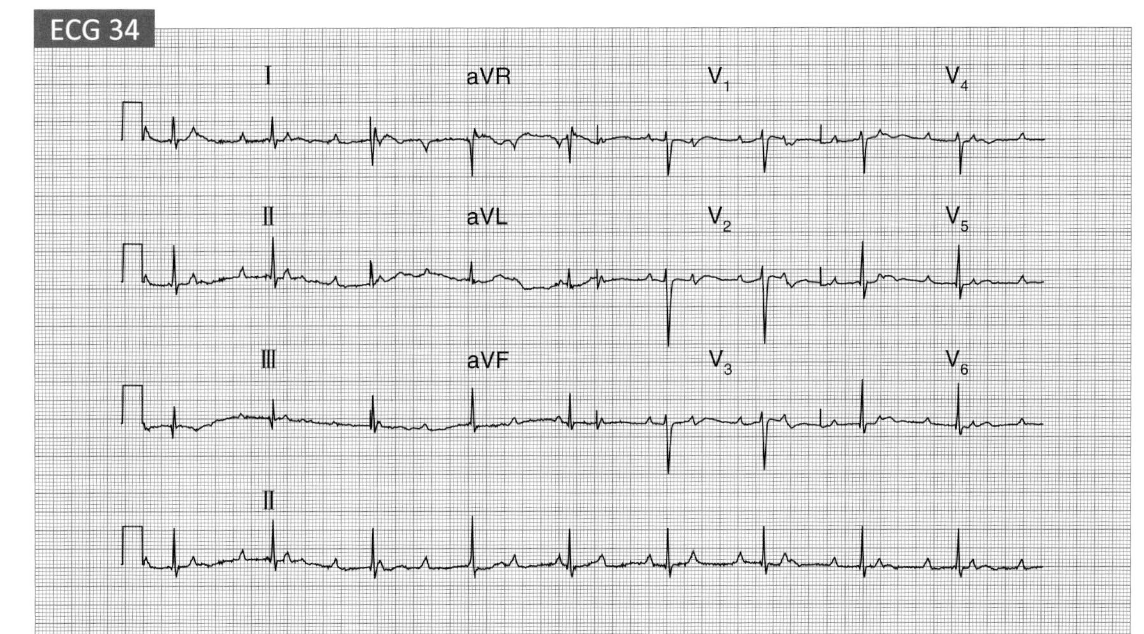

患者女性、70 岁，近一年反复头晕。心电图的诊断是什么？病因是什么？如何处理？

ECG 34 答案

心电图特点：

- 窦性心律伴完全性（三度）房室传导阻滞，心室率 55 次 / 分
- 心电轴正常
- QRS 波群和 T 波正常

临床解释

患者心电图是完全性房室传导阻滞，伴规整的慢心室率。头晕可能由更慢的心室率所致。本心电图可能被误读为二度房室传导阻滞（2∶1 传导），但仔细观察长Ⅱ导联节律条图可以发现每个 PR 间期都不相等，也就是说，P 波与 QRS 波群无传导关系。完全性房室传导阻滞伴窄 QRS 波说明异位起搏点位于希氏束。

处理意见

24 h 动态心电图检查可以确定心率减慢与头晕发作是否有直接关系。但无论如何，患者都需要植入永久性心脏起搏器。引起房室传导阻滞的病因包括缺血、主动脉瓣钙化、莱姆病（伯氏疏螺旋体）、希氏束损伤（外科手术、创伤、寄生虫、肿瘤、脓肿、肉芽肿）及药物作用（地高辛、β 受体阻滞剂、钙通道阻滞剂）等。大部分房室传导阻滞是由于希氏束纤维化引起的，高血压是危险因素之一。患者需行超声心动图检查以除外器质性心脏病。

诊断

完全性（三度）房室传导阻滞。

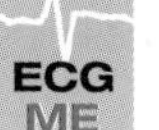

参见《轻松学习心电图》第 9 版第 3 章

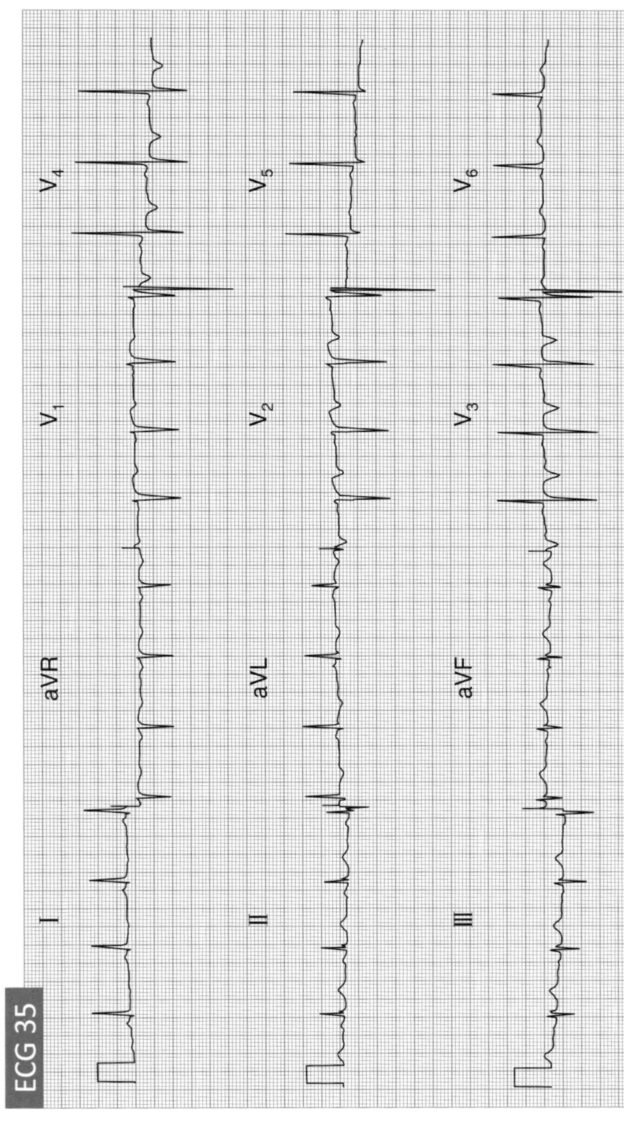

患者男性，60 岁，因间断胸痛 24 h 到急诊科。心电图有哪些提示？如何处理？

ECG 35 答案

心电图特点：

- 窦性心律，心率 81 次 / 分
- 传导间期正常
- 心电轴正常
- QRS 波群正常
- V_4 导联 ST 段压低，其他导联 ST 段正常
- aVL、V_2 ～ V_4 导联 T 波倒置

临床解释

心电图提示时间不确定的非 ST 段抬高型心肌梗死（NSTEMI）。

处理意见

患者显然为急性冠脉综合征，可经高敏肌钙蛋白检测以确认。患者必须收住院，并予双联抗血小板治疗（阿司匹林联合 P2Y12 抑制剂）、低分子量肝素，待行经皮冠状动脉介入治疗（PCI）。在就诊期间同时应该进行二级预防。

诊断

前壁非 ST 段抬高型心肌梗死。

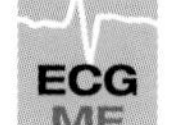

参见《轻松学习心电图》第 9 版第 7 章

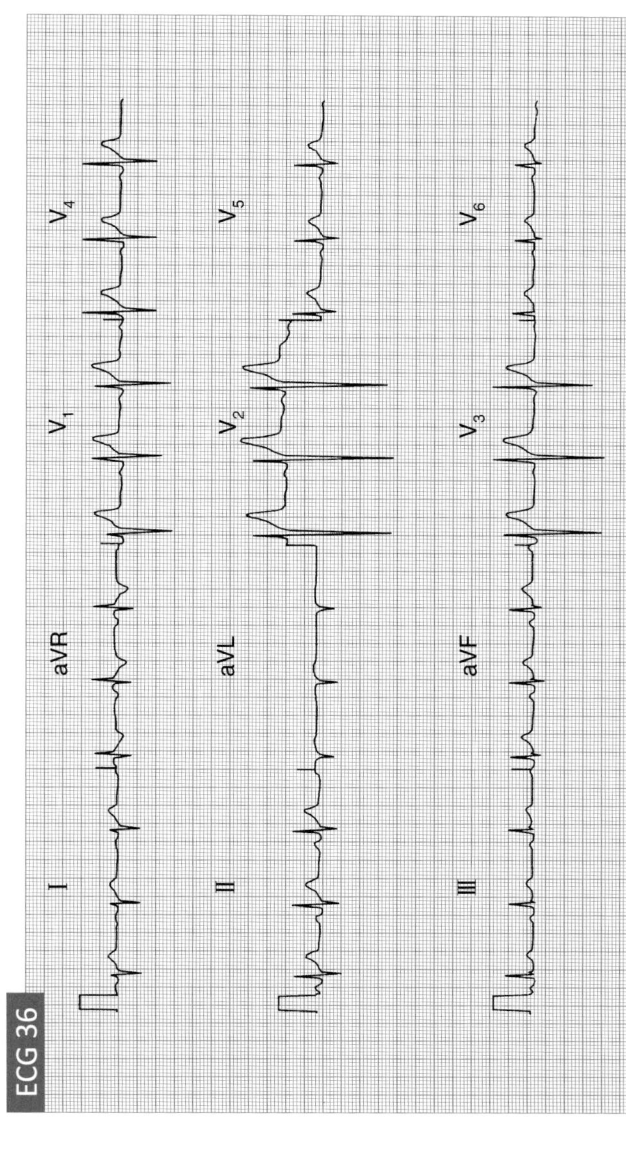

本心电图为一位 30 岁无症状男性在常规体检时记录所得。心电图正常吗？

ECG 36 答案

心电图特点：

- 窦性心律，心率 73 次 / 分
- 心电轴右偏（Ⅰ导联 S 波振幅大于 R 波、aVR 导联大 R 波、aVL 导联 R 波极小而 S 波较深）
- Ⅲ导联 QRS 波可见顿挫
- 其他导联 QRS 波群及 T 波完全正常

临床解释

心电轴右偏可能是右心室肥大的特征，但在高瘦体型者可能为正常变异。Ⅲ导联 QRS 波顿挫是正常的，但如果某种临床情况下所有导联均出现此图形则提示可能为低体温导致的“J”波。

处理意见

完善检查以除外右心室肥大（应该在心电图检查之前即已完成），有疑问可行超声心动图检查，不过此心电图可能正常。

诊断

正常心电图伴心电轴右偏。

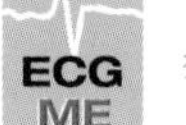

参见《轻松学习心电图》第 9 版第 2 章

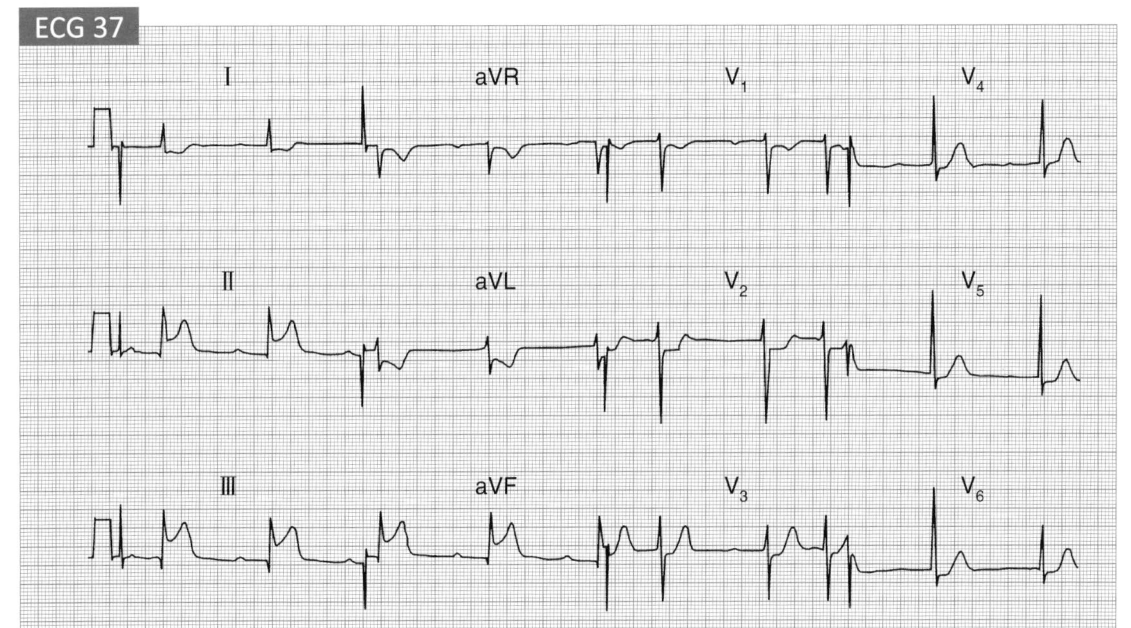

患者男性、55 岁，因剧烈胸痛 1 h 急诊收住院。患者面色苍白、全身湿冷，血压 100/80 mmHg，无心力衰竭征象。心电图有哪些提示？有何奇怪之处？

ECG 37 答案

心电图特点：

- 窦性心律，心率 50 次 / 分
- 一度房室传导阻滞（PR 间期 350 ms）
- 心电轴正常
- Ⅱ、Ⅲ、aVF 导联小 Q 波
- Ⅱ、Ⅲ、aVF 导联 ST 段抬高
- Ⅰ、aVL 导联 ST 段压低、T 波倒置
- 胸前导联 ST 段轻度压低

临床解释

急性下壁 ST 段抬高型心肌梗死伴前侧壁心肌缺血、一度房室传导阻滞。急性心肌梗死患者因疼痛常有窦性心动过速，但本患者由于迷走神经张力增高而出现心动过缓。

处理意见

该患者应该遵循 STEMI 急诊流程处理。按需给予镇痛和双联抗血小板治疗（阿司匹林加一种 P2Y12 抑制剂），同时准备行直接经皮冠状动脉介入治疗（PCI）。除非情况进一步恶化，否则一度房室传导阻滞及相关的心动过缓不需要特殊处理。

诊断

急性下壁 ST 段抬高型心肌梗死伴一度房室传导阻滞。

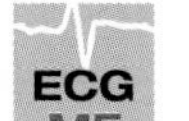

参见《轻松学习心电图》第 9 版第 7 章

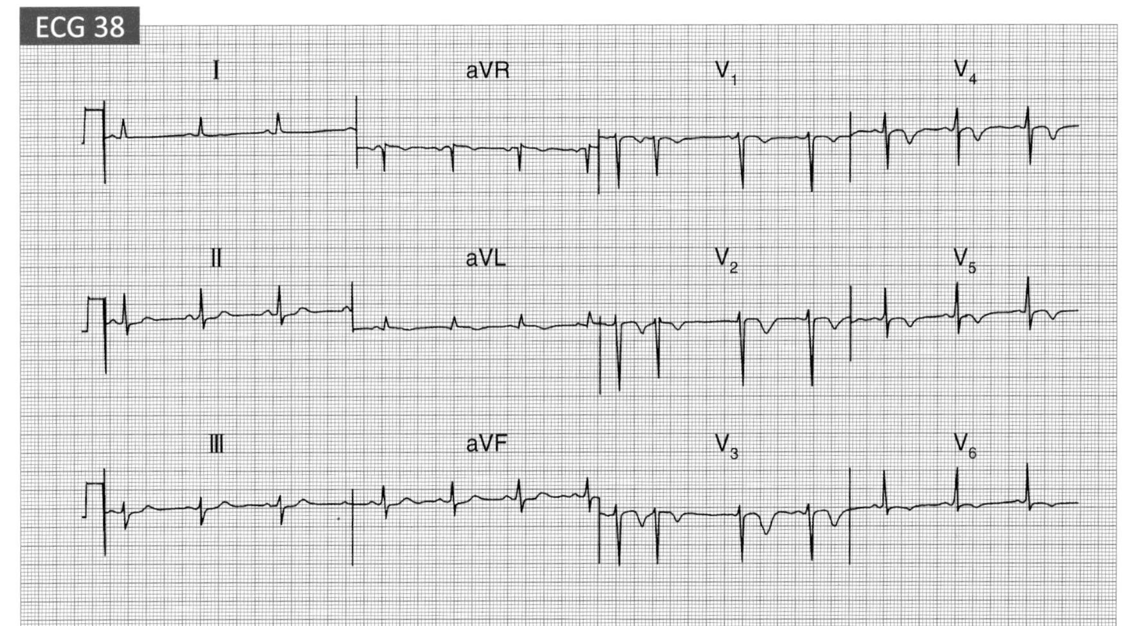

患者男性、50 岁，因胸痛 1 h 急诊入院。到达诊室时疼痛已经缓解，查体未见异常。心电图有哪些提示？如何处理？

ECG 38 答案

心电图特点：

- 窦性心律，平均心率 75 次 / 分，有 1 个室上性期前收缩；V_1 导联可见 P 波异常，所以是房性期前收缩
- 心电轴正常
- QRS 波群正常
- aVL、V_1 ～ V_6 导联 T 波倒置

临床解释

许多原因可以引起 T 波倒置，任何时候都应该将心电图作为全部临床检查的一部分来进行解读。本患者病史提示心肌梗死，心电图特征符合急性前壁非 ST 段抬高型心肌梗死（NSTEMI）。

处理意见

尽管患者目前没有症状，也应该住院观察，并测量高敏肌钙蛋白水平。治疗上需予双联抗血小板治疗（阿司匹林联合 P2Y12 抑制剂）及一种抗凝药（如低分子量肝素或磺达肝癸钠），并计划行冠状动脉造影。之后同样需要优化的心肌梗死二级预防。

诊断

前侧壁非 ST 段抬高型心肌梗死。

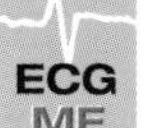

参见《轻松学习心电图》第 9 版第 7 章

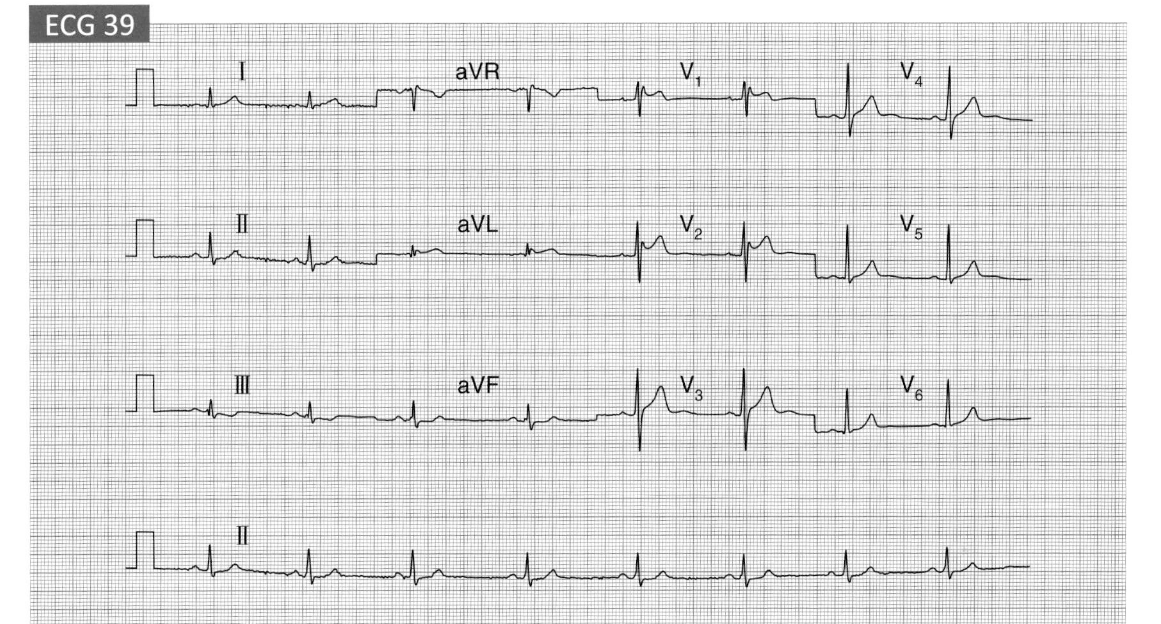

患者男性、65岁，常规术前检查所记录的心电图，无心血管疾病相关症状，心脏其他临床检查也未发现异常。心电图有哪些提示？如何处理？

ECG 39 答案

心电图特点：

- 窦性心律，心率 50 次 / 分
- 心电轴正常
- QRS 波时限 110 ms，V_1 和 V_2 导联呈 RSR′型——不完全性右束支传导阻滞（RBBB）

临床解释

QRS 波时限为正常值上限，所以是不完全性右束支传导阻滞，几乎没有实际临床意义。

处理意见

没有临床症状及特异性体征，不需要特殊处理。

诊断

不完全性右束支传导阻滞。

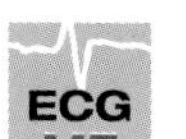

参见《轻松学习心电图》第 9 版第 6 章

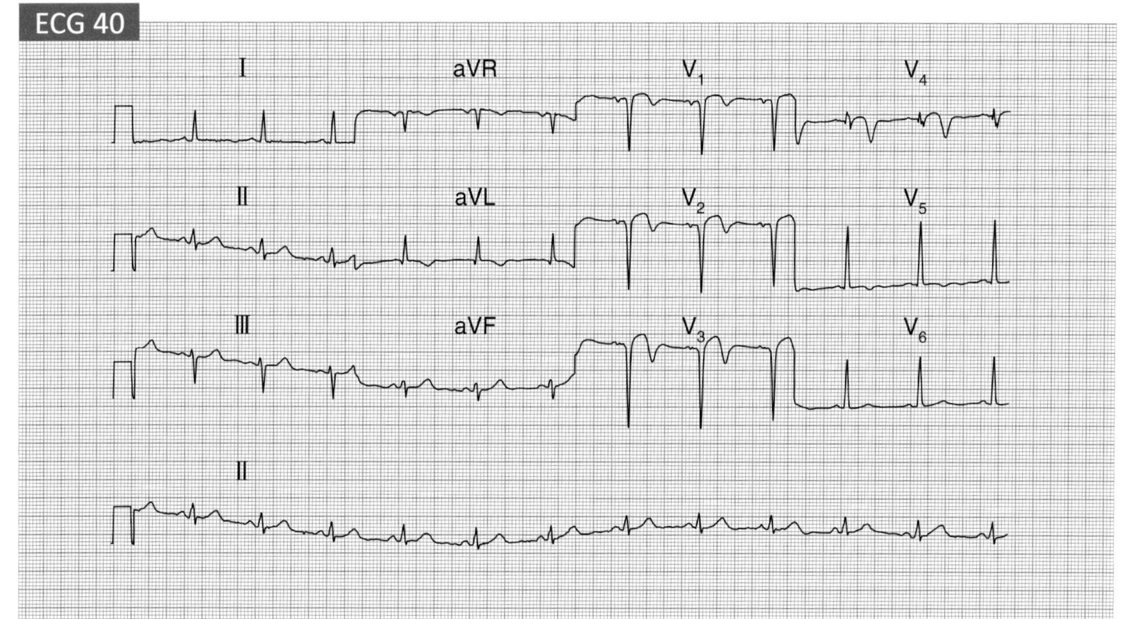

患者男性、50 岁，从西班牙度假归来，自述在西班牙时曾有严重消化不良，但现在一切正常。心电图有哪些提示？如何处理？

ECG 40 答案

心电图特点：

- 窦性心律，心率 72 次 / 分
- 传导正常
- 心电轴正常
- V_2 ～ V_3 导联 Q 波
- V_2 ～ V_4 导联 ST 段抬高
- aVL、V_1 ～ V_5 导联 T 波倒置

临床解释

心电图提示陈旧性前壁心肌梗死。如果患者目前有胸痛发作则 ST 段抬高提示急性病程。但结合患者病史，基本可以确定心电图改变是陈旧性的。前壁导联 ST 段持续抬高提示左心室室壁瘤可能。

处理意见

患者的“消化不良”实际上是心肌梗死的表现。由于患者目前临床情况稳定，所以重要的是要采取恰当措施来避免缺血再次发作。嘱患者必须戒烟，必要时减轻体重，接受双联抗血小板治疗（阿司匹林联合 P2Y12 抑制剂）及 β 受体阻滞剂、血管紧张素转化酶抑制剂和他汀类药物治疗。应进行进一步检查了解冠状动脉疾病情况——进一步冠状动脉造影，亦可考虑心肌负荷 MRI 检查，其有助于先一步评估左心室受损（梗死）程度和残存缺血面积及存活等情况。

诊断

陈旧性前壁心肌梗死。

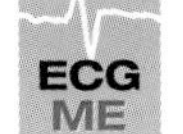

参见《轻松学习心电图》第 9 版第 7 章

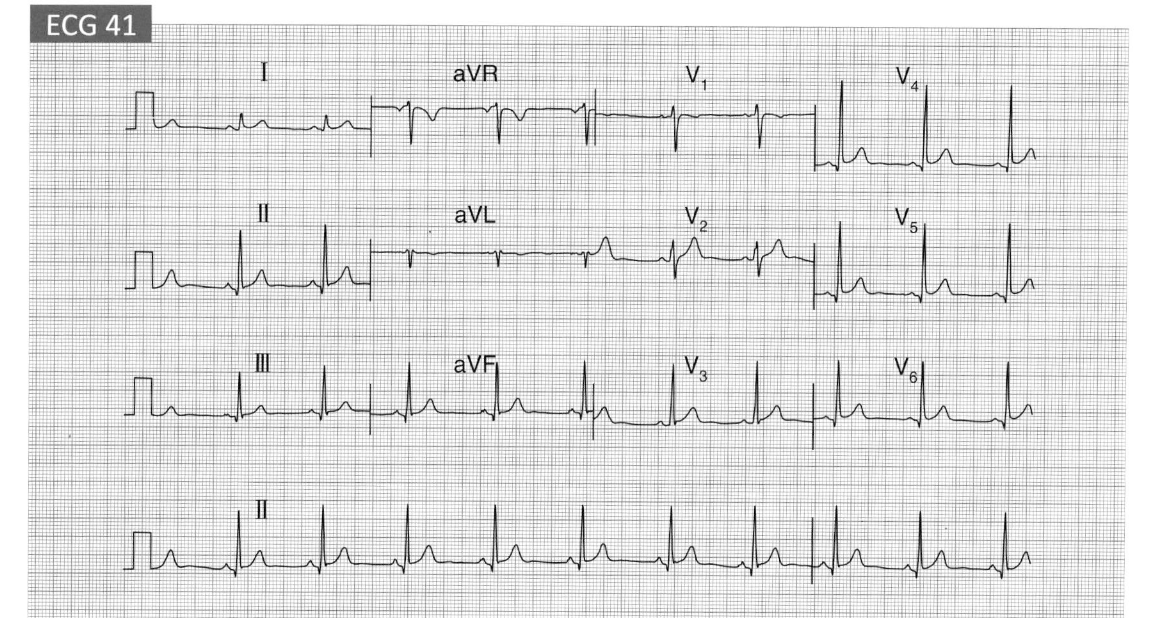

患者男性、30 岁，主诉胸痛，疼痛似乎不是心源性的，体格检查也未发现异常。此患者可以办理驾驶执照吗?

ECG 41 答案

心电图特点：

- 窦性心律，心率 62 次 / 分
- 心电轴正常
- 可见小 Q 波，Ⅱ、Ⅲ、aVF、V_4 ～ V_6 导联尤其明显
- 其他导联 QRS 波群、ST 段及 T 波正常

临床解释

这些 Q 波较深，但时限只有 40 ms，在侧壁导联较为明显。这种 Q 波代表间隔除极，而不是陈旧性侧壁心肌梗死。

处理意见

心电图正常，如果没有其他心脏疾病的证据，可以给其办理驾驶执照。如果有疑问，可以行冠状动脉计算机断层成像血管造影（CTA）确认。

诊断

正常心电图。

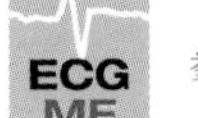

参见《轻松学习心电图》第 9 版第 6 章

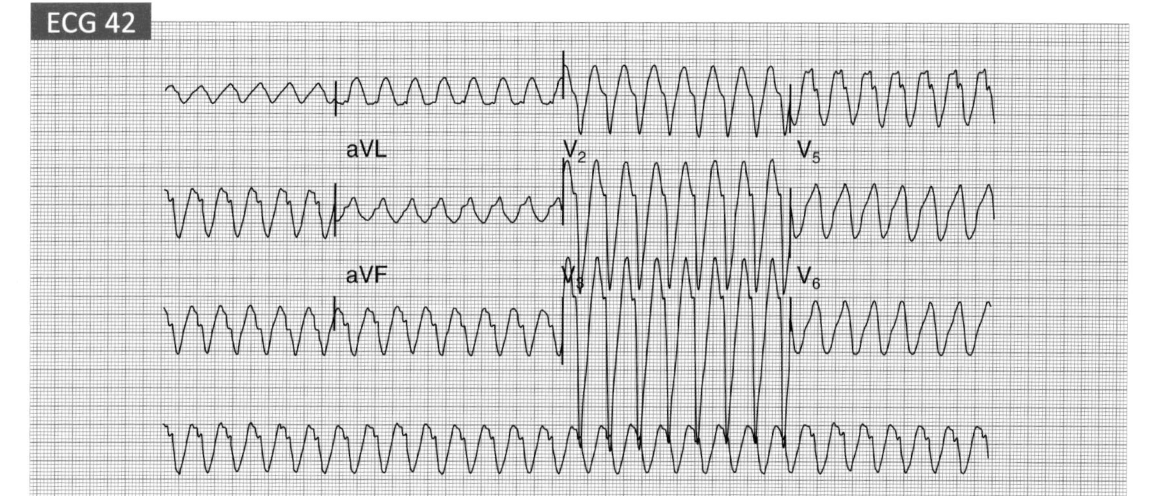

患者男性、45 岁，怀疑心肌梗死于冠心病监护治疗病房（CCU）住院期间突然出现低血压和呼吸困难。心电图有哪些提示？如何处理？

ECG 42 答案

心电图特点：

- 宽 QRS 波心动过速
- 心率 180 次 / 分
- 无可见 P 波
- QRS 波时限 200 ms
- 很难明确 QRS 波群主波向上或是向下，但看上去心电轴左偏

临床解释

宽 QRS 波心动过速理论上分为室上性心动过速伴束支传导阻滞或室性心动过速。QRS 波群非常宽且伴有心电轴左偏时提示室性心动过速。但对于鉴别更重要的是临床背景：怀疑心肌梗死的患者第一次发作心动过速且为宽 QRS 波心动过速，几乎可以肯定是室性心动过速。

处理意见

患者已经出现呼吸困难伴低血压，应立即行麻醉镇静下心脏电复律。一旦恢复窦性心律，需要针对心肌梗死进行治疗，包括紧急冠状动脉造影和 PCI。

诊断

室性心动过速。

ECG ME

参见《轻松学习心电图》第 9 版第 8 章

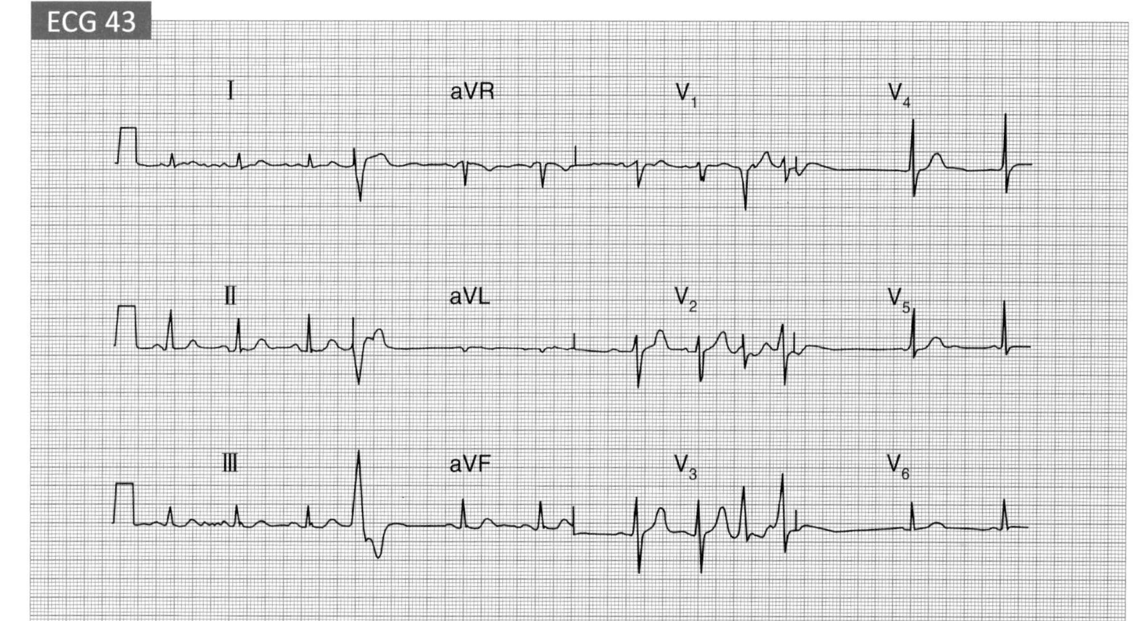

患者男性、80 岁，外科手术前评估时记录本心电图。心电图有哪些提示？对外科医生有何提示？

ECG 43 答案

心电图特点：

- 窦性心律，心率约 77 次 / 分，伴有室性期前收缩
- 室性期前收缩有 2 种形态，V_3 导联最清楚
- 心电轴正常
- 窦性搏动时 QRS 波群正常
- 窦性搏动时 ST 段和 T 波未见异常

临床解释

窦性心律伴多源性室性期前收缩，其他方面未见异常。

处理意见

在大样本人群中，室性期前收缩与各种心脏疾病有关。但就个人而言，心脏完全正常的人也会出现期前收缩。实际上，所有人在不同时期都会偶尔出现室性期前收缩。随着年龄的增长，室性期前收缩将越来越常见。本例患者 80 岁高龄，无提示心血管疾病的临床症状和体征，对其来说室性期前收缩无任何意义，不影响手术适应证，而且也不需要针对室性期前收缩进行治疗。可以行超声心动图检查以明确心脏结构和收缩功能正常，以确保心血管功能可承受外科手术。

诊断

窦性心律伴多源性室性期前收缩。

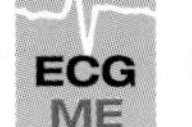

参见《轻松学习心电图》第 9 版第 4 章

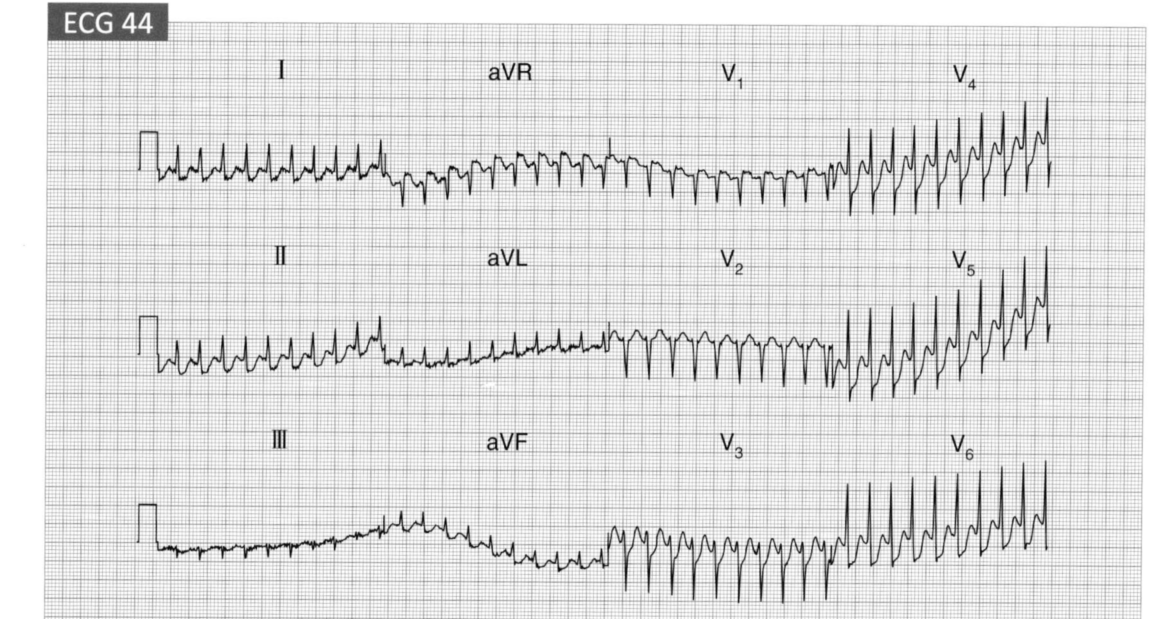

患者男性、50 岁，因胸痛急诊入院，未察觉到有心动过速。他的几次严重胸痛发作似乎和心脏缺血相关，但是发作性疼痛与劳累无明确关系。记录本图后不久，患者心率突然减慢，心电图变为正常。本心电图有哪些提示？如何处理？

ECG 44 答案

心电图特点：

- 窄 QRS 波心动过速，心率 230 次 / 分
- 无 P 波
- 心电轴正常
- QRS 波群正常
- ST 段水平型压低，V_4 ～ V_6 导联最为显著

临床解释

不伴有 P 波的窄 QRS 波心动过速：房室结折返（交界）性心动过速（AVNRT）或房室折返性心动过速（AVRT）。缺血性 ST 段压低与其胸痛症状相关。

处理意见

并非所有阵发性心动过速的患者均主诉心悸。本例患者反复发作的胸痛与心律失常发作有关。需要给予药物预防心动过速发作，首选 β 受体阻滞剂或维拉帕米。可能需要行电生理检查，以评估能否行消融术。

诊断

伴心肌缺血症状的 AVNRT 或 AVRT。

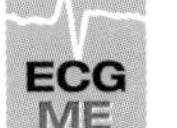

参见《轻松学习心电图》第 9 版第 4 章

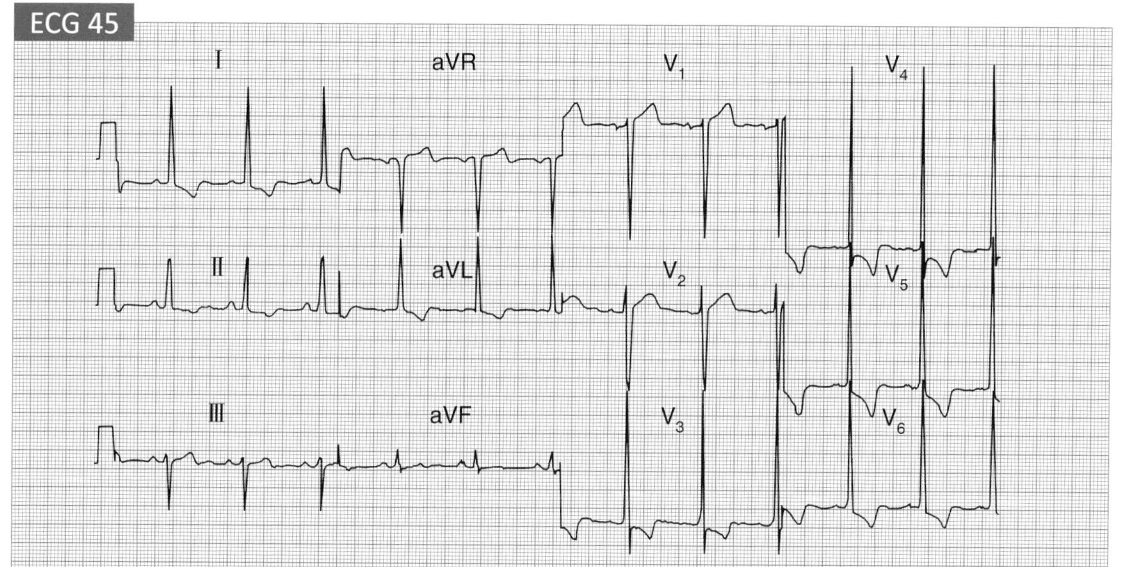

患者男性、85 岁，高血压数年，因典型心绞痛及爬山时偶有头晕而到门诊就医。心电图及胸部 X 线检查的诊断是什么？如何处理？

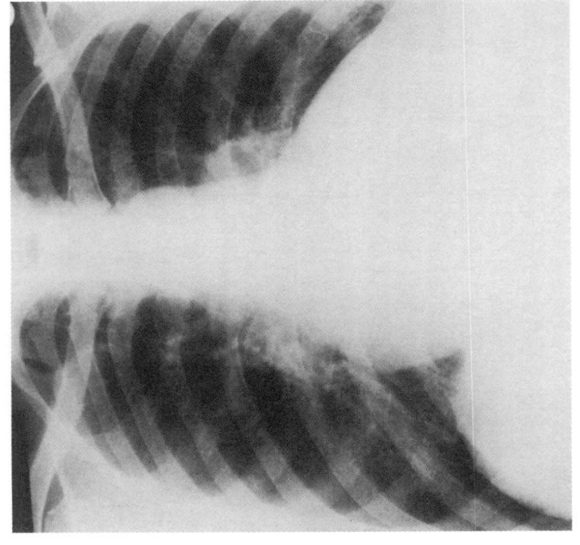

ECG 45 答案

心电图特点：

- 窦性心律，心率 71 次 / 分
- 心电轴正常
- 胸前导联 QRS 波表现为高 R 波或深 S 波
- $V_4 \sim V_6$ 导联 ST 段压低
- Ⅰ、Ⅱ、aVL、$V_3 \sim V_6$ 导联 T 波倒置

胸部 X 线检查可见心影增大，可能是左心室肥大引起的。

临床解释

本例为典型的左心室肥大心电图。有时较难鉴别 T 波倒置是由心肌缺血引起还是左心室肥大引起的。而且当间隔部导联（$V_3 \sim V_4$）出现 T 波倒置时，需考虑心肌缺血的可能性。但是本例患者侧壁导联的 T 波改变更明显，且胸前导联已达到了左心室肥大的电压标准。85 岁老年患者出现心绞痛、头晕和左心室肥大，有可能是由高血压引起的，但重度主动脉瓣狭窄的可能性更大。

处理意见

应该寻找主动脉瓣狭窄的体征（徐脉、脉压减小、心尖搏动移位、主动脉收缩期喷射性杂音），并行超声心动图检查测定跨瓣压差。本例患者跨瓣压差为 20 mmHg，提示主动脉瓣狭窄。左心室肥大是由于长时间高血压引起的。严格控制血压并应用抗心绞痛药物后，患者的心绞痛症状应能有所改善。如效果欠佳，可选择行冠状动脉造影，以判断是否行经皮冠状动脉介入治疗（PCI）或旁路移植术。

诊断

左心室肥大。

ECG ME

参见《轻松学习心电图》第 9 版第 5 章

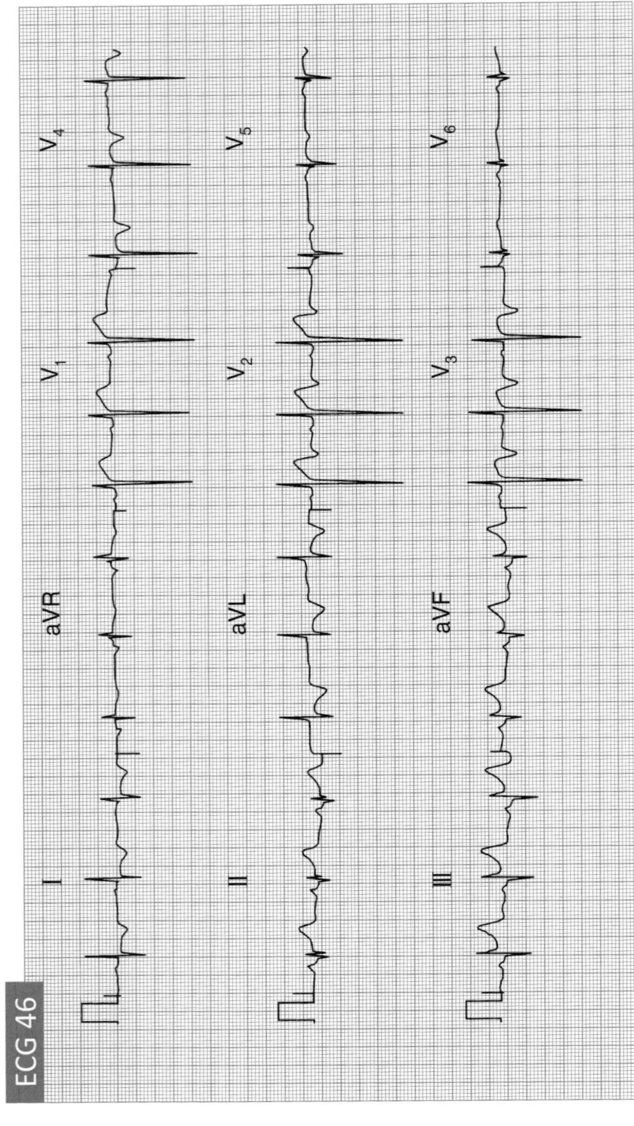

患者男性，70 岁，既往心绞痛病史 10 年，此次因剧烈胸痛 4 h 入院。心电图有哪些提示？如何处理？

ECG 46 答案

心电图特点：

- 窦性心律，心率 70 次 / 分
- 心电轴正常
- Ⅲ、aVF 导联 Q 波
- 余导联 QRS 波正常
- Ⅱ、Ⅲ、aVF 导联 ST 段抬高，Ⅱ导联抬高的 ST 段跟随于小 S 波之后
- V_2 ～ V_3 导联 T 波双向
- V_4 ～ V_5 导联 T 波倒置

临床解释

下壁导联 Q 波提示患者存在陈旧性心肌梗死。此患者Ⅲ、aVF 导联 ST 段抬高符合急性下壁心肌梗死的特点，Ⅱ导联小 S 波后为高起点型的 ST 段抬高，提示Ⅲ、aVF 导联的变化可能无特殊意义。前壁导联提示非 ST 段抬高型心肌梗死（NSTEMI）。总体来看，这是一份高危心电图。

处理意见

有充足证据表明应紧急采取 STEMI 的相关治疗，包括止痛、双联抗血小板治疗（阿司匹林联合 P2Y12 抑制剂）及直接 PCI。血运重建后开始二级预防治疗。

诊断

可疑陈旧性和（或）新发下壁心肌梗死；前壁非 ST 段抬高型心肌梗死。高危急性冠脉综合征。

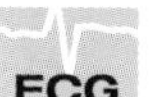

参见《轻松学习心电图》第 9 版第 7 章

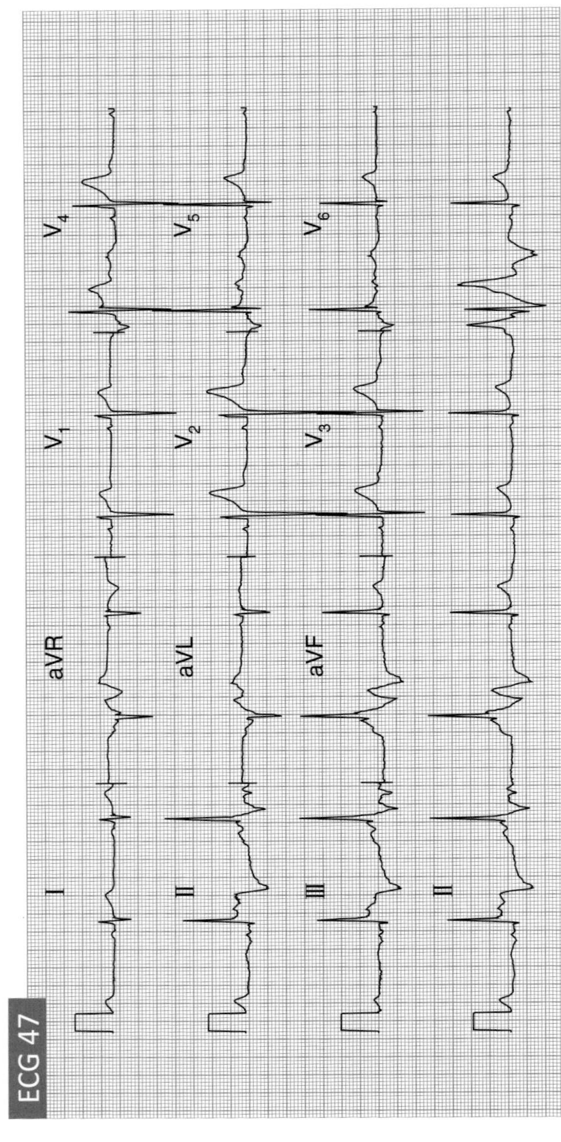

患者女性、60 岁，拟行胆囊切除术，这是她的术前检查心电图。手术还能如期进行吗？

ECG 47 答案

心电图特点：

- 节律条图中间的 3 次心搏为窦性搏动
- 心率 57 次 / 分
- 其余 QRS 波图形奇怪多变，T 波不能识别，但与窦性心搏时的频率相同

临床解释

这些异常 QRS 波群乍看起来像是室性期前收缩，但形态非常奇怪且 T 波不能识别，因此不是很像室性期前收缩。更重要的是，这些搏动处在正常窦性心搏应该出现的位置。这些波形是由于电极与皮肤接触不良引起的心电图干扰。

处理意见

尽管本图提示所有窦性节律的心搏正常，但心电图不完整，应该重做。

诊断

电极接触不良引起干扰。

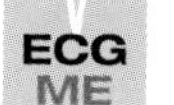

参见《轻松学习心电图》第 9 版第 2 章

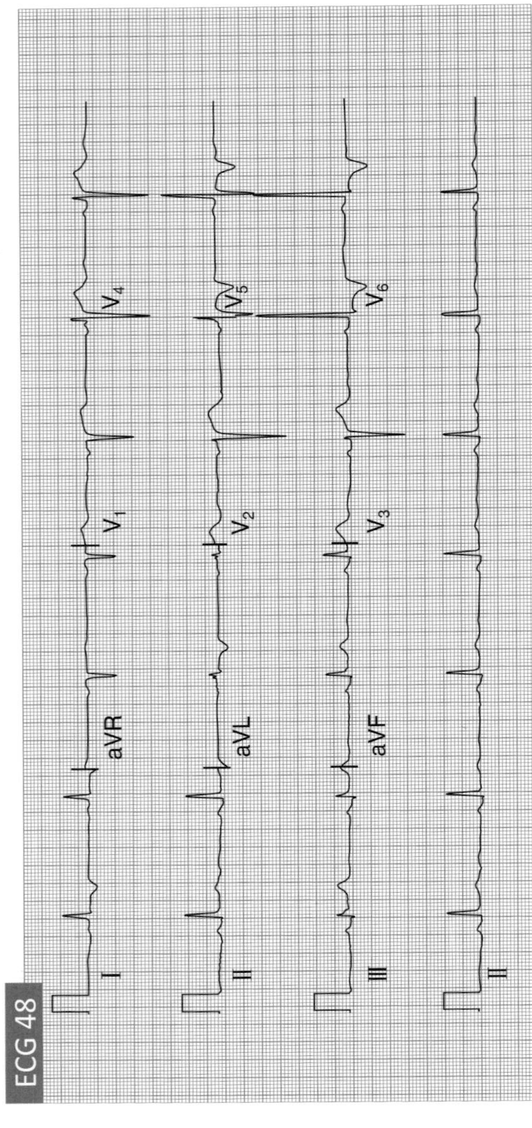

患者男性、50 岁，运动时出现呼吸困难，查体发现心脏杂音。他的心电图有何显著异常？

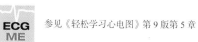

ECG 48 答案

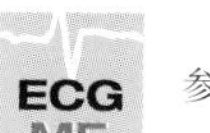

参见《轻松学习心电图》第 9 版第 5 章

心电图特点：

- 窦性心律，心率 45 次 / 分
- 心电轴正常
- 左心室肥大图形（V_6 导联 R 波振幅 35 mm）
- Ⅰ、aVL、V_5 和 V_6 导联 T 波倒置

临床解释

这是一份典型的左心室肥大心电图。因患者有心脏杂音，那么诊断最可能是主动脉瓣狭窄。鉴别诊断包括梗阻性肥厚型心肌病。

处理意见

呼吸困难、心脏杂音及心电图示左心室肥大的患者需要紧急行超声心动图检查。此患者存在重度主动脉瓣狭窄，需要行主动脉瓣置换手术。

诊断

左心室肥大。

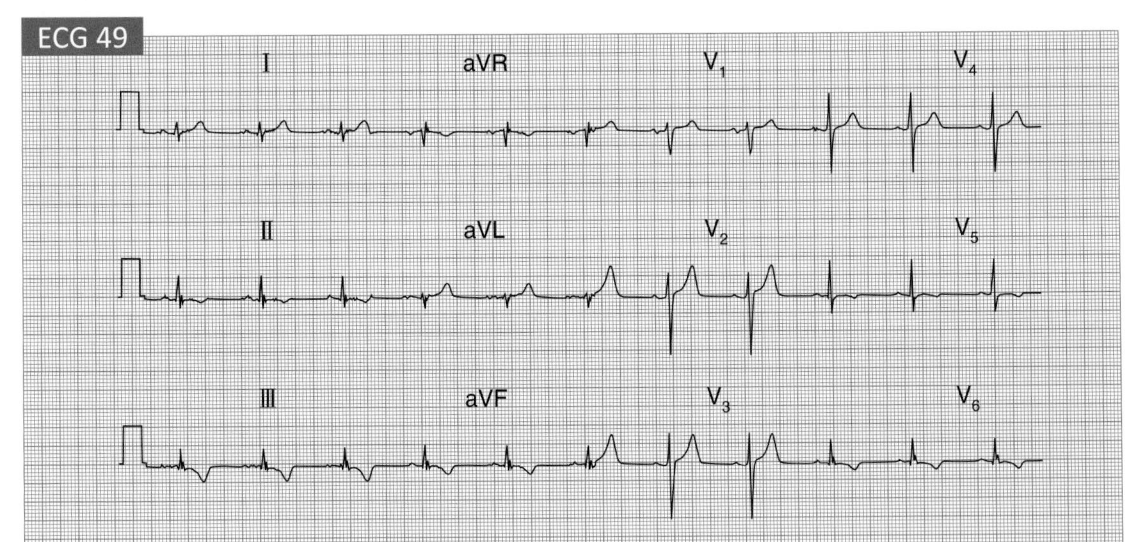

患者男性、50 岁，近几个月反复出现劳累后胸痛，此次因 1 h 前出现持续性胸痛就诊于急诊室。上一份心电图有哪些提示？如何处理？下一份心电图提示运动试验过程中发生了什么？

ECG 49

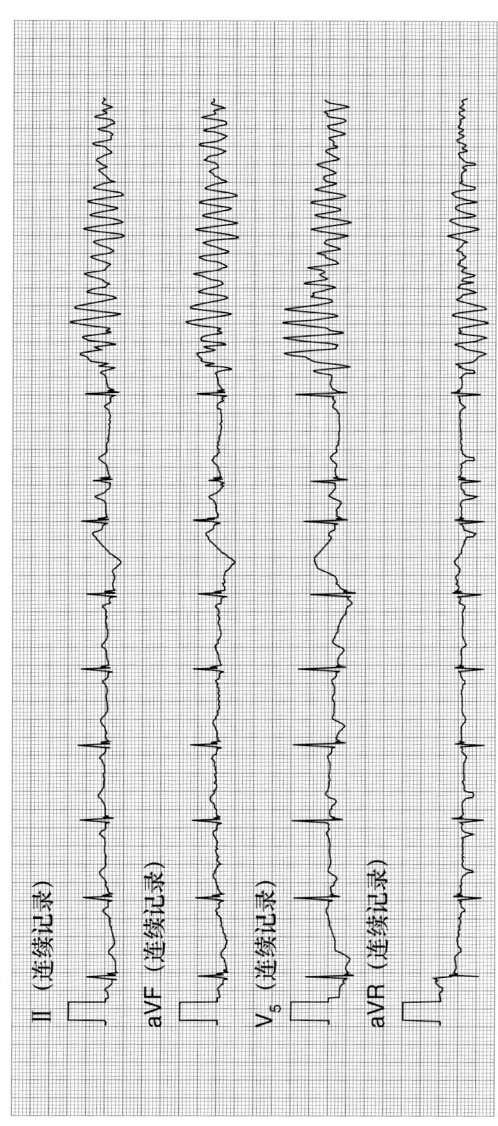

ECG 49 答案

上一份心电图特点：

- 窦性心律，心率 65 次 / 分
- 心电轴正常
- Ⅱ、Ⅲ、aVF、V_6 导联 QRS 波终末可见切迹，余导联正常，QRS 波时限 100 ms
- Ⅱ、Ⅲ、aVF、V_5 ～ V_6 导联 T 波倒置

临床解释

下壁导联出现 QRS 波终末切迹可能无特殊临床意义。下壁及侧壁导联出现广泛 T 波倒置提示非 ST 段抬高型心肌梗死（NSTEMI）。

处理意见

患者是急性冠脉综合征，可以检测高敏肌钙蛋白水平以明确诊断。给予患者镇痛，口服负荷量双联抗血小板治疗（阿司匹林及 P2Y12 抑制剂），同时应给予 β 受体阻滞剂、静脉或口服硝酸酯类药物。可行冠状动脉造影以评估是否需行冠状动脉介入治疗或冠状动脉旁路移植术——若症状未随初始治疗［如 β 受体阻滞剂、硝酸酯类（静脉或口服）］而稳定，应紧急安排，否则可于 48 h 后安排进行。每隔半小时做一次心电图，观察有无 ST 段抬高。

既往运动试验曾用于住院患者以决定冠状动脉造影的优先级，但目前指南已不推荐对这类患者行运动负荷试验。

运动负荷试验

下一份心电图：患者于运动试验 Bruce 方案第二阶段，运动 4 分 41 秒时

- 突发心室颤动

处理意见

依据 ALS 指南立即行心肺复苏。运动负荷试验已不再被推荐用于急性冠脉综合征患者的评估。

诊断

急性下侧壁非 ST 段抬高型心肌梗死，运动负荷试验中突发心室颤动。

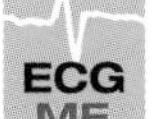

参见《轻松学习心电图》第 9 版第 4 章

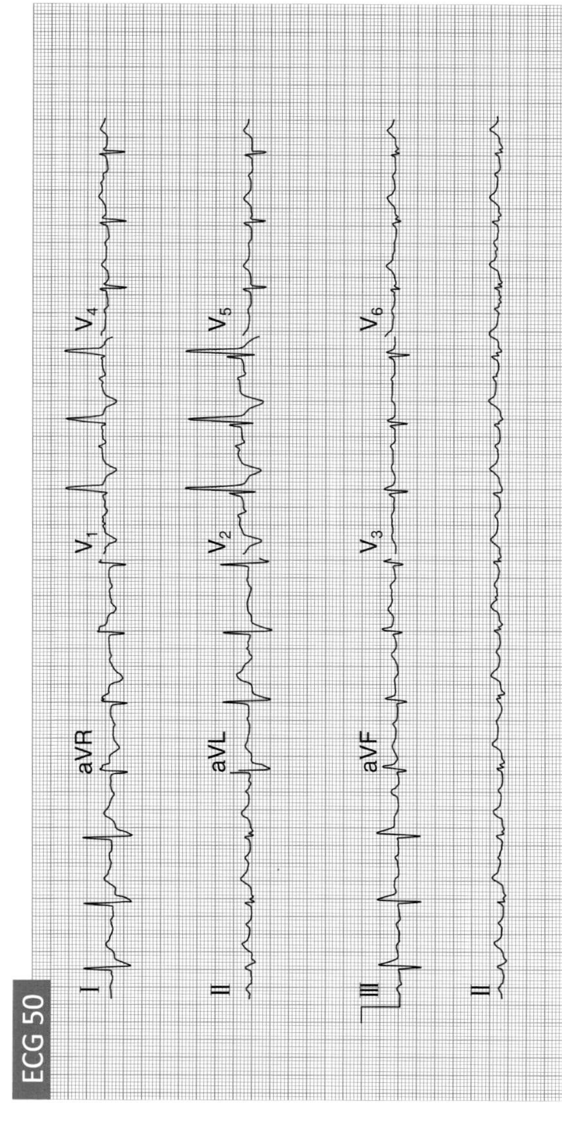

患者男性、60 岁，1 年内曾有胸痛发作，此次因呼吸困难及头晕就诊。

ECG 50 答案

心电图特点：

- 窦性心律，心率 80 次 / 分
- 一度房室传导阻滞，PR 间期 250 ms
- 右束支传导阻滞（RBBB）
- Ⅲ、aVF 导联 Q 波

临床解释

下壁导联 Q 波提示陈旧性心肌梗死，与该患者的胸痛病史相符合。因为无既往心电图做对比，很难明确 RBBB 是不是新出现的，但 RBBB 与一度房室传导阻滞同时存在提示头晕很可能是由于间歇性完全阻滞引起的。

处理意见

他需要进行相关检查以评估左心室功能、评估冠状动脉疾病并排除心律失常所致的头晕。心肌负荷 MRI 有助于评估左心功能、梗死程度及缺血负荷。可以先行 24 h 动态心电图检查以寻找头晕的病因。

诊断

一度房室传导阻滞伴 RBBB。

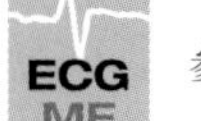

参见《轻松学习心电图》第 9 版第 3 章

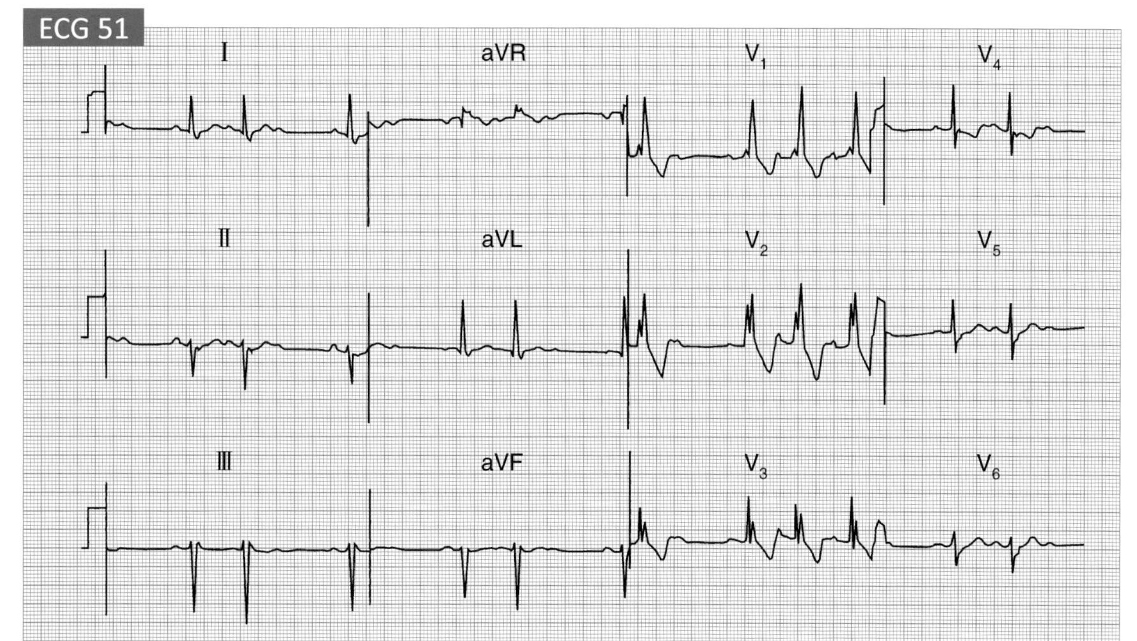

患者女性、70 岁，主诉“头晕”，查体脉搏不规整，并记录下这份心电图。有 3 项异常，你会给她什么建议？

ECG 51 答案

心电图特点：

- 窦性心律，窦房结频率 100 次 / 分
- 房室结下传的心搏中，PR 间期正常且恒定
- P 波有时未下传（Ⅰ导联最明显）
- 心电轴左偏
- 右束支传导阻滞（RBBB）

临床解释

这份心电图示二度房室传导阻滞（莫氏 2 型）和双分支阻滞——心电轴左偏（左前分支阻滞）和 RBBB。这种传导异常的组合提示整个传导系统的病变，有时又被称为“三分支阻滞”。

处理意见

“头晕”可能代表间歇性完全阻滞，需要永久起搏。

诊断

二度房室传导阻滞（莫氏 2 型）和双分支阻滞。

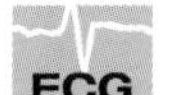

参见《轻松学习心电图》第 9 版第 3 章

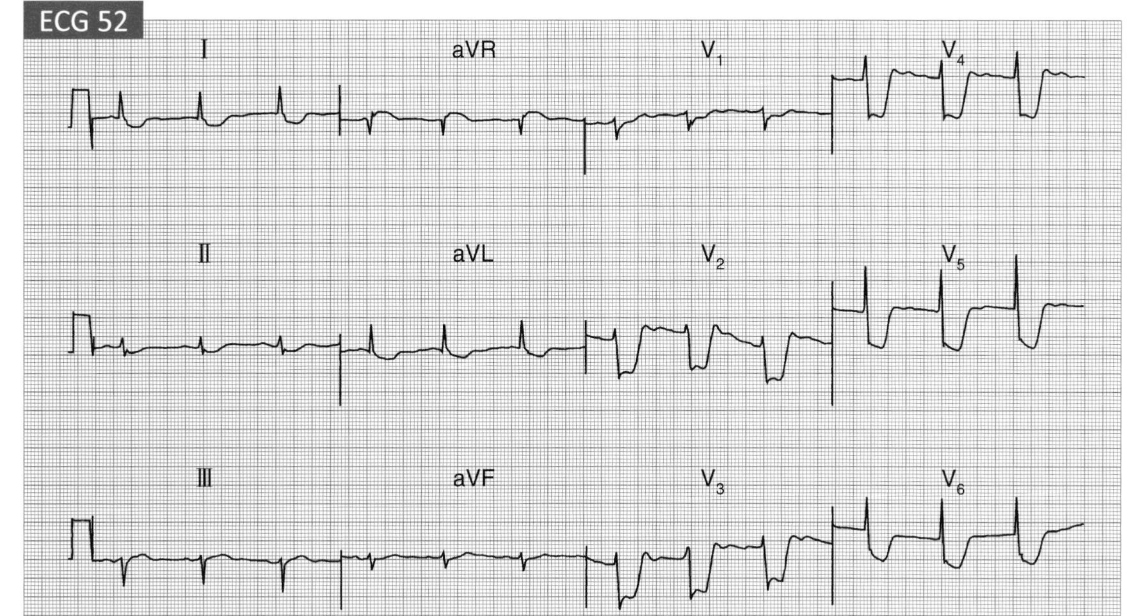

患者男性、80 岁，行股-腘动脉旁路移植手术后恢复期记录到的心电图。心电图有哪些提示？如何处理？

ECG 52 答案

心电图特点：

- 窦性心律，心率 68 次 / 分
- 心电轴正常
- QRS 波群正常
- V_2 ～ V_4 导联有明显的 ST 段水平型压低（约 8 mm），侧壁导联可见 ST 段下斜型压低

临床解释

患者高龄，有外周血管疾病，所以很可能存在冠状动脉疾病。心电图提示有严重心肌缺血，令人惊讶的是没有发生心动过速。

处理意见

患者的术后情况使得处理心脏问题很困难，需要在重症监护治疗病房进行多学科治疗。氧饱和度低应当给予氧疗，并纠正严重贫血。理想情况下，患者需要双联抗血小板和抗凝治疗，但外科术后状况可能无法耐受。如果血压允许，应当谨慎给予硝酸酯类静脉注射。在这种情况下，冠状动脉介入（通过桡动脉入路）风险很高。

诊断

严重前侧壁心肌缺血。

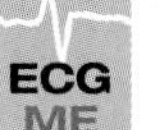

参见《轻松学习心电图》第 9 版第 7 章

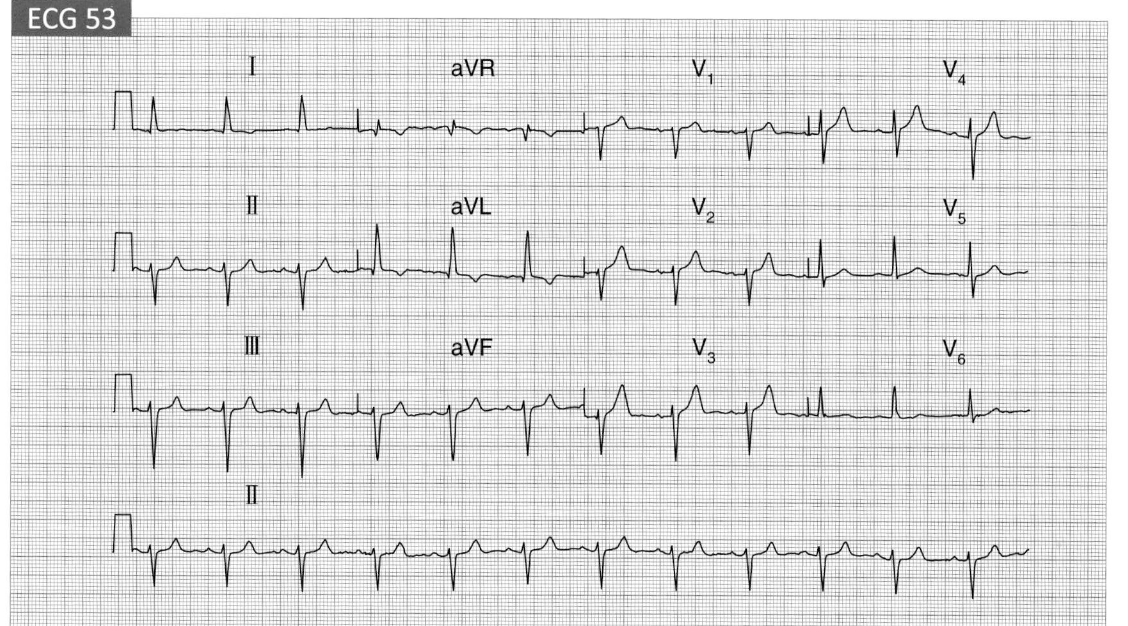

患者男性、70 岁，多年高血压，目前控制良好，血压 140/85 mmHg。他没有症状，体格检查未见异常。在常规随访中行心电图检查。心电图提示有需要注意之处吗？如果有，如何处理？

ECG 53 答案

心电图特点：

- 窦性心律，心率 73 次 / 分
- PR 间期正常
- 心电轴左偏（左前分支阻滞）
- QRS 波群正常
- Ⅰ和 aVL 导联 T 波倒置

临床解释

心电轴左偏提示左束支的前分支传导障碍，即左前分支阻滞。这是心肌纤维化导致的，几乎肯定是长期高血压的结果。尽管 V_6 导联的 QRS 波群振幅并不很高，而且并没有达到左心室肥大的“电压标准”，侧壁导联（Ⅰ和 aVL）T 波倒置仍很可能提示左心室肥大。

处理意见

这名男性患者显然有高血压的“靶器官”（心脏）损害。应当进行超声心动图检查评估左心室厚度和功能，如果存在左心室肥大或者功能减低，预示预后不良。必须询问是否存在其他危险因素，包括糖尿病和高胆固醇血症，必要时也需治疗。如果有任何心绞痛的迹象，可能需要进一步检查，但如果的确完全没有症状则并非必需。治疗的关键在于认真控制血压。

诊断

左前分支阻滞和左心室肥大。

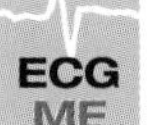

参见《轻松学习心电图》第 9 版第 3 章

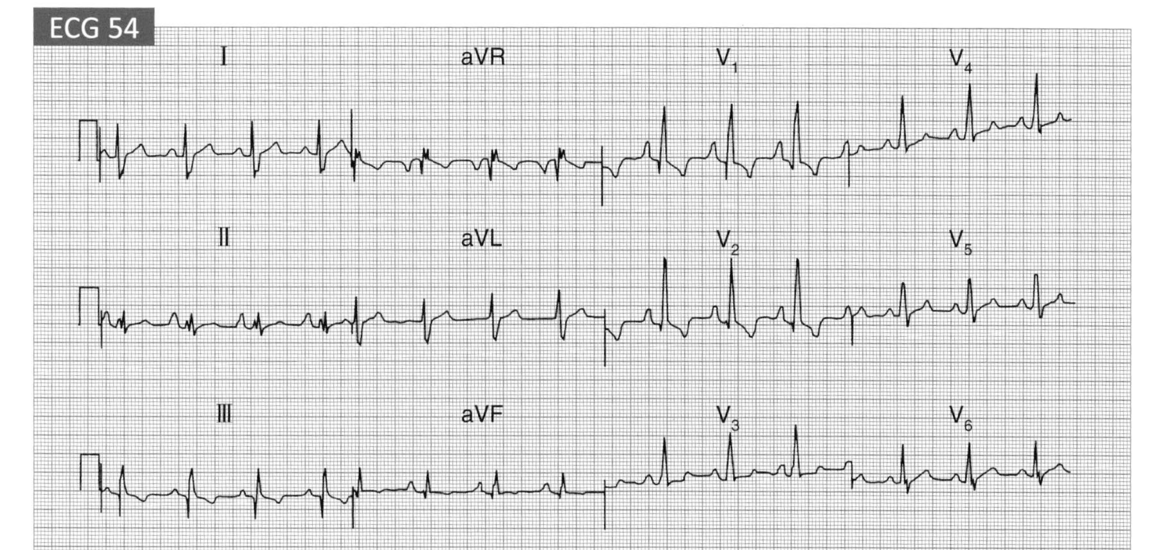

患者女性、17 岁，主诉呼吸困难、下肢明显水肿，提示右心衰竭发作。患者出生后即发现有心脏杂音，无明显发绀。心电图有哪些提示？如何诊断？

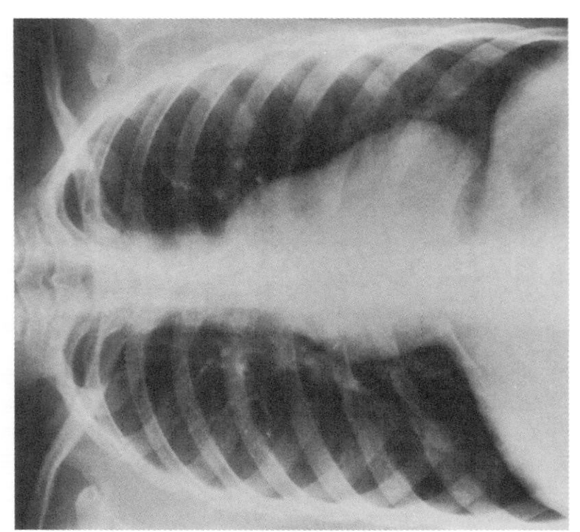

ECG 54 答案

心电图特点：

- 窦性心律，心率 81 次 / 分
- P 波高尖（Ⅱ和 V_1 导联最明显）
- 心电轴正常
- V_1 导联 QRS 波以 R 波为主

胸部 X 线检查提示：心尖突出、升高，合并右心室肥大、肺动脉突出（箭头所指），这是由于肺动脉狭窄后导致肺动脉干继发性扩张所致。

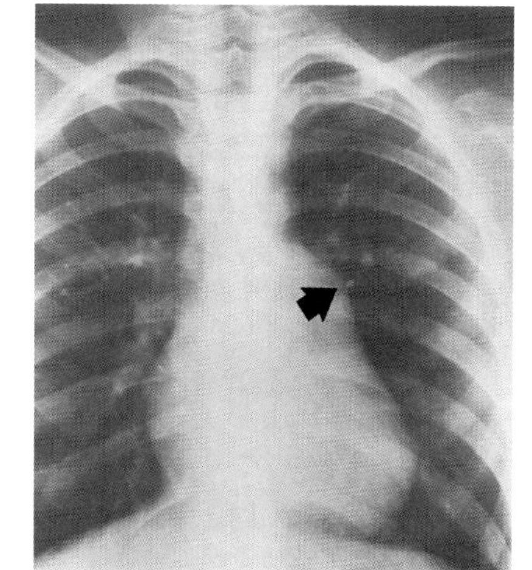

临床解释

心电图提示右心房、右心室肥大。

处理意见

右心房肥大可见于各种原因导致的肺动脉高压，如三尖瓣狭窄、Ebstein 畸形等。右心室肥大见于肺动脉狭窄和肺动脉高压。通过超声心动图可明确诊断。该患者有肺动脉狭窄。

诊断

右心房、右心室肥大。

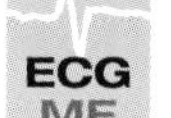

参见《轻松学习心电图》第 9 版第 5 章

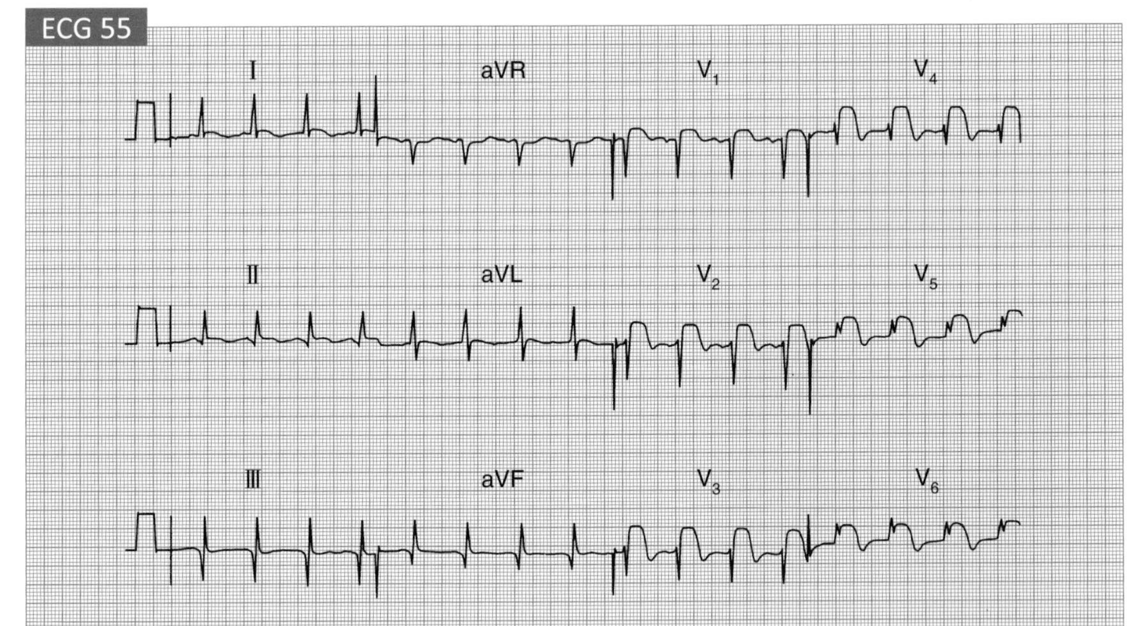

患者男性、60 岁，3 年前曾发生心肌梗死，此后有轻微的心绞痛症状。因胸部正中疼痛 1 h、舌下含服硝酸甘油无改善而就诊。心电图有哪些提示？如何处理？

ECG 55 答案

心电图特点：

- 窦性心律，心率 103 次 / 分
- 心电轴正常
- Ⅱ、Ⅲ、aVF 导联 Q 波
- 前壁导联 QRS 波群正常
- V_1 ～ V_6 导联 ST 段显著抬高

临床解释

Ⅲ和 aVF 导联的 Q 波提示陈旧性下壁心肌梗死，而 V_1 ～ V_6 导联 ST 段抬高提示急性前壁 ST 段抬高型心肌梗死（STEMI）。

处理意见

应当给予患者镇痛，并启动双联抗血小板治疗（阿司匹林联合 P2Y12 抑制剂），随后立即进行直接经皮冠状动脉介入治疗（PCI）。二级预防治疗应当在血运重建治疗后启动。

诊断

陈旧性下壁心肌梗死和急性前壁 STEMI。

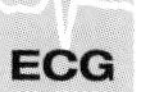

参见《轻松学习心电图》第 9 版第 7 章

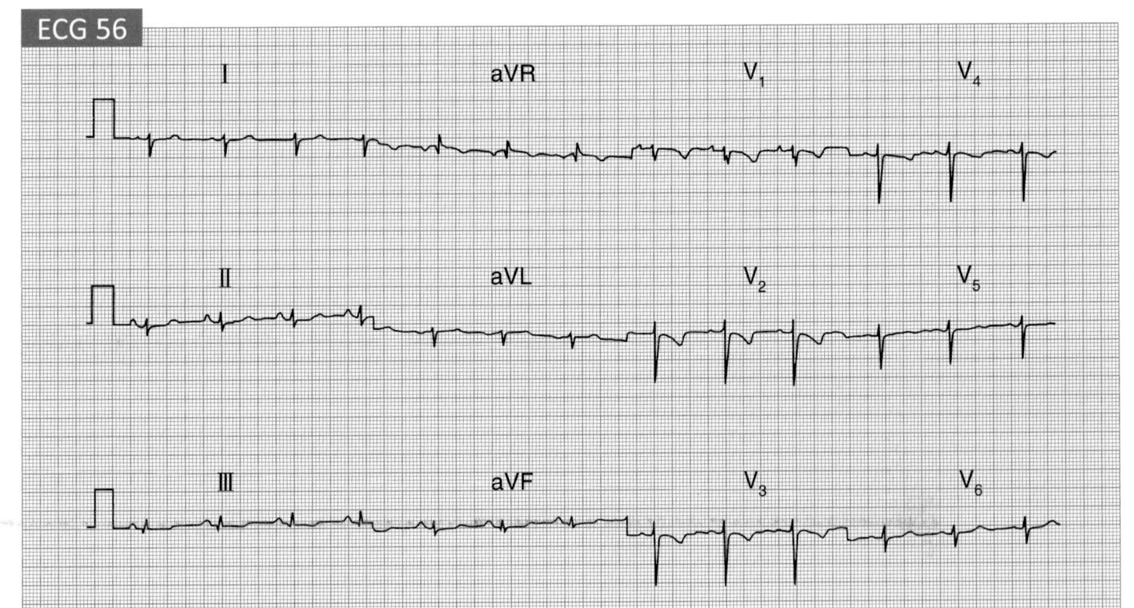

患者女性、32 岁，正常妊娠并于 3 个月前分娩。产后曾因活动后明显呼吸困难和头晕就医。目前患者存在类似胸膜炎的双侧胸痛。心电图对其诊断与治疗有何帮助?

ECG 56 答案

心电图特点：

- 窦性心律，心率 79 次 / 分
- 心电轴右偏
- 除了 V_1 导联呈 RSR′ 模式以及 V_6 导联深 S 波外，QRS 波群正常
- V_1 ～ V_4 导联 T 波倒置

临床解释

心电轴右偏，V_6 导联深 S 波（顺钟向转位）和胸前导联 T 波倒置都是右心室显著肥大的特征：唯一缺失的特征就是 V_1 导联不是 R 为主波。注意 T 波倒置以 V_1 导联最深，而 V_2 ～ V_4 导联逐渐变浅。

处理意见

在 3 月前分娩的既往史前提下，ECG 显示右心室肥大几乎明确提示了多个肺动脉栓子引起的肺动脉高压。计算机断层成像（CT）肺动脉造影证实了这一诊断。急需使用抗凝药，且有可能需要溶栓治疗。

诊断

肺栓塞导致的右心室肥大。

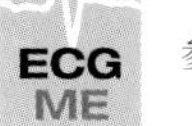

参见《轻松学习心电图》第 9 版第 7 章

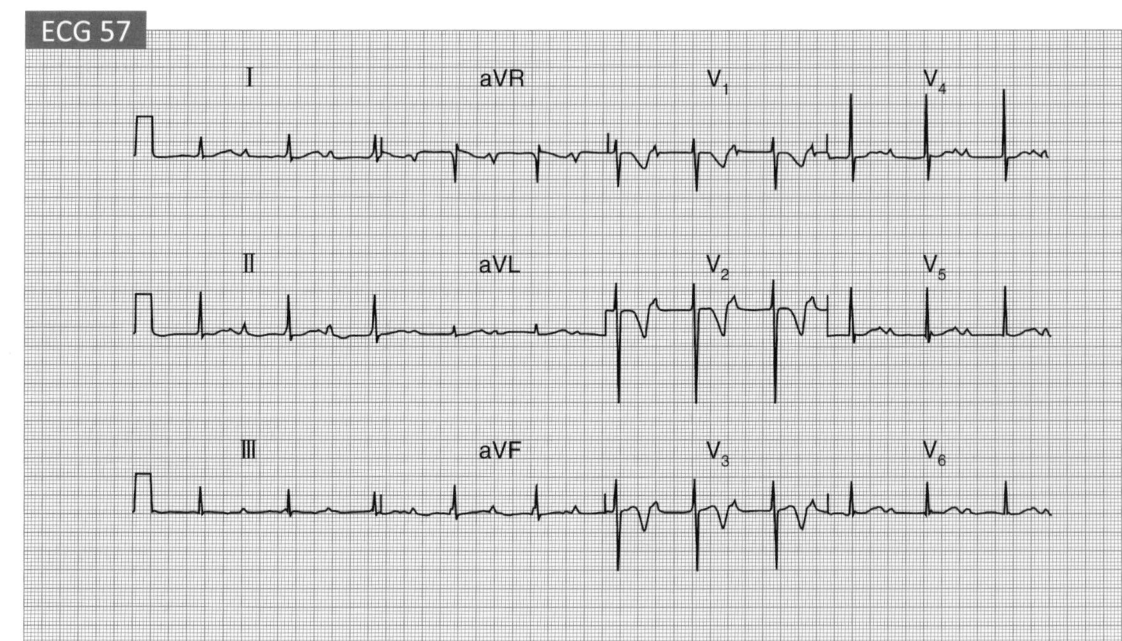

患者男性、50 岁。因心肌梗死样胸痛 3 h 就诊于急诊。心电图有哪些提示，如何处理？

ECG 57 答案

心电图特点：

- 窦性心律，心率 65 次 / 分
- PR 间期显著延长（480 ms）
- 心电轴正常
- QRS 波群正常
- V_1 ～ V_3 导联 T 波倒置

临床解释

前壁非 ST 段抬高型心肌梗死（NSTEMI）相关的一度房室传导阻滞。由于 V_1 ～ V_3 导联 T 波倒置，而 V_4 导联并没有 T 波倒置，因此鉴别诊断中必须考虑肺栓塞。

处理意见

超声心动图可能显示节段性室壁运动异常，符合心肌梗死表现。同时应当测量高敏肌钙蛋白。心电图改变没有达到直接经皮冠状动脉介入治疗（PCI）传统标准（多个导联 ST 段抬高或新发左束支传导阻滞），但患者需要 NSTEMI 的全面治疗，包括双联抗血小板治疗（阿司匹林联合一种 P2Y12 抑制剂）、抗凝（如低分子量肝素或磺达肝癸钠）、硝酸酯类和二级预防治疗。必须考虑早期血管造影，目的是进行血运重建治疗。如果密切监护下症状未改善或心电图异常恶化，可能需要急诊造影。一度房室传导阻滞不需要特殊治疗，也不是 β 受体阻滞剂的禁忌证（但在开始治疗时行心电监测是明智之举）。

诊断

一度房室传导阻滞和前壁 NSTEMI。

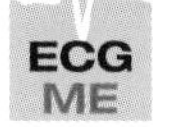

参见《轻松学习心电图》第 9 版第 7 章

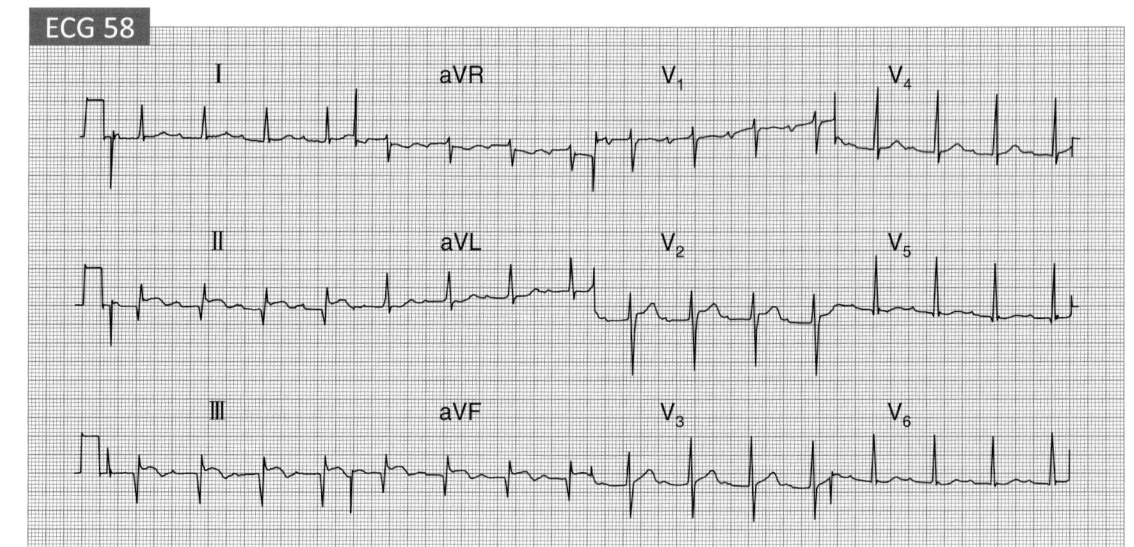

患者男性、50 岁，急诊就诊，主诉严重的心前区疼痛，向背部放射，胸痛已持续 6 h。心电图及胸部 X 线检查有哪些提示？如何处理？

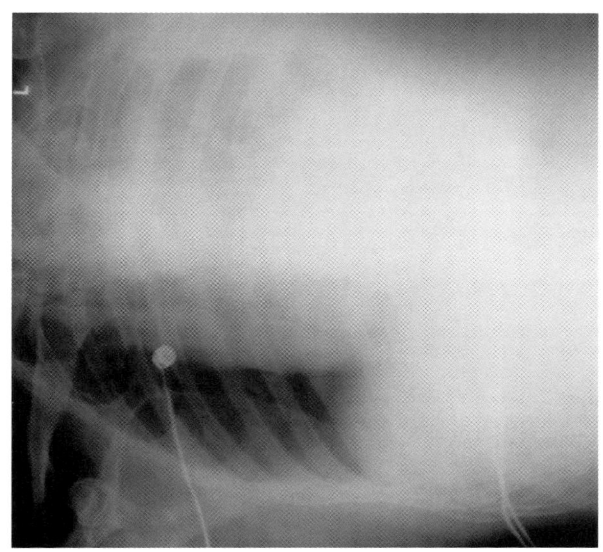

ECG 58 答案

心电图特点：

- 窦性心律，心率 88 次 / 分
- 一度房室传导阻滞（PR 间期 320 ms）
- Ⅱ、Ⅲ、aVF 导联可见 Q 波
- Ⅱ、Ⅲ、aVF 导联 ST 段抬高
- Ⅲ、aVF 导联 T 波倒置

胸部 X 线检查提示：左侧胸部模糊影，纵隔可能向右移位。

临床解释

心电图特点为急性下壁心肌梗死，这常常会引起一度房室传导阻滞。Q 波和 ST 段抬高和胸痛 6 h 的病史吻合，一度房室传导阻滞无重要的临床意义。

处理意见

疼痛向背部放射提示有主动脉夹层的可能，夹层阻塞冠状动脉开口而引起急性心肌梗死，但应注意这种情况比直接由心肌梗死引发的后背部疼痛更为少见。本例患者胸部 X 线检查提示血液从主动脉夹层处流至左侧胸腔。患者应立即行 CT 或 MRI 检查以明确是否可以手术修补夹层。在过渡期间，止痛和降压至关重要。

诊断

急性心肌梗死伴一度房室传导阻滞，由主动脉夹层引起。

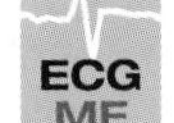

参见《轻松学习心电图》第 9 版第 7 章

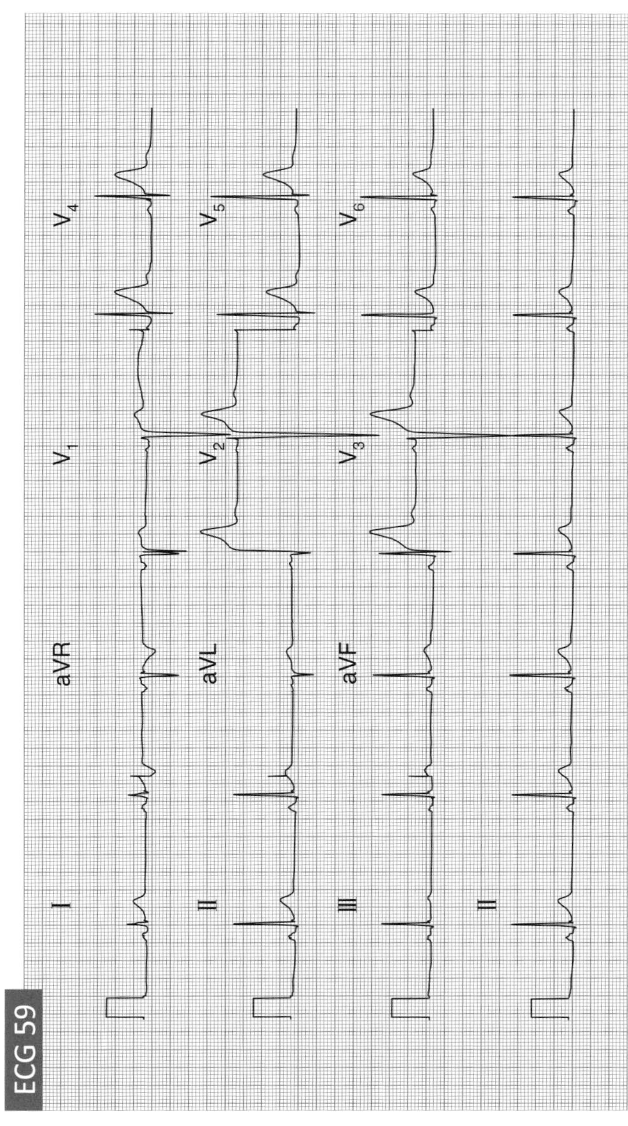

本心电图记录于 22 岁男性医学生，他有必要为此心电图担忧吗？

ECG 59 答案

心电图特点：

- 窦性心律，心率 44 次 / 分
- 心电轴正常
- R 波高（V_5 导联 23 mm），S 波深（V_2 导联 41 mm）
- ST 段和 T 波正常
- V_2 ～ V_5 导联有明显的 U 波

临床解释

根据“电压标准”（V_5 或 V_6 导联 R 波振幅大于 25 mm，或者 V_5 或 V_6 导联 R 波振幅加 V_1 或 V_2 导联 S 波振幅大于 35 mm）判断，此图存在左心室肥大的表现，但是未见 T 波异常。仅根据电压本身作为判断左心室肥大的标准是不可靠的，因为在年轻人中正常电压范围是有变化的。正常人可能存在 U 波，在运动员中更常见。

处理意见

建议该学生买一本较好的解释心电图的书。如果这不能使其安心，可以进行超声心动图检查以明确左心室壁厚度。

诊断

符合“电压标准”的左心室肥大，但实际上可能是正常的。

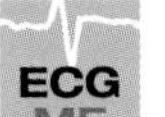

参见《轻松学习心电图》第 9 版第 6 章

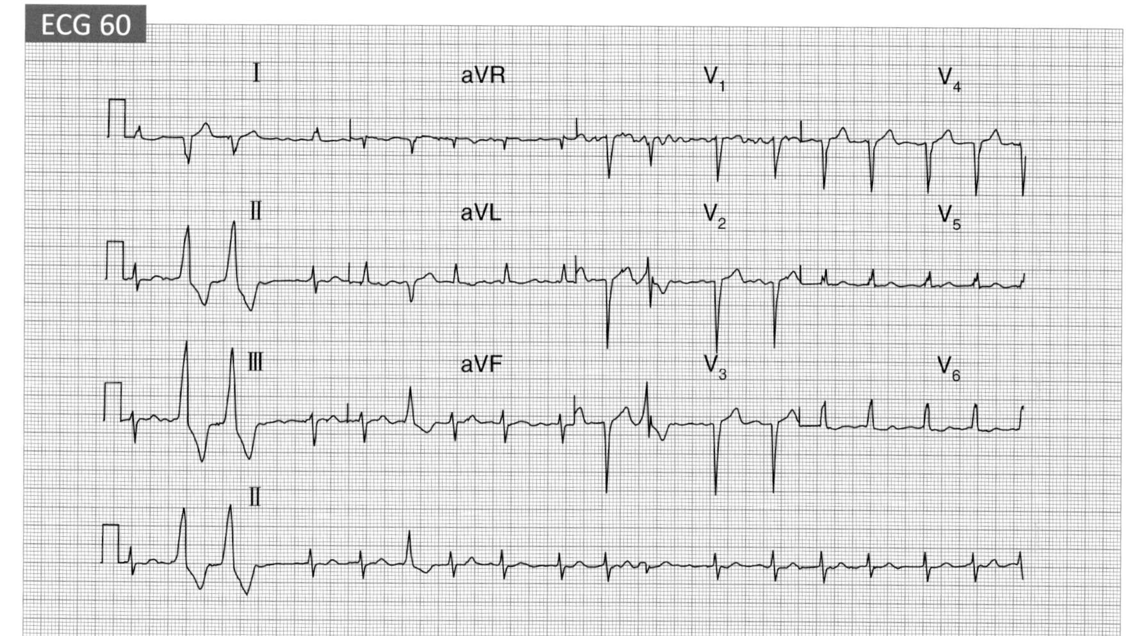

患者女性、70 岁，主诉心跳不齐。心电图有哪些提示？如何处理？

ECG 60 答案

心电图特点：

- 心房颤动，心率约 110 次 / 分
- 频发多源性室性期前收缩
- 室上性激动时心电轴正常
- V_3 ～ V_4 导联 R 波消失
- V_6 导联 ST 段下斜型压低

临床解释

陈旧性前壁心肌梗死心电图，心肌缺血可能是导致心房颤动和期前收缩的病因。快速心室率没有得到控制。ST 段压低可能是患者缺血性心肌病的心电改变，也可能提示正在服用地高辛。

处理意见

化验血钾及地高辛血药浓度，确定频发室性期前收缩不是由于地高辛中毒引起的。超声心动图检查测量心室大小，评价左心功能。注意心房颤动可能是甲状腺功能亢进症早期的唯一表现。患者心悸可能是由心房颤动引起的，也可能是频发期前收缩引起的（或两者都有）。可以使用 β 受体阻滞剂减少期前收缩并控制心室率。因为心房颤动，应当考虑抗凝治疗，同时可能需要针对左心室收缩功能障碍的治疗和缺血性心脏病的二级预防治疗。

诊断

心房颤动，频发多源性室性期前收缩，陈旧性前壁心肌梗死。

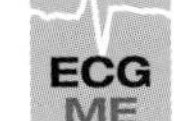

参见《轻松学习心电图》第 9 版第 4 章

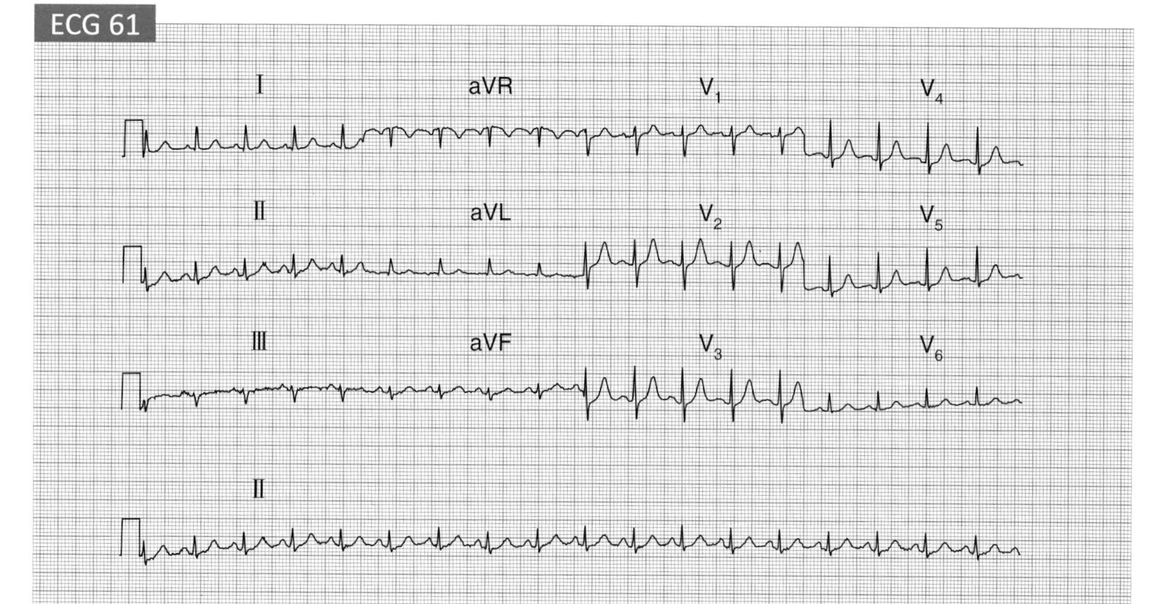

患者男性、45 岁，主诉心悸、体重下降和焦虑。血压 180/110 mmHg，心脏听诊正常，几次查甲状腺功能正常。如何诊断？

ECG 61 答案

心电图特点：

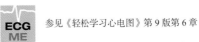

- 窄 QRS 波心律，心率 110 次 / 分
- 每个 QRS 波前可见清晰 P 波——窦性心动过速
- PR 间期正常
- 心电轴正常
- QRS 波群正常

临床解释

引起窦性心动过速最常见的原因是运动和焦虑。虽然患者有体重减轻和焦虑，但是仍需要考虑其他诊断。他的血压升高，而这在焦虑患者中不常见。他的甲状腺功能并不亢进但存在导致问题的其他疾病——结果证实其患有嗜铬细胞瘤。

诊断

窦性心动过速。

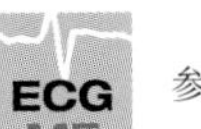

参见《轻松学习心电图》第 9 版第 6 章

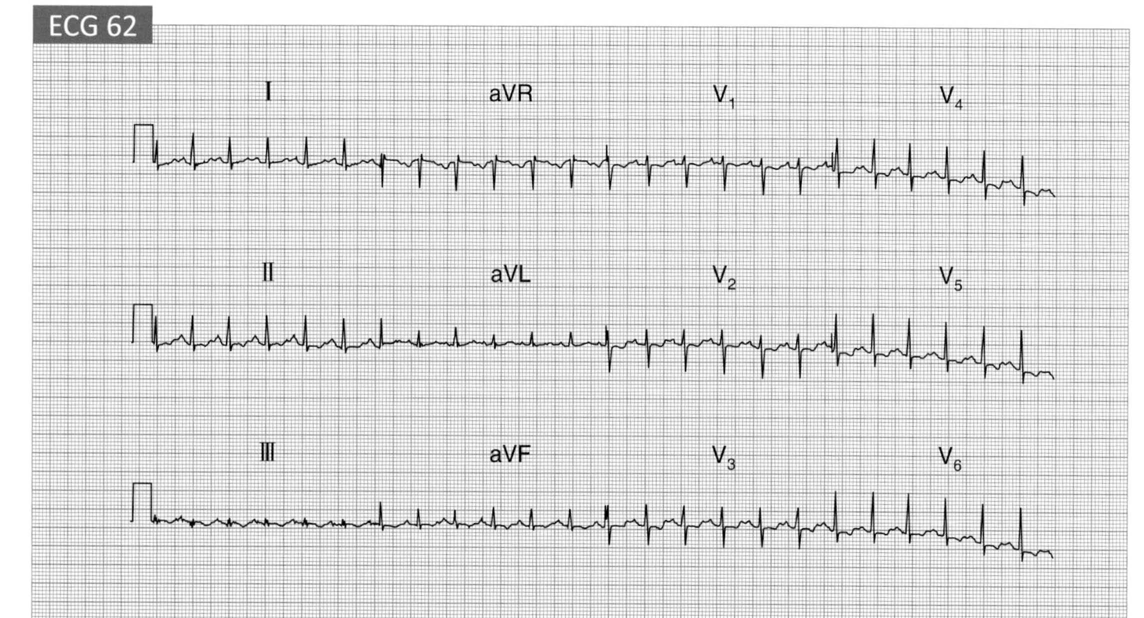

患者女性、39 岁，近期出现阵发性呼吸困难。既往无呼吸系统疾病，无胸痛病史。体检除心率增快外无特殊发现。住院后立即行肺动脉造影等检查。如何诊断？

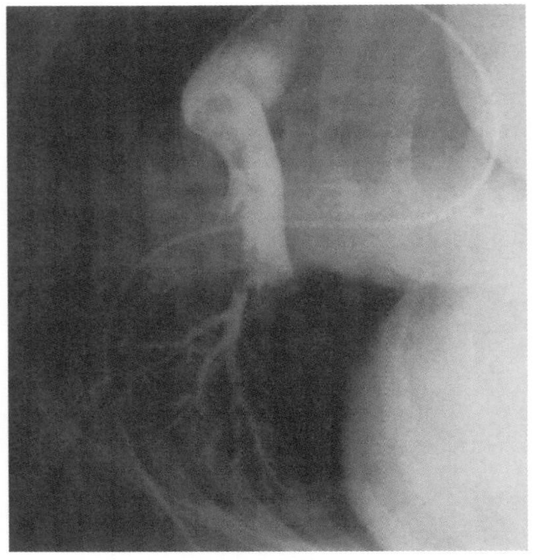

ECG 62 答案

心电图特点：

- 窦性心律，心率 140 次 / 分
- 房室传导正常
- 心电轴正常
- QRS 波群正常
- V_1 ～ V_4 导联 ST 段轻度压低
- 下壁导联和所有胸前导联 T 波双向或倒置

临床解释

本例心电图有明显的窦性心动过速，心电轴和 QRS 波群正常。广泛的 ST-T 改变显然不正常，但并非某种疾病的特异性表现。V_1 ～ V_3 受累常提示右心室疾病所致。

肺动脉造影显示肺动脉内大块血栓形成，阻断了右下肺的血供。

处理意见

本例需要将患者的心电图和病史及体征结合起来分析。突然的呼吸困难但无疼痛提示肺动脉主干栓塞；肺栓塞未到达胸膜面时可以无明显疼痛。此患者的超声心动图及肺动脉造影均提示肺动脉内有血栓形成。应该强调，突发呼吸困难但胸部 X 线检查未见异常时不能排除肺动脉栓塞。对本患者应立即给予肝素抗凝，并进行溶栓治疗。

诊断

窦性心动过速伴广泛 ST-T 改变，提示肺栓塞。

ECG ME

参见《轻松学习心电图》第 9 版第 7 章

ECG 63

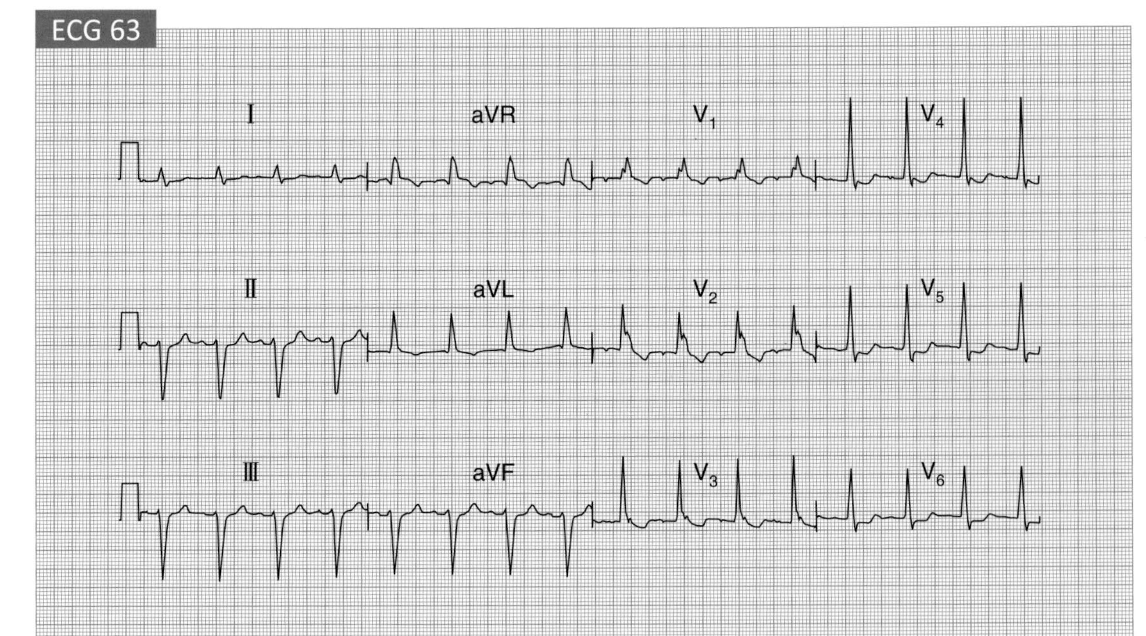

患者男性、70 岁，因发作性头晕就诊，症状大约每周发作 1 次，其他时间正常，体检未发现异常。心电图有助于决定诊治方案吗?

ECG 63 答案

心电图特点：

- 窦性心律，心率 94 次 / 分
- PR 间期正常上限（200 ms）
- 心电轴左偏
- QRS 波群时限延长（160 ms）
- V_1 ～ V_2 导联 RSR′型；V_6 导联 S 波增宽
- aVL、V_1 ～ V_4 导联 T 波倒置

临床解释

心电轴左偏是左前分支阻滞的特征。此图也存在右束支传导阻滞（RBBB），所以两条主要传导通路同时发生阻滞，为“双分支阻滞”。PR 间期在正常上限说明另一条传导途径存在传导延迟的可能性大。如果 PR 间期确实延长，那么这种心电图可以称为“三分支阻滞”。

处理意见

如果患者没有症状，双分支阻滞并非植入心脏起搏适应证。问题在于明确患者头晕是否因间歇性完全性房室传导阻滞所致，最好能在头晕发作时记录心电图。既然症状每周仅发作 1 次，可能需长时程的动态心电图以助于捕捉到发作，心电循环记录器（体外或植入）是最佳选择。

诊断

左前分支阻滞伴右束支传导阻滞——双分支阻滞。

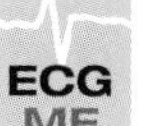

参见《轻松学习心电图》第 9 版第 3 章

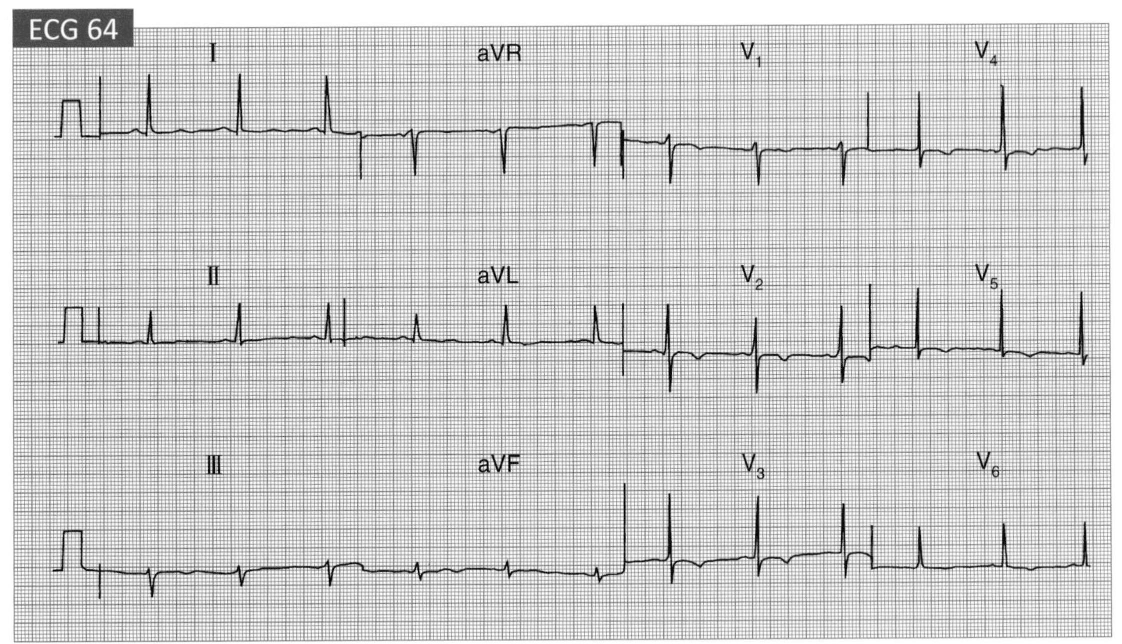

患者黑人、25 岁，足球运动员。心电图有哪些提示？如何处理？

ECG 64 答案

心电图特点：

- 窦性心律，心率 61 次 / 分
- 心电轴正常
- QRS 波群正常
- 广泛 T 波倒置，尤其是 $V_2 \sim V_5$ 导联

临床解释

复极（T 波）异常在黑人中很常见，但此心电图也有可能是非 ST 段抬高型心肌梗死（与病史不符）或者心肌病。

处理意见

患者是专业足球运动员，所以除外肥厚型心肌病非常重要，可以通过超声心动图检查来排除。由于其职业必须排除冠状动脉疾病，所以进行了冠状动脉造影检查，结果完全正常。

诊断

广泛的 T 波倒置，在黑人中可能是正常的。

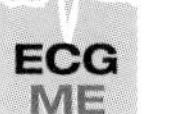

参见《轻松学习心电图》第 9 版第 6 章

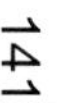

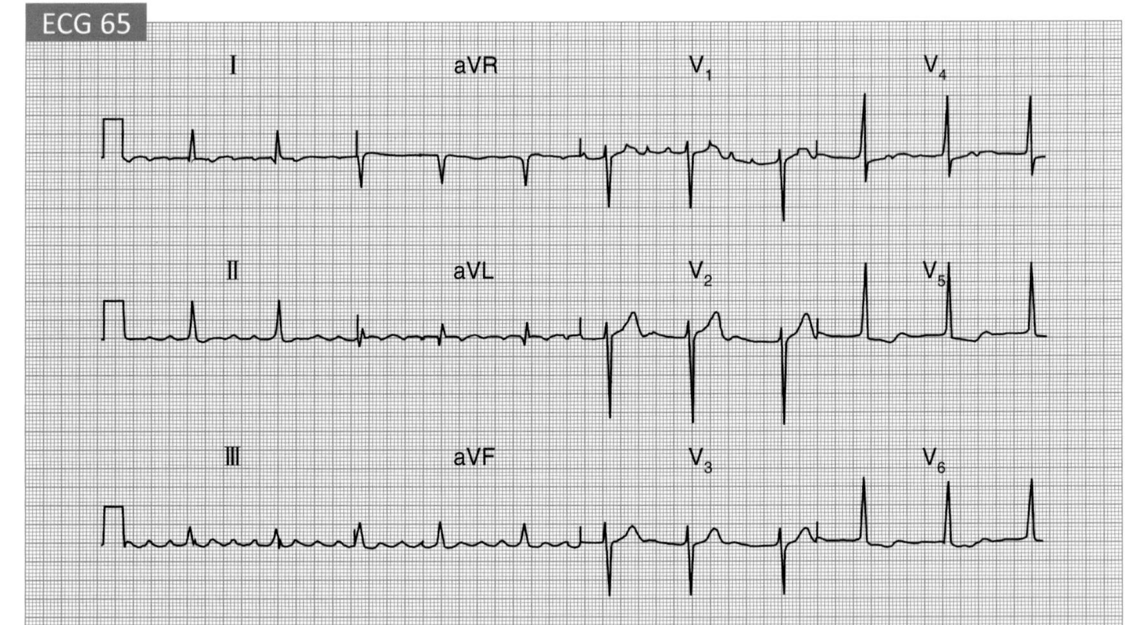

患者女性、60 岁，因呼吸困难就诊，但查体无异常发现。心电图有哪些提示？基础疾病是什么？如何处理？

ECG 65 答案

心电图特点：

- 心房扑动，Ⅲ导联最明显
- 4∶1 房室传导
- 心电轴正常
- QRS 波群正常
- ST 段下斜型压低，V_5 ～ V_6 导联最明显

临床解释

心房扑动伴稳定的 4∶1 下传，ST 段压低可能是非特异性的或提示地高辛效应。

处理意见

稳定的 4∶1 下传导致心搏规则，所以体格检查时并没有注意到心律失常。此心电图未见基础心脏病的证据，但可能有心肌缺血、风湿性心脏病或心肌病，需要进一步做超声心动图检查。ST 段下斜型压低提示地高辛治疗，地高辛并不是心率控制的一线用药，但如果血压水平限制了其他药物（如 β 受体阻滞剂）的使用或单药控制心率未达标，作为二线用药还是有用的。如果不进行心脏复律，需要对患者进行 CHA2DS2-VASc 评分评估（或者类似的评估），以评价是否需要抗凝治疗。但基于患者的症状，应当考虑心脏复律（随后进行一段时间抗凝治疗）甚至随后进行消融治疗。

诊断

心房扑动伴 4∶1 房室传导。

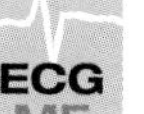

参见《轻松学习心电图》第 9 版第 4 章

ECG 66

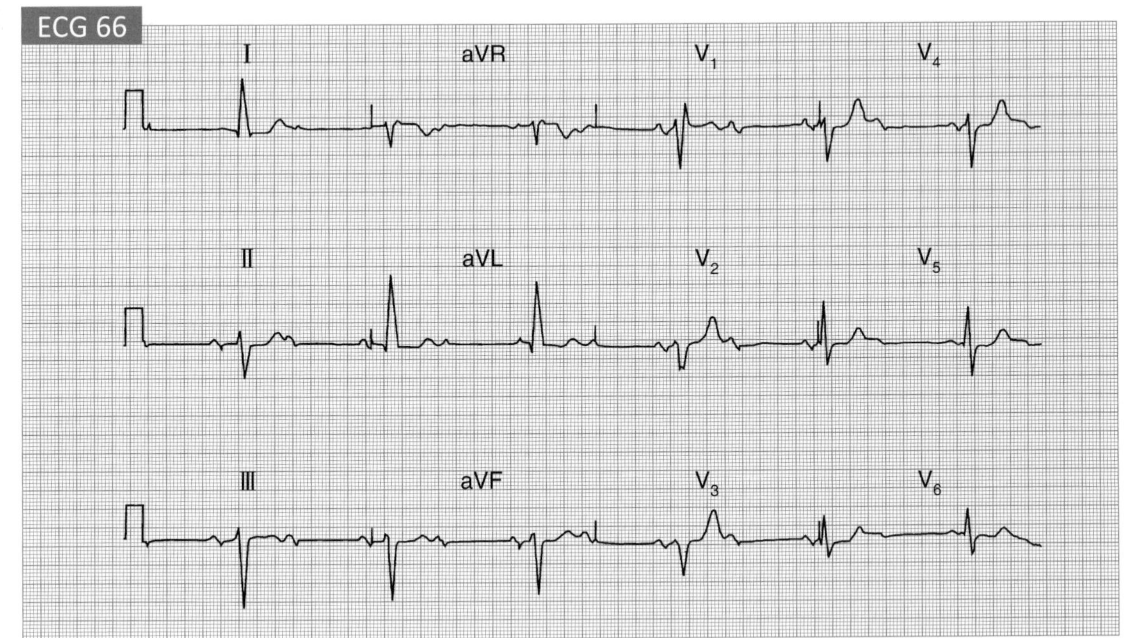

患者男性、80岁，常规体检时发现心率缓慢并伴有粗糙的收缩期杂音。心电图有哪些提示？如何处理？

ECG 66 答案

心电图特点：

- 窦性心律，P 波频率 75 次 / 分
- 二度（2：1）房室传导阻滞
- 心电轴左偏
- QRS 波群时限 140 ms，V_1 导联呈 RSR′模式，提示右束支传导阻滞（RBBB）。

临床解释

本图是二度房室传导阻滞而非完全性（三度）房室传导阻滞。心电轴左偏（左前分支阻滞）和右束支传导阻滞构成了双分支阻滞，但 2：1 房室传导阻滞提示希氏束水平存在病变或者左后分支也存在病变，这种情况有时称为“三分支阻滞”。

处理意见

患者需要起搏器治疗。心脏杂音伴有心脏传导阻滞提示主动脉瓣狭窄合并房室结病变。超声心动图检查可以明确狭窄程度。

诊断

二度（2：1）房室传导阻滞。

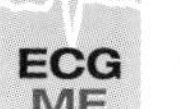

参见《轻松学习心电图》第 9 版第 3 章

ECG 67

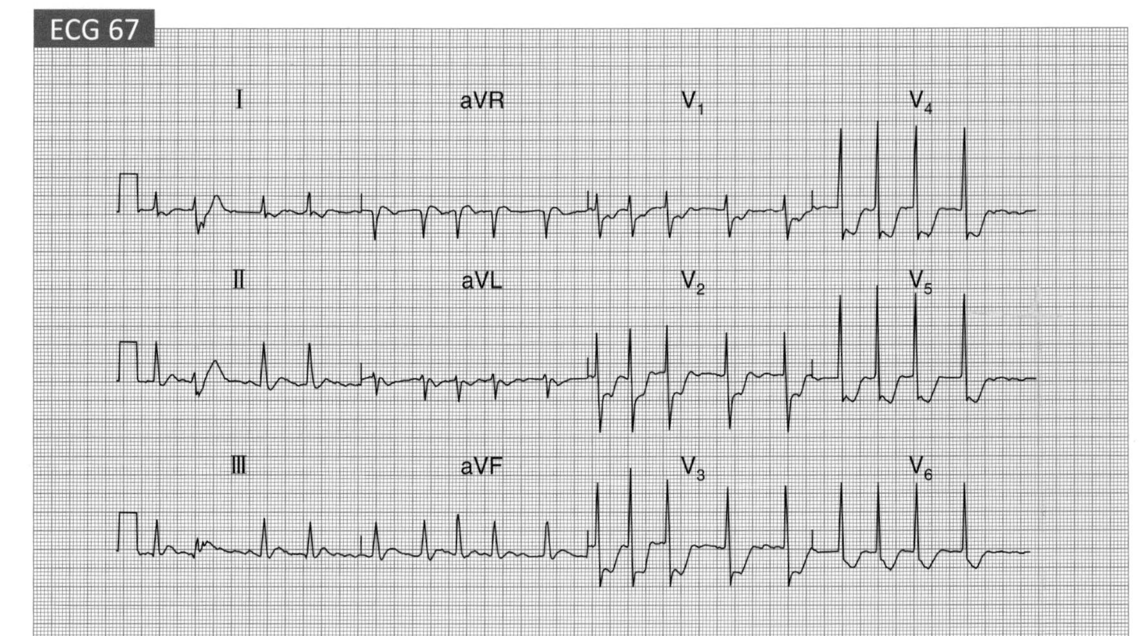

患者女性、70 岁，呼吸困难数月，因胸痛入院。心电图有哪些提示？如何处理？

ECG 67 答案

心电图特点：

- 心房颤动，有 1 次室性期前收缩
- 心室率约 110 次 / 分
- 心电轴正常
- QRS 波群正常
- V_2 导联 ST 段水平型压低 7 mm
- V_3 ～ V_6 导联 ST 段下斜型压低
- Ⅰ、aVL、V_6 导联 T 波倒置，其他导联 T 波难以判断

临床解释

前壁导联 ST 段水平型压低表明严重心肌缺血，这可能是胸痛的原因。心室率并不是很快，尽管快心率可能加重了缺血，但对于本患者这似乎不是主要原因。最可能的诊断是急性冠脉综合征导致的非 ST 段抬高型心肌梗死（NSTEMI）。这可通过测量高敏肌钙蛋白确定。

处理意见

患者应当接受 NSTEMI 的治疗，包括双联抗血小板治疗（该患者有心房颤动，考虑到心房颤动需要长期抗凝，此时阿司匹林基础上选择氯吡格雷可能是最佳的）、抗凝（如低分子量肝素或磺达肝癸钠）、β 受体阻滞剂和硝酸酯类药物（初始经口或舌下，随后经静脉给药）。如果疼痛未缓解，应当考虑以冠状动脉旁路移植术（CABG）或经皮冠状动脉介入治疗（PCI）为目的的早期血管造影。

诊断

心房颤动和前壁心肌缺血。

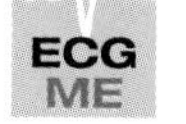

参见《轻松学习心电图》第 9 版第 7 章

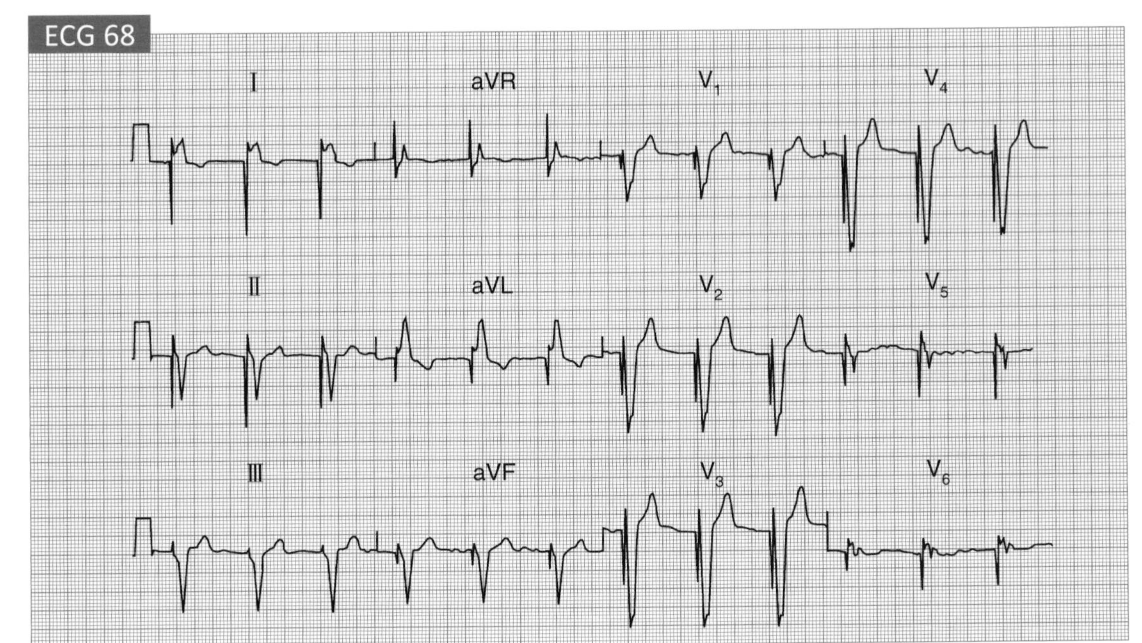

患者老年女性，因脑卒中意识丧失收入院，医生未发现心脏异常。但根据本心电图推测医生可能忽视了什么？

ECG 68 答案

心电图特点：

- 未见 P 波，基线不规则，提示心房颤动
- 规整的 QRS 波，心率 73 次 / 分
- 心电轴左偏
- QRS 波宽大，形态不典型，某些导联 T 波倒置
- 每个 QRS 波群之前都有深而窄的钉样信号

临床解释

钉样信号是起搏器发出的，医生可能没有注意到位于左锁骨下方的永久性心脏起搏器的脉冲发生器。起搏器经起搏电极激动右心室，引起宽 QRS 波群，产生类似束支传导阻滞图形。本心电图的基础节律为心房颤动，患者可能是心房颤动伴缓慢心室率或完全性房室传导阻滞，或有可能因其他适应证行起搏后出现的心房颤动。

处理意见

如果这例患者没有抗凝，卒中的原因可能是来自左心的栓子。如果她因心房颤动接受了抗凝治疗，则可能发生了颅内出血。无论如何她都需要急诊头部影像学检查。急性卒中的治疗包括溶栓或经皮介入治疗，具体要根据当地实践并符合指南。根据患者对初始治疗的反应，后续可能需要对心房颤动进行抗凝治疗。

诊断

心室起搏节律、心房颤动。

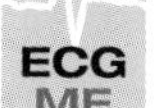

参见《轻松学习心电图》第 9 版第 8 章

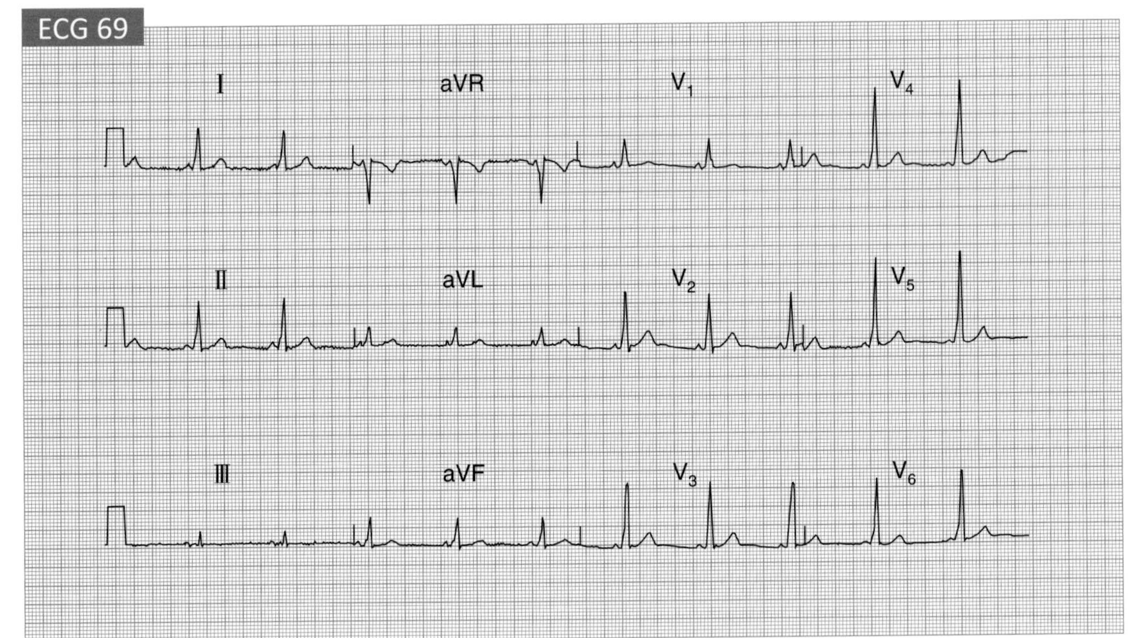

患者女性、30 岁，3 个月前分娩，主诉呼吸困难。心电图存在什么问题？

ECG 69 答案

心电图特点：

- 窦性心律，心率 64 次 / 分
- PR 间期缩短（100 ms）
- 心电轴正常
- QRS 波群时限正常
- QRS 波群的升支有顿挫（delta 波）
- V_1 导联 R 波为主
- ST 段和 T 波正常

临床解释

心电图特点为 A 型预激综合征，其特征为 V_1 导联 R 波为主。这和她临床表现可能只是巧合。

处理意见

本图由于 V_1 导联 R 波为主而可能被误认为右心室肥大。年轻女性在分娩后出现呼吸困难，考虑肺栓塞可能性大，肺栓塞可以引起心电图呈右心室肥大的表现。但在有预激综合征存在的情况下，很难通过心电图做出右心室肥大的诊断，唯一有助于诊断的是心电轴右偏，单纯预激综合征无此表现。此患者心电轴正常，应当寻找其他能引起呼吸困难的病因，例如贫血。进一步的检查应包括呼吸困难和预激综合征，后者可能需要进行电生理检查。

诊断

A 型预激综合征。

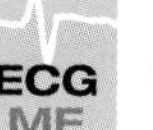

参见《轻松学习心电图》第 9 版第 4 章

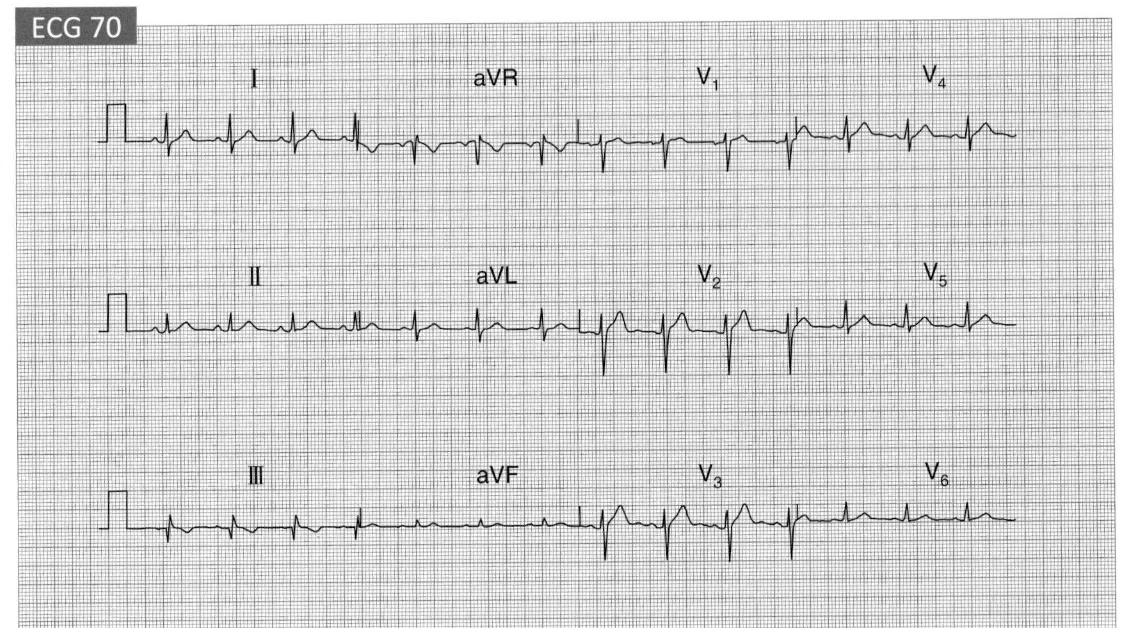

患者男性、60 岁，无任何症状，因申请飞机驾驶执照而做心电图检查。本心电图正常吗？该给予执照签发人员何种建议？

ECG 70 答案

心电图特点：

- 窦性心律，心率 88 次 / 分
- 房室传导正常
- 心电轴正常
- Ⅲ 导联 Q 波，但 aVF 导联无 Q 波
- Ⅲ 导联 T 波倒置，但 aVF 导联无 T 波倒置
- V_2 ～ V_3 导联 U 波（正常）

临床解释

本图Ⅲ导联可见 Q 波和 T 波倒置，但在 aVF 导联没有这些表现，因此属于正常变异。让患者深吸气时再描记Ⅲ导联，如下图，心电图恢复正常。

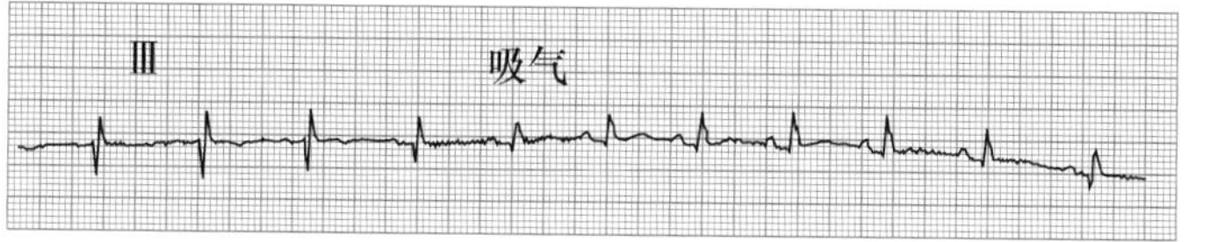

诊断

正常心电图，Ⅲ导联有 Q 波及 T 波倒置。

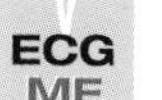
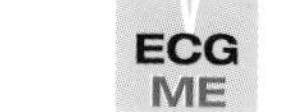

参见《轻松学习心电图》第 9 版第 6 章

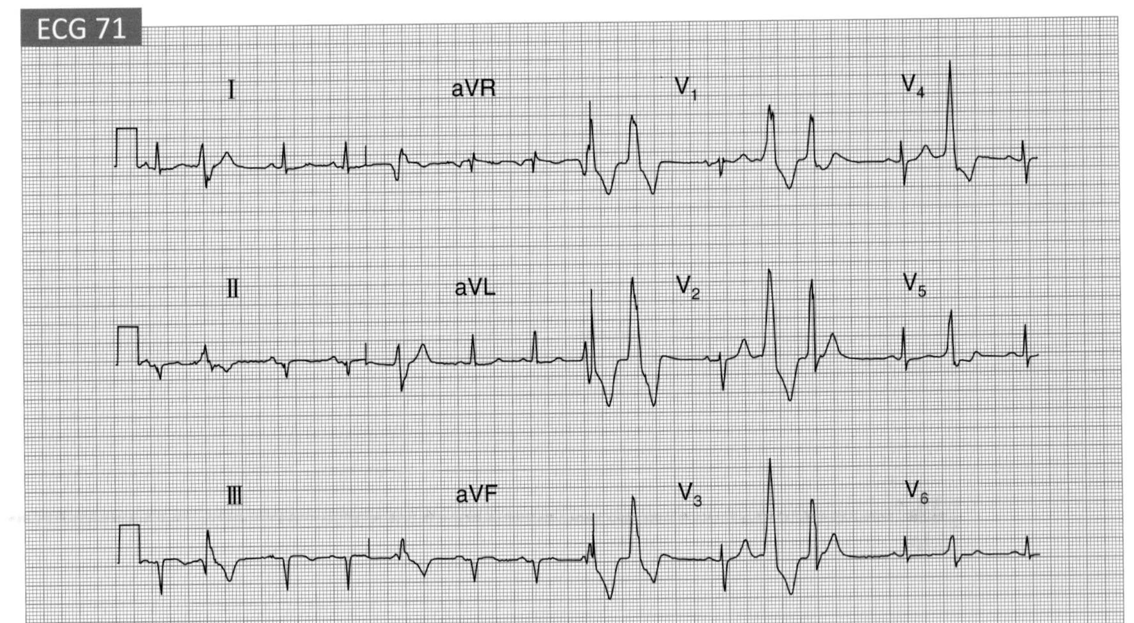

患者男性、70岁，患心绞痛数年，近期开始出现发作性头晕。心电图有哪些提示？如何处理？

ECG 71 答案

心电图特点：

- 窦性心律，心率 88 次 / 分，伴频发、多源性室性期前收缩
- PR 间期正常
- 心电轴正常
- Ⅱ、Ⅲ、aVF 导联 Q 波
- 窦性节律时Ⅱ、Ⅲ、V_5 ～ V_6 导联 T 波低平或倒置

临床解释

心电图表现为陈旧性下壁心肌梗死，这可解释其近年来的心绞痛症状。室性期前收缩本身并不重要，但患者有头晕发作，且室性期前收缩发作既频繁又呈多源性，因而头晕可能是血流动力学不稳定的结果。

处理意见

进一步检查动态心电图很重要，可以确定患者有无室性心动过速。患者的期前收缩很可能需要治疗，首选 β 受体阻滞剂。如果既往没有评估过，应对他的缺血性心脏病和左心室功能进行评估，并启动基于指南的治疗。如果当地能够行心脏负荷 MRI，就可以对缺血和心功能都进行评估。如果药物治疗后仍有心绞痛和（或）影像学发现广泛的心肌缺血，以血运重建治疗为目的的血管造影可能是适当的。

诊断

陈旧性下壁心肌梗死伴频发、多源性室性期前收缩。

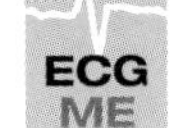

参见《轻松学习心电图》第 9 版第 4 章

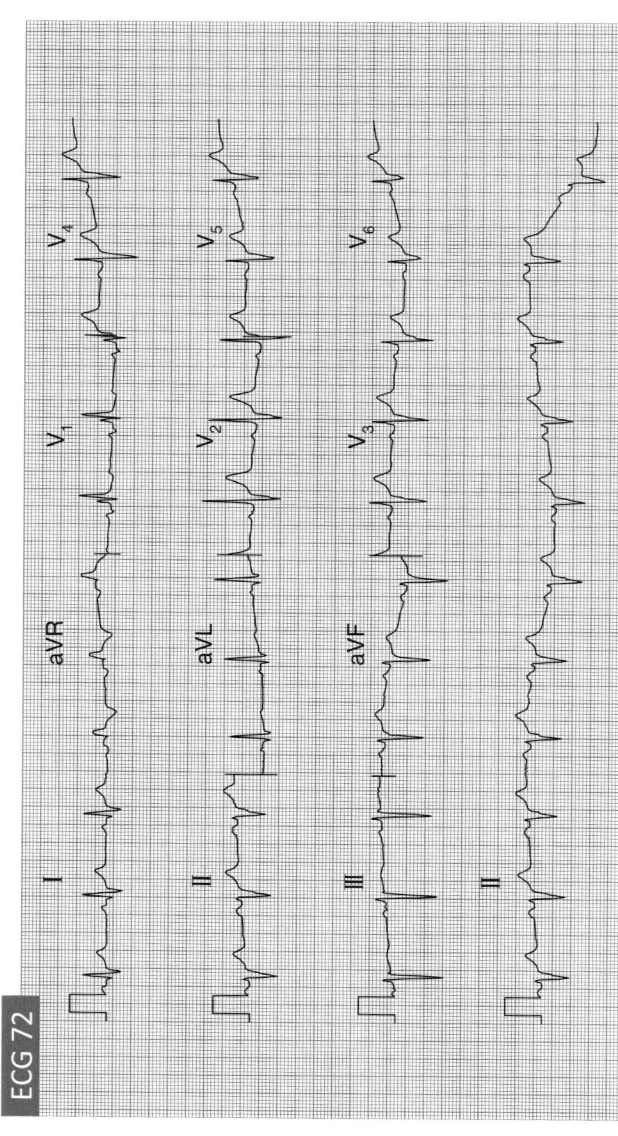

60 岁健康男性常规体检时记录本例心电图。心电图有哪些提示？有何建议？

ECG 72 答案

心电图特点：

- 窦性心律，心率 65 次 / 分
- PR 间期正常
- 心电轴左偏——左前分支阻滞
- QRS 波群时限略超 120 ms，V_1 导联呈 RSR′ 型——右束支传导阻滞（RBBB）

临床解释

右束支传导阻滞伴左前分支阻滞，称双分支阻滞。房室传导依赖于左后分支传导。

处理意见

左前分支阻滞伴右束支传导阻滞可能逐渐发展为完全性房室传导阻滞，但相对少见。若患者没有症状则不需要进一步检查或植入永久性心脏起搏器；然而，当有任何提示心动过缓的症状时应立刻进行检查。

诊断

心电轴左偏和右束支传导阻滞——双分支阻滞。

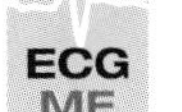

参见《轻松学习心电图》第 9 版第 3 章

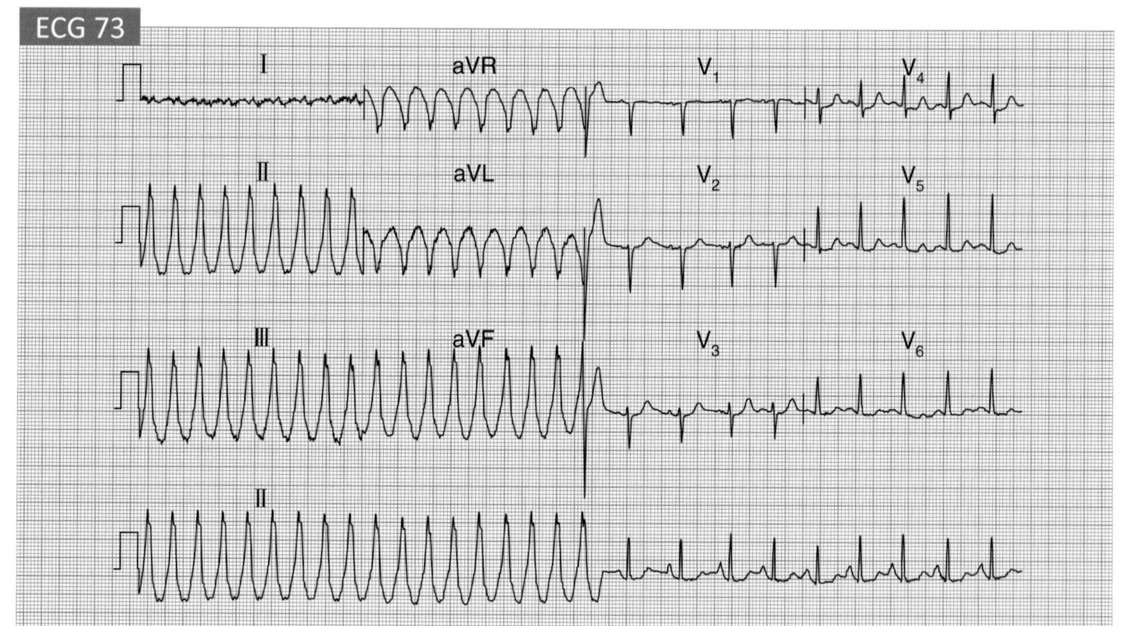

患者男性、60 岁，主诉阵发性心悸数年，无症状发作时一般情况可，查体无异常，心电图正常。本图为患者一次心悸发作时所记录。心律失常的诊断是什么？如何处理？

ECG 73 答案

心电图底部的Ⅱ导联节律条图在记录到一半时发生改变，这使得心电图更加难以解释。但仍可见心电图特点：

- 规整的宽 QRS 波心动过速，心率 160 次 / 分；随后为窦性心律，心率 120 次 / 分
- 心动过速时心电轴正常
- 宽 QRS 波群，时限 160 ms
- 窦性心律时 QRS 波群正常
- 窦性心律时 $V_4 \sim V_5$ 导联 ST 段压低

临床解释

心动过速发作时没有完整的 12 导联很难确定心律，但是 QRS 波群明显增宽，而且和窦性心律时有明显区别，所以几乎可以确定是室性心动过速。窦性心律时的 ST 段轻度压低，不足以确定诊断为心脏缺血，但是因为 ST 段压低是水平型的，心肌缺血可能性较大。

处理意见

患者为偶发心律失常，其余时间无不适感，因此诊断会面临困难，应当做超声心动图检查以除外心肌病，进行心肌灌注显像或可能时行冠状动脉造影来检查是否存在缺血。心律失常看上去是运动所诱发的，所以应当进行动态监测来观察发作频率，如果可能，需要非常小心地进行运动负荷试验来确定容易诱发程度。应当在抗心律失常药物治疗开始之前行以消融治疗为目的的电生理检查。如果心动过速发作导致了晕厥，应当考虑植入埋藏式心脏复律除颤器。

诊断

阵发性室性心动过速。

ECG ME

参见《轻松学习心电图》第 9 版第 4 章

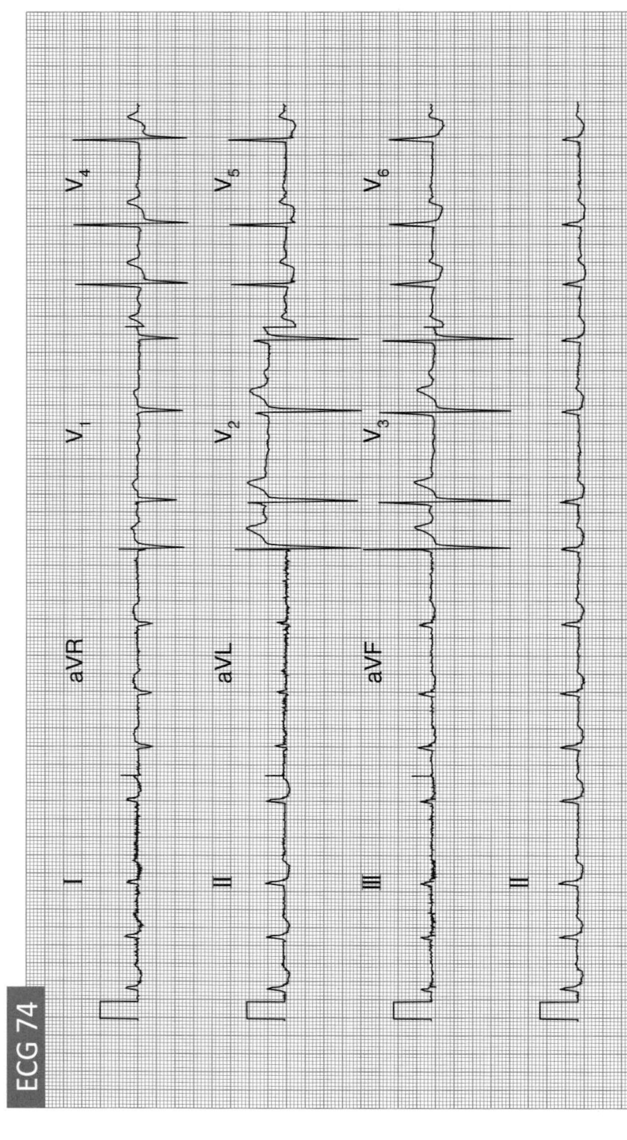

患者女性、60 岁，患有风湿性心脏病。她已有心力衰竭，但已经接受治疗，没有呼吸困难。心电图有哪些提示，你可能问她什么问题？

ECG 74 答案

心电图特点：

- 心房颤动，心室率约 80 次 / 分
- 心电轴正常
- QRS 波群正常
- ST 段下斜型压低，V_5 ～ V_6 导联最明显
- V_2 ～ V_3 导联有明显的 U 波

临床解释

ST 段下斜型压低（“鱼钩”）提示使用了地高辛（尽管已经不是心房颤动心率控制的一线治疗）。心室率看上去控制良好。V_2 ～ V_3 导联明显的 U 波可能是正常的：和低钾血症相关的 U 波会伴随 T 波低平。

处理意见

询问患者的食欲：地高辛中毒的最早症状是食欲减退，随后出现恶心和呕吐。如果患者使用利尿剂治疗，需要检查血钾水平——低钾血症会增强地高辛的作用。如果有所怀疑，可以检查地高辛血药浓度。重要的是要知道典型的地高辛相关心电图改变并不能诊断地高辛中毒，地高辛中毒是一个临床和生化诊断。

诊断

心房颤动和地高辛效应。

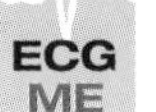

参见《轻松学习心电图》第 9 版第 4 章

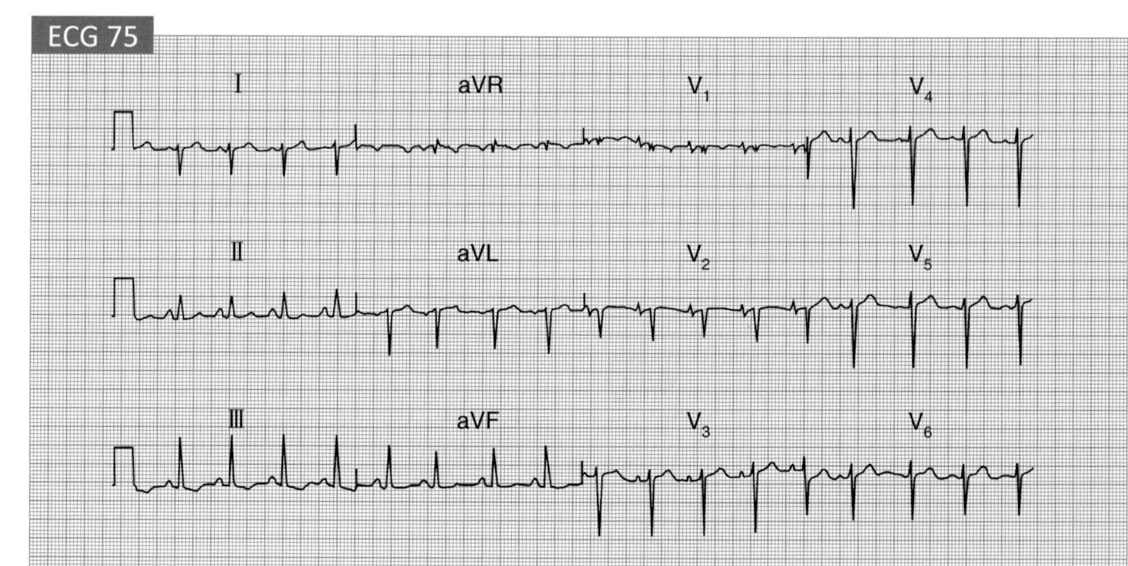

患者男性、70 岁，主诉呼吸困难。心电图及胸部 X 线检查可以看出什么异常？最可能的诊断是什么？［胸部 X 线片经允许转载自 Corne J & Pointon K（eds），100 Chest X-Ray Problems，Elsevier，2007.］

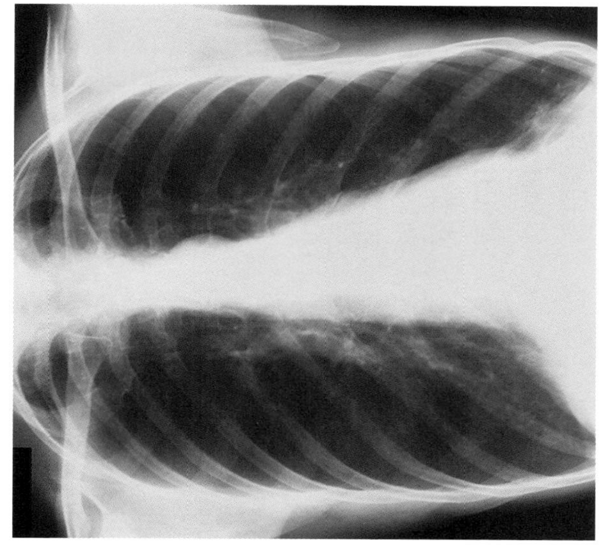

ECG 75 答案

心电图特点：

- 窦性心律，心率 102 次 / 分
- P 波高尖，V_1 ～ V_2 导联最明显
- 心电轴右偏（Ⅰ导联可见深的 S 波）
- V_1 导联 QRS 波群 RSR′型，时限正常［不完全性右束支传导阻滞（RBBB）］
- V_6 导联深的 S 波，呈非左心室形态

胸部 X 线检查：细而长的纵隔，心影不大，但是肺动脉段突出。肺野较黑，是肺气肿的特征。此为慢性阻塞性肺疾病（COPD）的胸部 X 线检查结果。

临床解释

P 波高尖提示右心房肥大。不完全性右束支传导阻滞的图形并不是很明显。心电轴右偏可见于身材高瘦、心脏正常的人群，但本图的 V_6 导联可见深的 S 波，提示存在右心室肥大。胸前导联缺少左心室图形（即深 S 波一直持续至 V_6 导联）是因为右心室占据了心前区的大部分位置，这也被称为“顺钟向转位”（从心脏的下方观察），是慢性肺疾病的特征。

处理意见

肺功能检查可能比超声心动图更有帮助，但需要记住，COPD 和心脏病都很常见，发生在同一个患者中也不少见。

诊断

右心房肥大及慢性阻塞性肺疾病。

ECG ME 参见《轻松学习心电图》第 9 版第 7 章

第 2 部分

挑战心电图

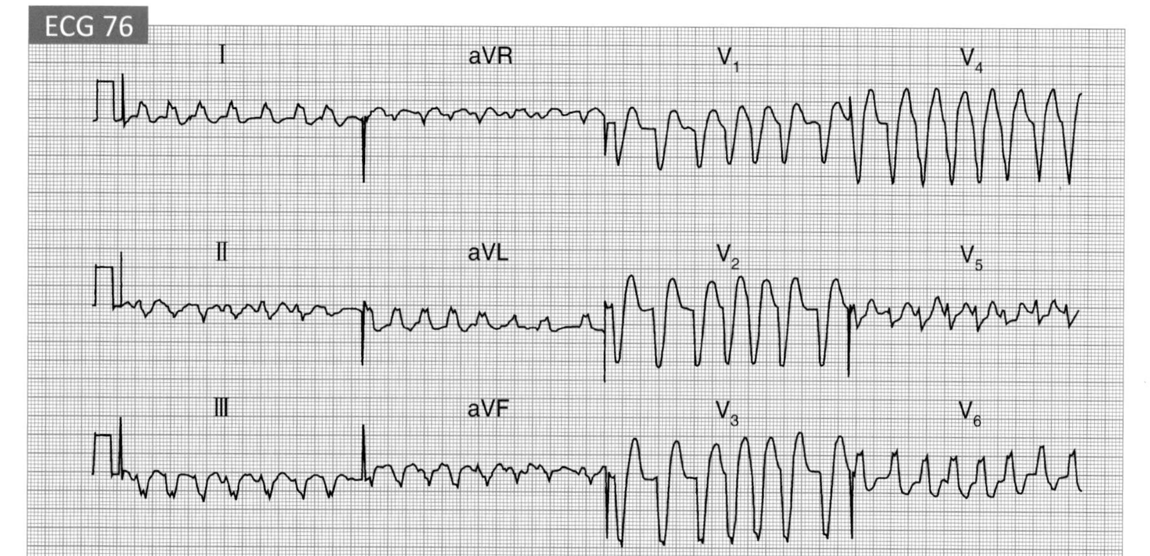

患者男性、80 岁，因突发心悸伴呼吸困难入院。患者有充血性心力衰竭病史，查体心脏杂音提示有主动脉瓣反流。心电图和胸部 X 线检查有哪些提示？如何处理？

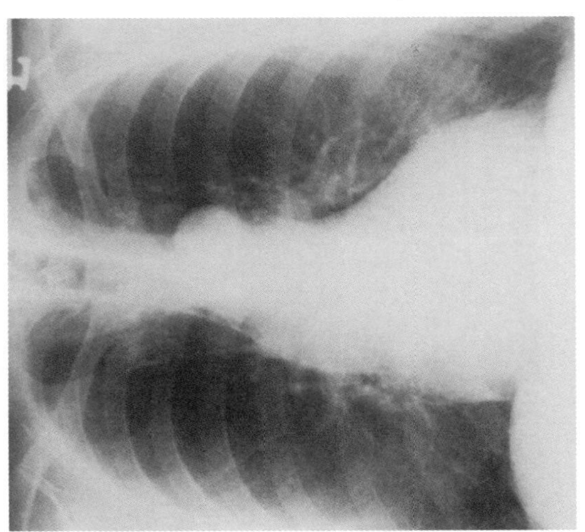

ECG 76 答案

心电图特点：

- 宽 QRS 波心动过速
- 心律不齐，心室率 130 ~ 200 次 / 分
- 无明显 P 波，基线不稳定，aVL 导联最为明显
- QRS 波群时限 160 ms，V_6 导联呈“M”型，提示左束支传导阻滞（LBBB）。

胸部 X 线检查示：左心室增大伴升主动脉扩张。箭头示主动脉壁钙化。这些改变提示为陈旧性梅毒性大动脉炎导致的主动脉瓣反流。

临床解释

心室律不规整伴 aVL 导联基线不稳定，考虑为心房颤动，合并左束支传导阻滞。

处理意见

由于主动脉瓣解剖上临近房室结，主动脉瓣疾病常合并左束支传导阻滞。对于主动脉瓣狭窄的患者，应谨慎使用血管扩张药物（包括血管紧张素转

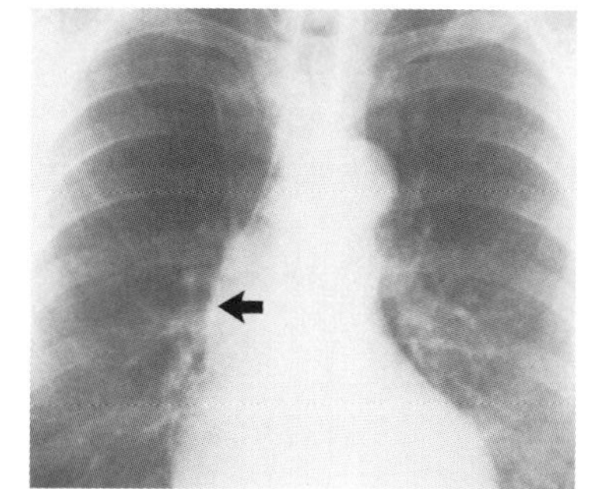

化酶抑制剂），需要先行超声心动图检查，明确是否为重度狭窄。对于存在心力衰竭的患者，可予以利尿剂治疗，谨慎使用 β 受体阻滞剂控制心室率。一旦情况稳定，需要考虑外科或介入换瓣的风险获益比。

诊断

心房颤动伴左束支传导阻滞，梅毒性大动脉炎导致的主动脉瓣反流。

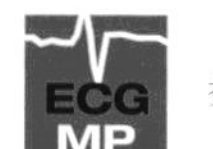

参见《轻松应用心电图》第 7 版第 4 章

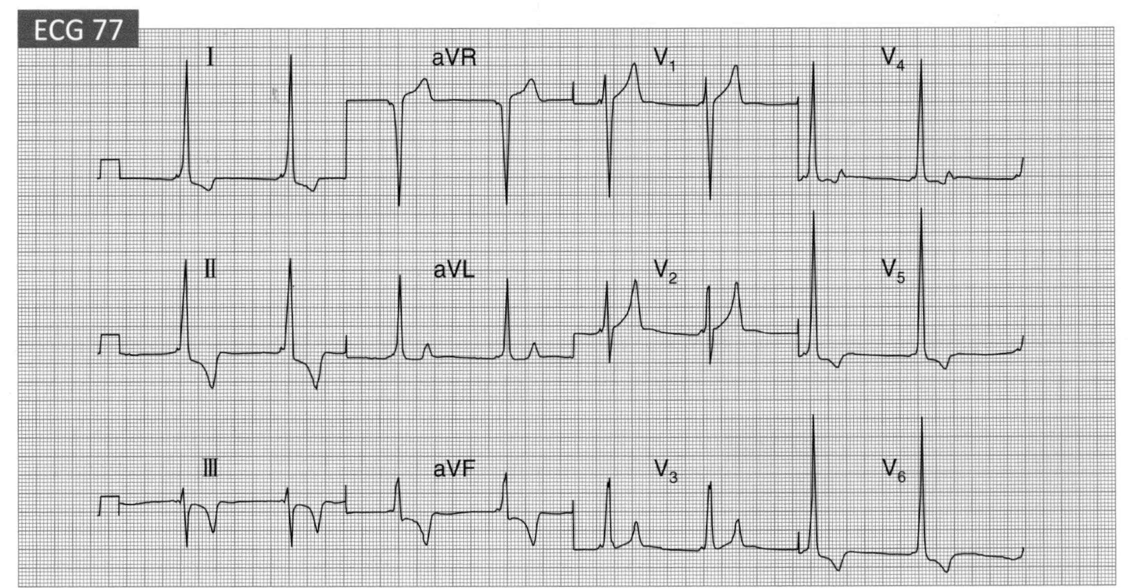

患者男性、35 岁，无不适症状。在常规体检时发现血压 180/105 mmHg。下图为局部放大的胸部 X 线检查结果。患者的胸部 X 线检查和心电图有哪些提示？进一步如何诊治？

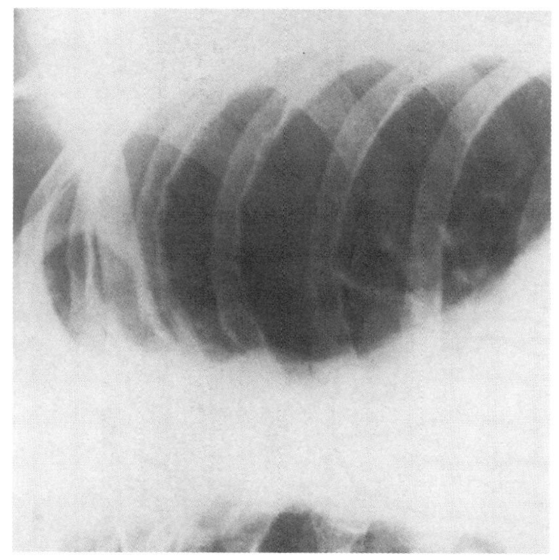

ECG 77 答案

心电图特点（注意此图用半电压记录）：

- 窦性心律，心率 50 次 / 分
- PR 间期非常短
- 心电轴正常
- QRS 波群的升支顿挫——delta 波
- QRS 波群时限延长（200 ms）
- 侧壁导联 QRS 波群振幅很高
- Ⅰ～Ⅲ、aVF、V_5～V_6 导联 T 波倒置

胸部 X 线检查示：肋骨切迹（箭头所指）是由于主动脉缩窄，侧支循环压迫而形成的。

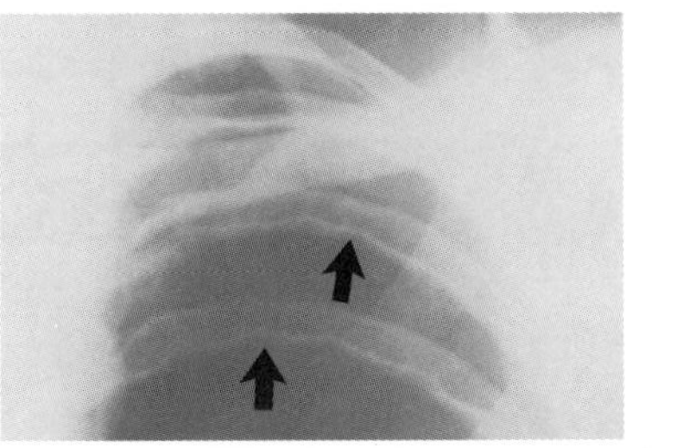

临床解释

患者心电图表现为 B 型预激综合征。高血压患者 QRS 波群振幅高伴侧壁导联 T 波倒置提示左心室肥大可能性大。此患者的这些心电图改变很明显，同时伴有预激综合征，胸部 X 线检查的肋骨切迹提示高血压是由于主动脉缩窄引起的，与预激综合征无关。

处理意见

如果患者没有提示阵发性心动过速的症状，不需要进一步治疗。许多患者虽然心电图符合预激综合征的表现，但从未有心动过速发作。偶然发现的与预激综合征不相关的主动脉缩窄对于患者来说更加重要，必须考虑手术治疗。

诊断

B 型预激综合征，与其不相关的主动脉缩窄。

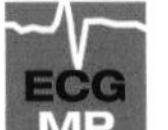

参见《轻松应用心电图》第 7 版第 2 章

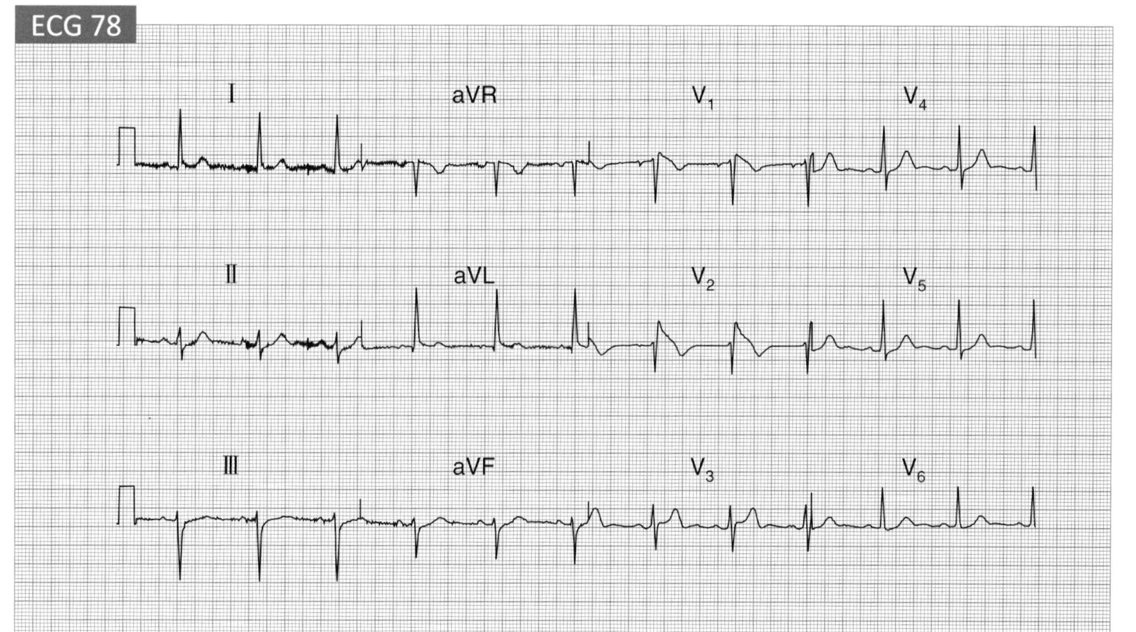

患者男性、40 岁，因在超市发生晕厥而入院。入院时情况已好转，未见异常的体征。你认为本例心电图正常吗？

ECG 78 答案

心电图特点：

- 窦性心律，心率 70 次 / 分
- PR 间期和 QRS 波群时限正常
- 心电轴正常
- V_1 ～ V_2 导联 QRS 波群呈 RSR′型
- V_1 ～ V_2 导联 ST 段下斜型抬高

临床解释

本例心电图并非正常，V_1 ～ V_2 导联的表现具有 Brugada 综合征特征。

处理意见

Brugada 综合征患者存在基因变异，其影响心肌细胞膜上的钠离子的转运，促发室性心动过速和心室颤动。患者晕厥很可能是由心律失常引起的。该综合征常是家族性的，需要进行基因检查和家族筛查。上述心电图改变并非恒定。本例患者在入院后第二天心电图变为完全正常。发热、饮酒和多种药物（见 https://www.brugadadrugs.org/）能诱发上述心电图改变，也能引起室性心动过速。鉴于有晕厥病史，患者需要植入埋藏式心脏复律除颤器。

诊断

Brugada 综合征。

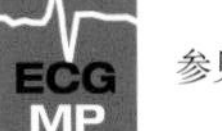

参见《轻松应用心电图》第 7 版第 2 章

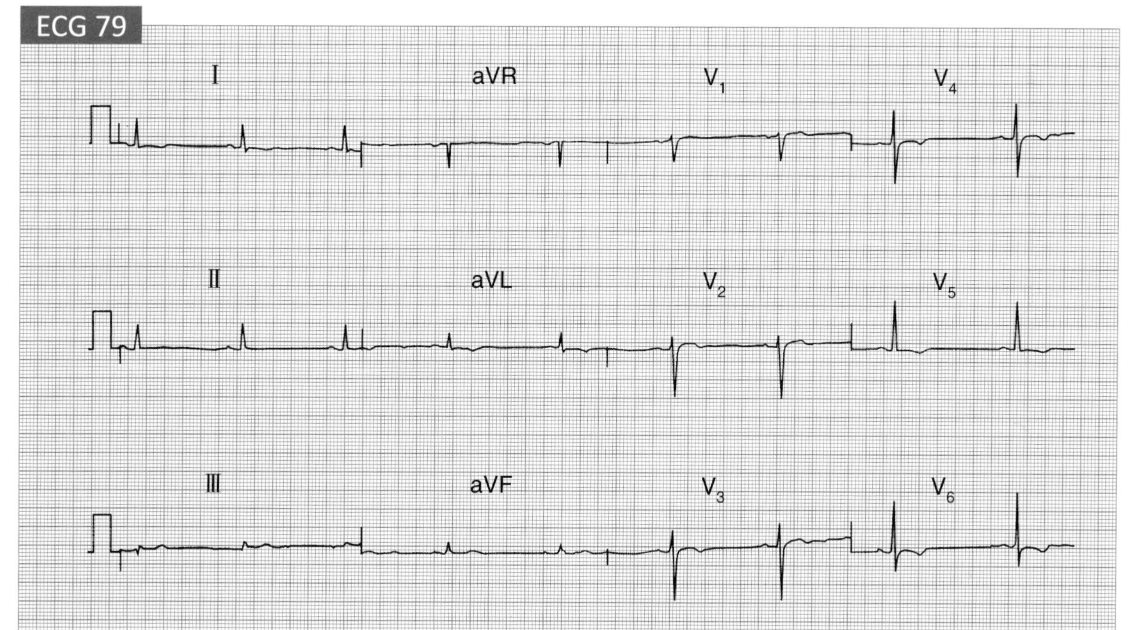

患者女性、30 岁，已服用抗抑郁药数年，本次因自残包括服用少量的阿司匹林而急诊入院。体格检查未见异常，这是其心电图。本例心电图是否使你担忧？

ECG 79 答案

心电图特点：

- 窦性心律，心率 50 次 / 分
- 心电轴正常
- QRS 波群正常
- Ⅰ、aVL、V_4 ～ V_6 导联 T 波倒置

临床解释

前侧壁 T 波倒置最常见于心肌缺血，但对于一位没有心脏病表现的年轻女性来说这似乎是不可能的。心肌病是另一种可能的病因，但复极（T 波）异常也可能因服用锂剂治疗引起。

处理意见

通常当诊断不清楚时，常需查明患者在服用的药物。本例患者正在服用锂剂，而且运动试验和超声心动图均未发现心脏病的证据。

诊断

锂剂治疗引起的前侧壁 T 波倒置。

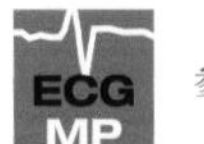

参见《轻松应用心电图》第 7 版第 8 章

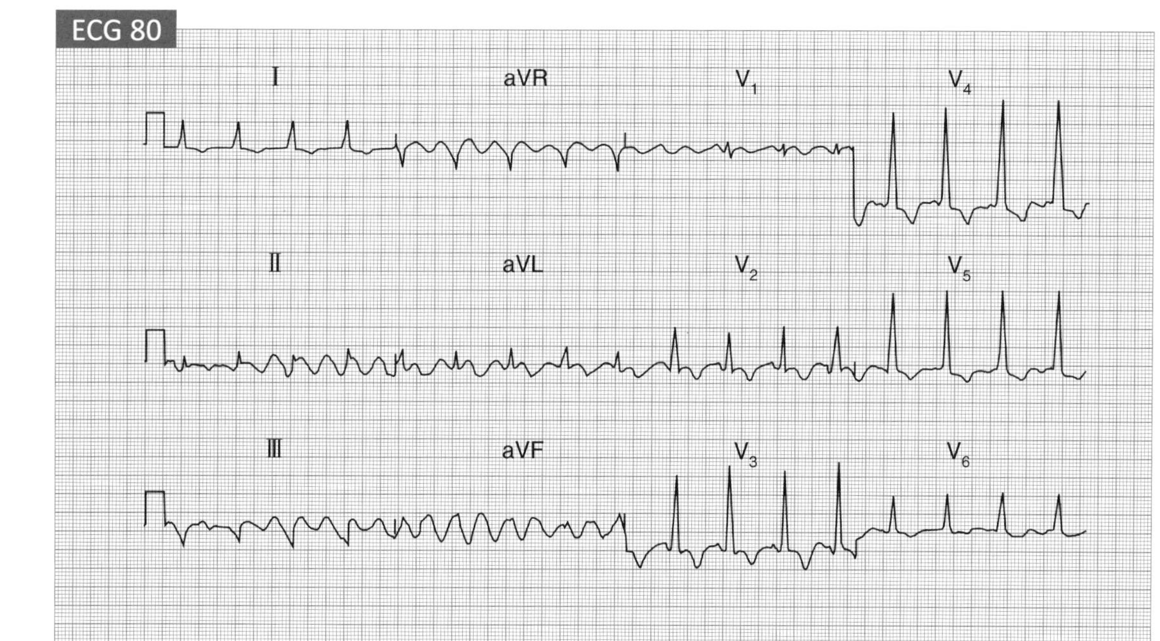

老年科病房的实习医生对这份心电图感到迷惑并求助于你。你应当问他什么问题？

ECG 80 答案

心电图特点：

- 窦性心律，心率 100 次 / 分
- 缓慢的节律波，基线有些像心房扑动，但更慢、更粗大
- PR 间期缩短
- QRS 波群升支顿挫，尤其是 I 导联
- 前壁导联 T 波倒置

临床解释

缓慢的节律异常是由于肌肉震颤，而非心脏本身引起的。PR 间期缩短、QRS 波群升支顿挫以及倒置的 T 波都是由于预激［Wolff-Parkinson-White（WPW）］综合征——胸前导联以 R 波为主提示为 A 型。

处理意见

询问患者是否有帕金森病：帕金森震颤可以解释基线异常。患者是否有心悸或晕厥病史？这可能是预激综合征对老年患者造成的唯一严重问题。

诊断

肌电干扰，可能是帕金森病；A 型预激综合征。

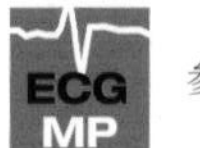

参见《轻松应用心电图》第 7 版第 2、4 章

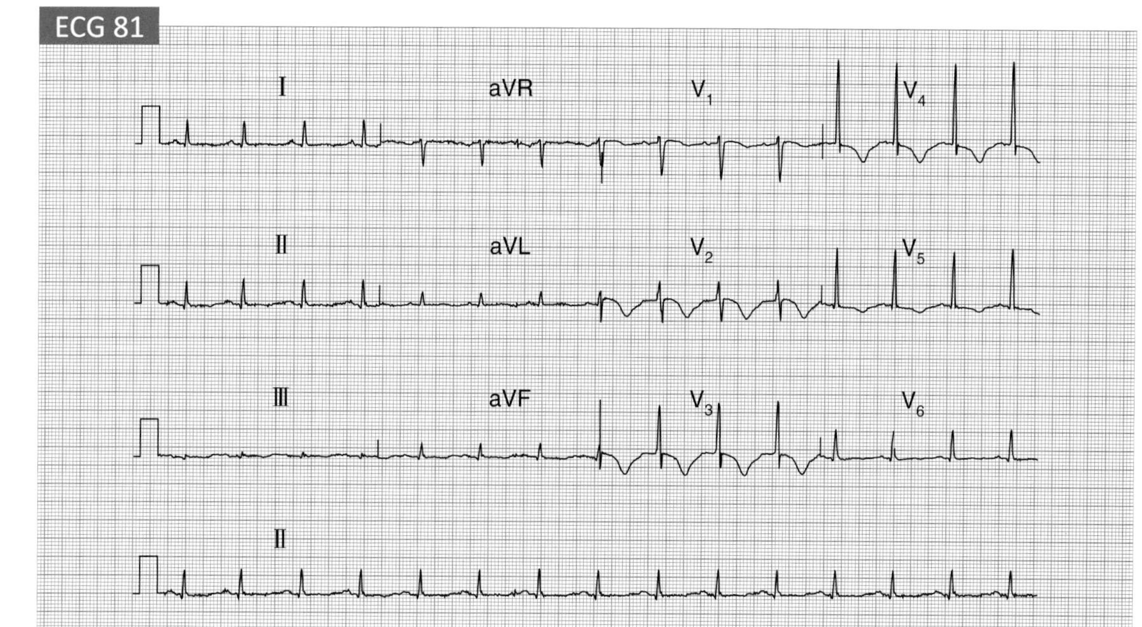

患者男孩、15 岁，踢足球时出现晕厥，其哥哥已猝死。心电图有哪些提示？需考虑何种临床问题？

ECG 81 答案

心电图特点：

- 窦性心律，心率 91 次 / 分
- PR 间期正常
- 心电轴正常
- QRS 波群正常
- QT 间期延长（QT = 492 ms；QTc = 598 ms）
- V_2 ～ V_5 导联 T 波倒置

临床解释

很明显这是一份不正常的心电图，伴有显著的 QT 间期延长和 T 波异常。

处理意见

明确的家族史提示本例患者属于一种先天性 QT 间期延长疾病，常有的特征是儿童期有意识丧失发作，常发生在交感神经系统兴奋性增加时。β 受体阻滞剂是一线治疗药物。患者需要植入埋藏式心脏复律除颤器。长 QT 综合征也伴发于服用抗心律失常药物（如胺碘酮和索他洛尔）的患者，也可以发生在服用其他药物（如三环类抗抑郁药和红霉素等）的患者。电解质紊乱（如低钾血症、低镁血症或者低钙血症）亦可引起 QT 间期延长。

诊断

明显的 QT 间期延长——长 QT 综合征。

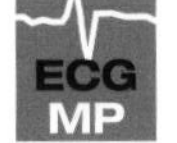

参见《轻松应用心电图》第 7 版第 2 章

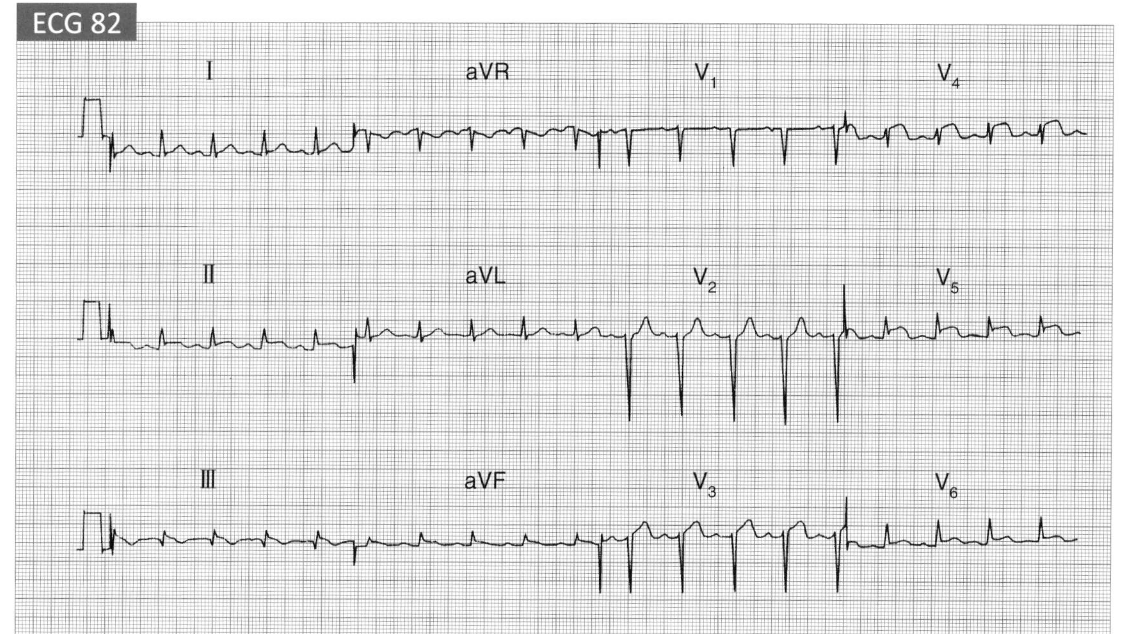

患者男性、25 岁，因严重胸痛到急诊室就医，体格检查未发现异常。结合本例心电图，你将寻找什么线索？如何处理？

ECG 82 答案

心电图特点：

- 窦性心律，心率 105 次 / 分
- 心电轴正常
- QRS 波群正常
- Ⅰ～Ⅲ、aVF、V_4 ～ V_6 导联 ST 段抬高

临床解释

ST 段抬高提示可能急性心肌梗死，但由于改变如此广泛，不在特定的冠状动脉范围，并且没有镜像性 ST 段压低，似乎心包炎的可能性更大。

处理意见

对于年仅 25 岁的患者，心包炎诊断的可能性大于心肌梗死。患者必须取仰卧位做进一步检查，因为这一体位更易听到心包摩擦音。超声心动图检查可明确没有节段性室壁运动异常及发现心包积液。治疗需予以非甾体抗炎药和秋水仙碱。

诊断

广泛的 ST 段抬高提示心包炎。

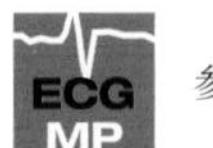

参见《轻松应用心电图》第 7 版第 6 章

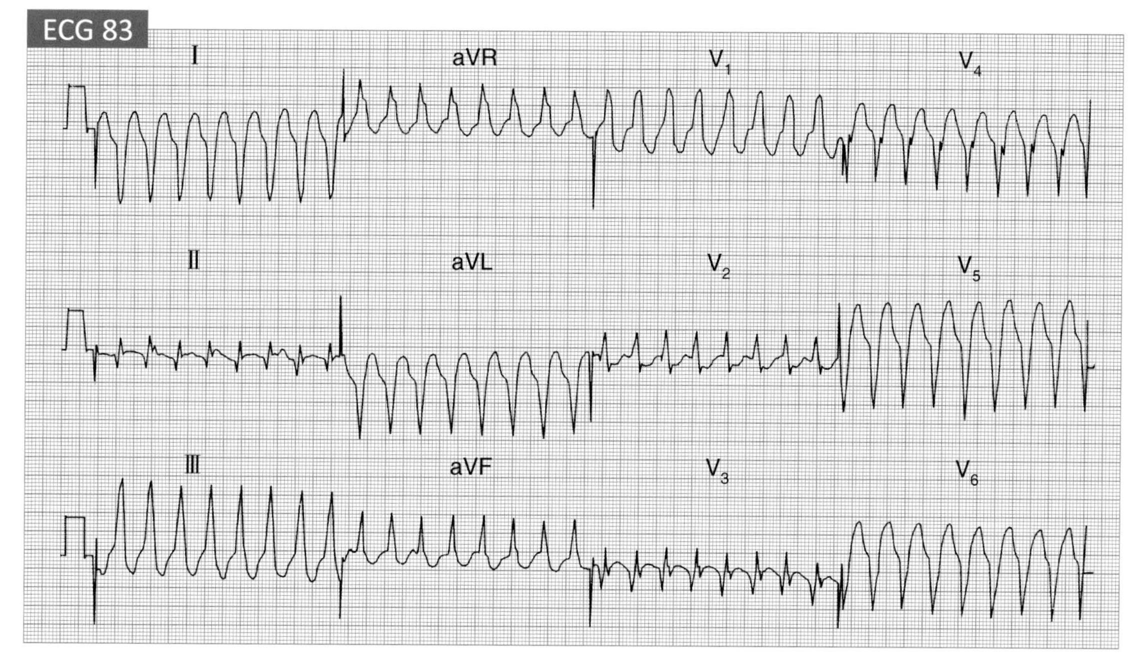

患者男性、45 岁，因缺血性胸痛 2 h 入院。血压 150/80 mmHg，没有心力衰竭体征。心电图有哪些提示？如何处理？

ECG 83 答案

心电图特点：

- 宽 QRS 波心动过速，心率 180 次 / 分
- 未见 P 波
- 心电轴右偏
- QRS 波群时限 140 ms
- V_1 导联呈右束支传导阻滞（RBBB）图形，R 波振幅比 R′波高——第 5 次搏动最明显
- QRS 主波在胸前导联非一致性（V_1 导联 QRS 波主波向上，V_6 导联 QRS 波主波向下）

临床解释

本例心电图可能是室性心动过速或室上性心动过速伴右束支传导阻滞。支持室性心动过速的表现包括：QRS 波相对较宽，V_1 导联 R 波振幅高于 R′波（这不是右束支传导阻滞的典型心电图表现）。不支持室性心动过速的表现包括：心电轴右偏，胸前导联 QRS 波主波方向不同。

处理意见

某种程度上来说，并不需要烦恼患者的心律失常究竟是什么。因为患者血流动力学稳定，且没有哮喘病史，可以谨慎尝试静脉给予腺苷治疗。如果有疑问，或血压下降，或发生了心力衰竭，最安全的办法是呼叫麻醉科，并进行紧急直流电复律。

本例患者接受了心脏电复律，转复后心电图提示存在前壁心肌梗死，进而推测本图的心动过速可能为室性心动过速。

诊断

宽 QRS 波心动过速——很可能是室性心动过速。

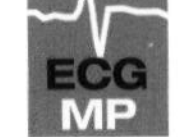

参见《轻松应用心电图》第 7 版第 4 章

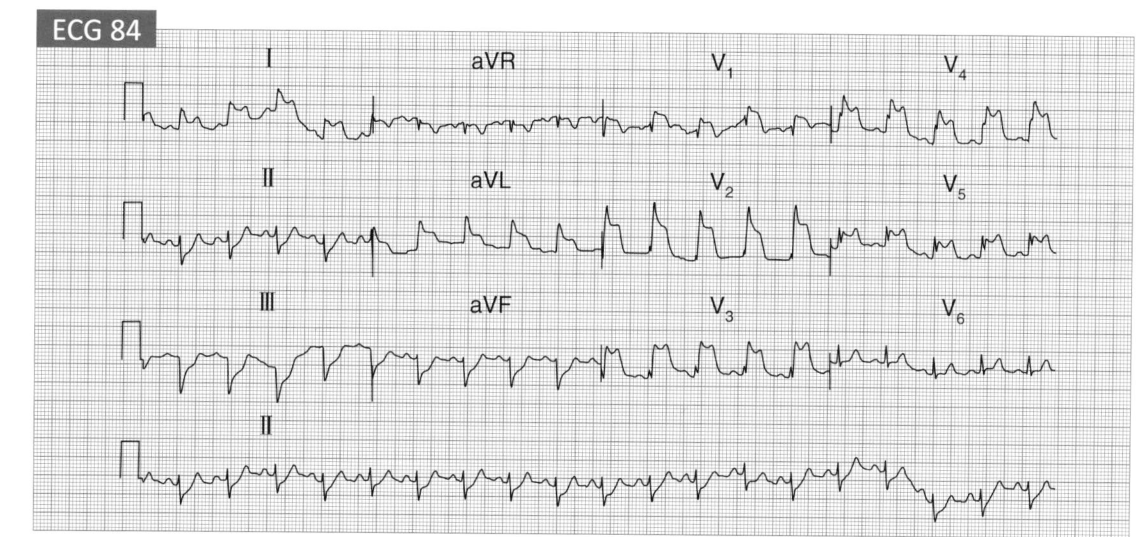

患者女性、50 岁，数年内反复发作胸痛，此次因发作胸痛剧烈而呼叫急救车，上图为急救人员所记录。患者抵达急诊室时胸痛症状已消失，随后记录下图。如何诊断？

ECG 84

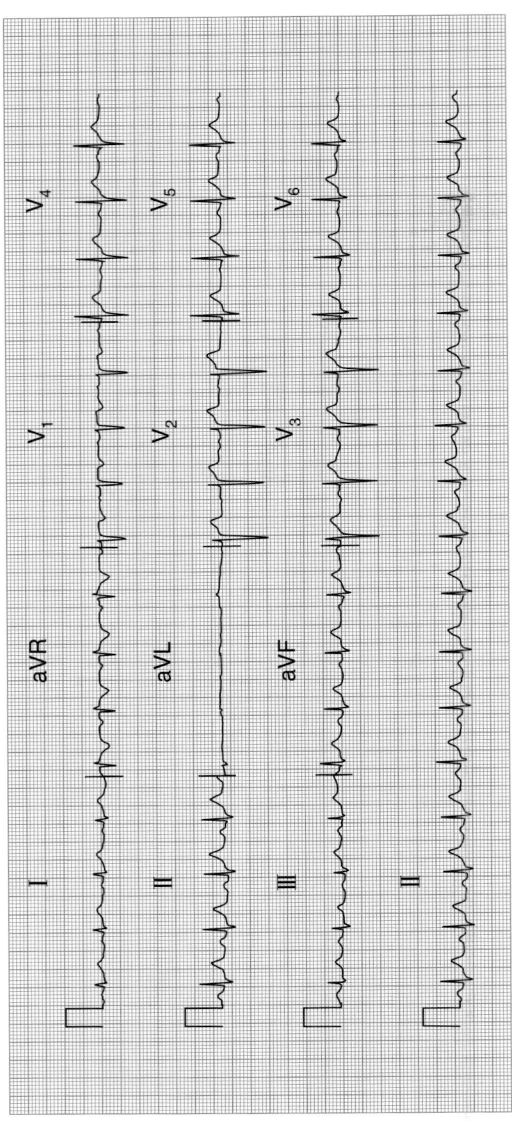

ECG 84 答案

心电图特点：

上图

- 窦性心律，平均心率 111 次 / 分
- 心电轴左偏
- QRS 波群很可能是正常的，但部分 ST 段显示不清
- Ⅰ、aVL、V_1 ～ V_5 导联 ST 段抬高
- T 波大致正常

下图

- 窦性心律，心率 97 次 / 分
- 心电轴正常
- QRS 波群、ST 段和 T 波正常

临床解释

上图提示可能为急性前侧壁心肌梗死。另一种解释则是心包炎，因为心电图改变累及的导联较广泛。下图正常。疼痛消失后患者心电图恢复正常，因此患者最初的心电图改变提示可能存在心肌缺血。这个患者的冠状动脉造影显示没有阻塞性冠状动脉疾病。这是一例 Prinzmetal 变异型心绞痛。

处理意见

1959 年首次报告了 Prinzmetal 变异型心绞痛，其发生于静息时，心电图表现为 ST 段特征性抬高，用力或劳累不能诱发。疼痛发生时的冠状动脉造影结果证实是一支或多支冠状动脉痉挛。少数变异型心绞痛患者的冠状动脉造影结果正常。冠状动脉痉挛容易发生在有动脉粥样硬化斑块的部位。血管扩张剂可能有效，但无法治愈。

诊断

Prinzmetal 变异型心绞痛。

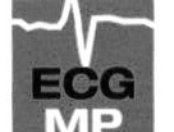

参见《轻松应用心电图》第 7 版第 6 章

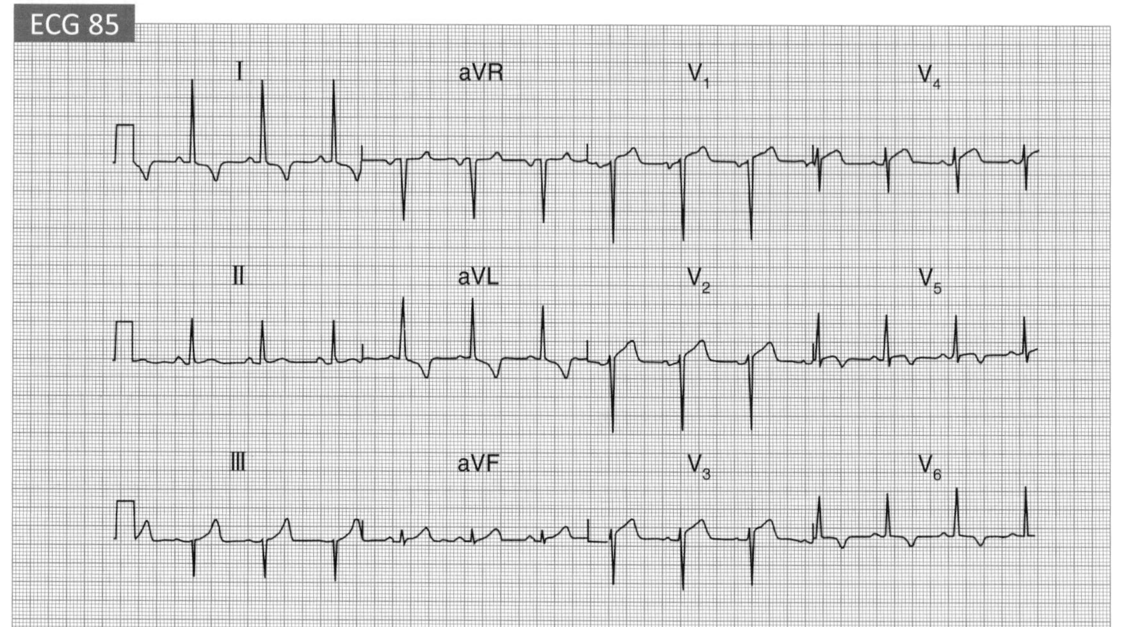

患者男性、50 岁，主诉有典型心绞痛症状，血压为 150/90 mmHg，并有主动脉瓣区收缩期喷射性杂音。结合本图，患者心绞痛的最可能原因是什么？如何处理？

ECG 85 答案

心电图特点：

- 窦性心律，心率 77 次 / 分
- 心电轴正常
- QRS 波群正常
- V_4 ～ V_5 导联 S 波后 ST 段抬高
- Ⅰ、aVL、V_5 ～ V_6 导联 T 波倒置

临床解释

V_4 ～ V_5 导联存在 J 点后（高起点）ST 段抬高是由于早复极，这并不重要。侧壁导联 T 波倒置提示左心室肥大或心肌缺血，而且患者可能有主动脉瓣狭窄或冠状动脉疾病。本心电图无振幅较高的 R 波，因此侧壁缺血比左心室肥大的可能性更大，但从心电图表现鉴别两者通常很困难。

处理意见

应当做超声心动图检查，明确患者有无明显的主动脉瓣疾病。应当了解，贫血也可以引起主动脉瓣区收缩期杂音和心绞痛，但不太可能出现本图中程度的 T 波倒置。该患者患有冠心病。

诊断

可能是侧壁心肌缺血，但也有可能是左心室肥大。

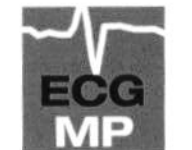

参见《轻松应用心电图》第 7 版第 6 章

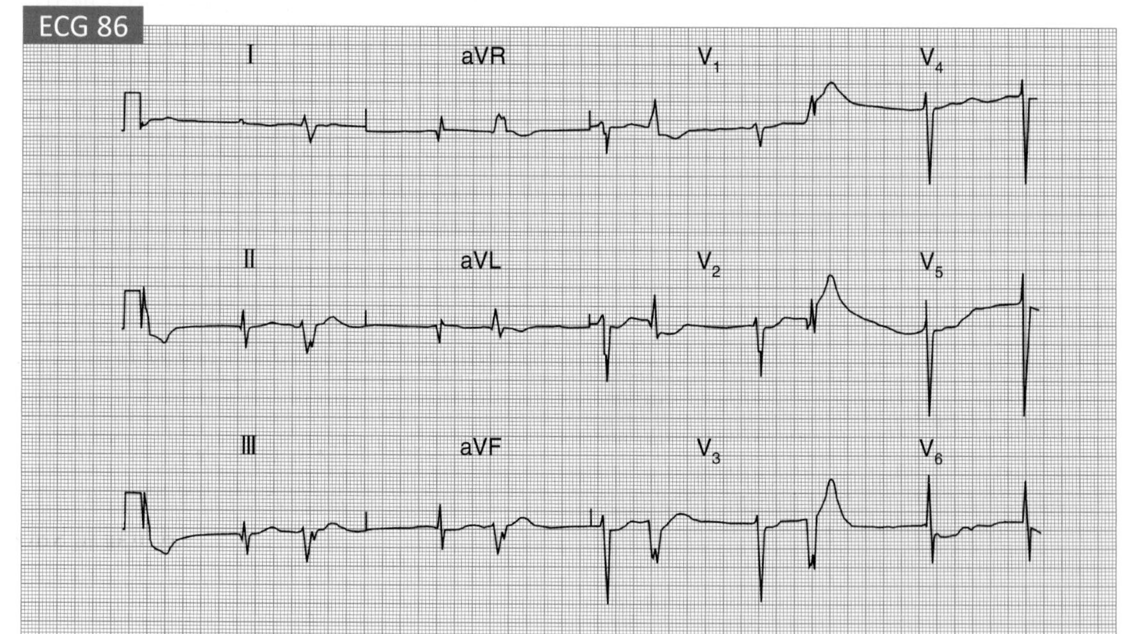

患者女性、60 岁，长期存在不明原因的心力衰竭，主诉厌食、消瘦、乏力和嗜睡。本心电图对患者的诊断和处理有帮助吗？

ECG 86 答案

心电图特点：

- 心房颤动
- 室性期前收缩二联律
- aVL 导联有 Q 波（出现在室上性心搏中）
- V_6 导联 ST 段压低
- T 波低平和明显的 U 波（V_4 导联最明显）

临床解释

心力衰竭本身会引起厌食、虚弱和消瘦。患者将接受利尿剂治疗，因此须检测电解质水平以除外低钾血症。如果患者在服用地高辛，应考虑地高辛毒性。V_6 导联有地高辛效应的表现，成对室性期前收缩是地高辛中毒的特征。T 波低平和明显的 U 波提示存在低钾血症。

处理意见

应当记住，低钾血症能够加强地高辛的作用，因此停用地高辛，查血清电解质水平，予口服补钾。应当启动基于指南的心力衰竭治疗。β 受体阻滞剂可能足以将心室率控制达标，而不需要地高辛。盐皮质激素受体拮抗剂既可用于心力衰竭的治疗，又可作为保钾利尿剂。

诊断

心房颤动伴室性期前收缩，很可能存在地高辛中毒和低钾血症。

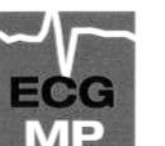

参见《轻松应用心电图》第 7 版第 8 章

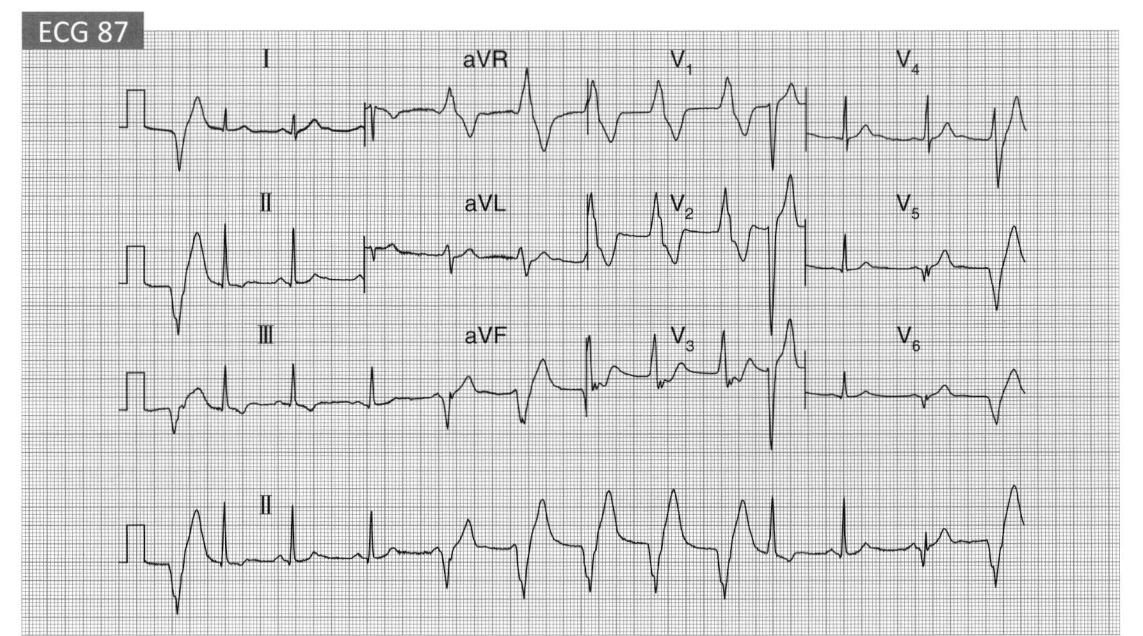

患者男性、40 岁，无不适，健康体格检查时记录此心电图。如何处理？

ECG 87 答案

心电图底部的Ⅱ导联节律条图在记录过程中发生了心律改变，所以需要识别每个导联中正常 QRS 波群。Ⅰ、Ⅱ和Ⅲ导联的第二个和第三个 QRS 波，aVR、aVL 和 aVF 导联的第一个 QRS 波，$V_1 \sim V_3$ 导联的最后一个 QRS 波以及 $V_4 \sim V_6$ 导联的第一个 QRS 波是正常心搏。

心电图特点：

- 窦性心律，心率约 77 次 / 分，记录的开始和结束为室性期前收缩，记录的中间为连续的宽 QRS 波心律失常
- 连续宽 QRS 波的第一个 QRS 波形态与其他不同，考虑为融合波（窦性节律与异位节律融合）
- 窦性心律时心电轴正常
- 窦性心律时 QRS 波正常
- Ⅲ导联 T 波倒置，但 aVF 导联正常

临床解释

宽 QRS 波重复出现为加速性室性自主心律。这在心肌梗死后十分常见，但是在健康人群中无意义。因为 aVF 导联 T 波直立，所以Ⅲ导联的 T 波倒置并不重要。

处理意见

患者需进行 24 h 动态心电图检查，并通过超声心动图检查或心脏 MRI 明确有无心脏结构异常。如果患者没有症状，体检结果正常，则不需进一步处理。加速性室性自主心律不需要治疗。

诊断

窦性心律伴加速性室性自主心律。

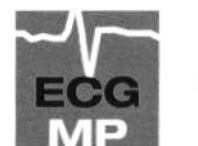

参见《轻松应用心电图》第 7 版第 1 章

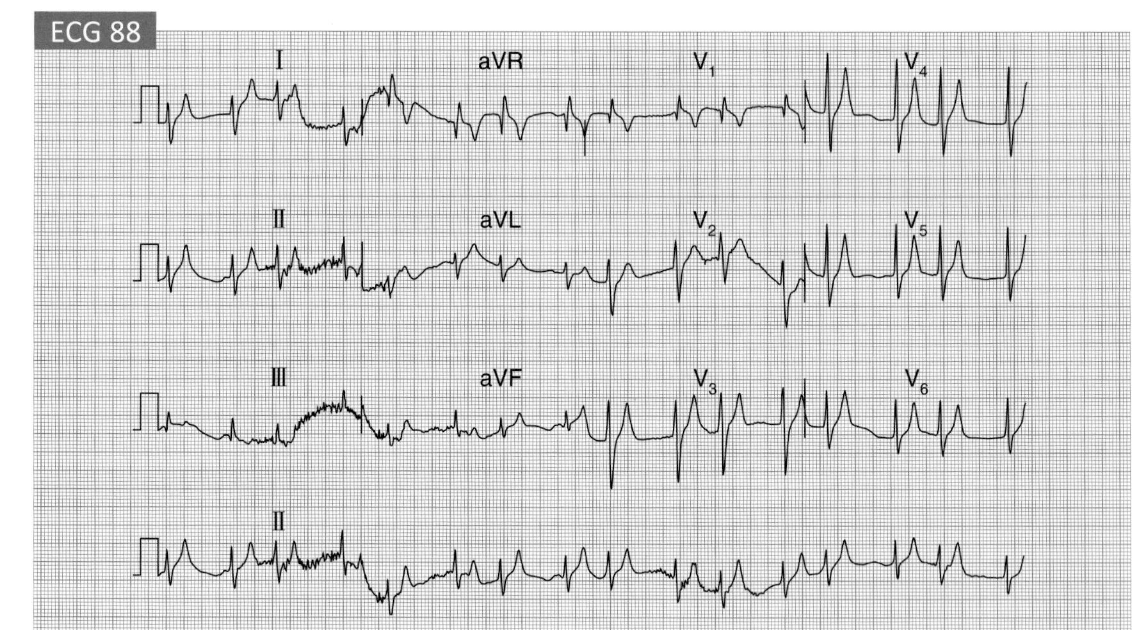

患者女性、30 岁，因糖尿病酮症酸中毒入院。有何建议？

ECG 88 答案

此份心电图记录质量差，存在明显的伪差，但仍可看出心电图特点：

- 可能是窦性心律，伴成对交界性期前收缩
- P 波难以辨认，但是每对 QRS 波的第 1 个波前可能存在低平 P 波，在 aVR 导联最明显
- PR 间期大致正常
- 心电轴正常
- 窄 QRS 波群，因此存在室上性节律
- QRS 波群成对出现，形态一致
- QRS 波群时限为正常上限（120 ms）
- ST 段不易识别
- 所有导联 T 波高尖

临床解释

本例心电图是高钾血症的特征性表现，这在糖尿病酮症酸中毒时易出现。

处理意见

此心电图提示医生应当立即检查患者血钾水平，结果患者的血钾为 7.1 mmol/L。这种程度的高钾血症伴心电图改变需要使用葡萄糖酸钙或碳酸钙紧急治疗，并治疗潜在的脱水和高血糖。

诊断

高钾血症。

ECG MP

参见《轻松应用心电图》第 7 版第 8 章

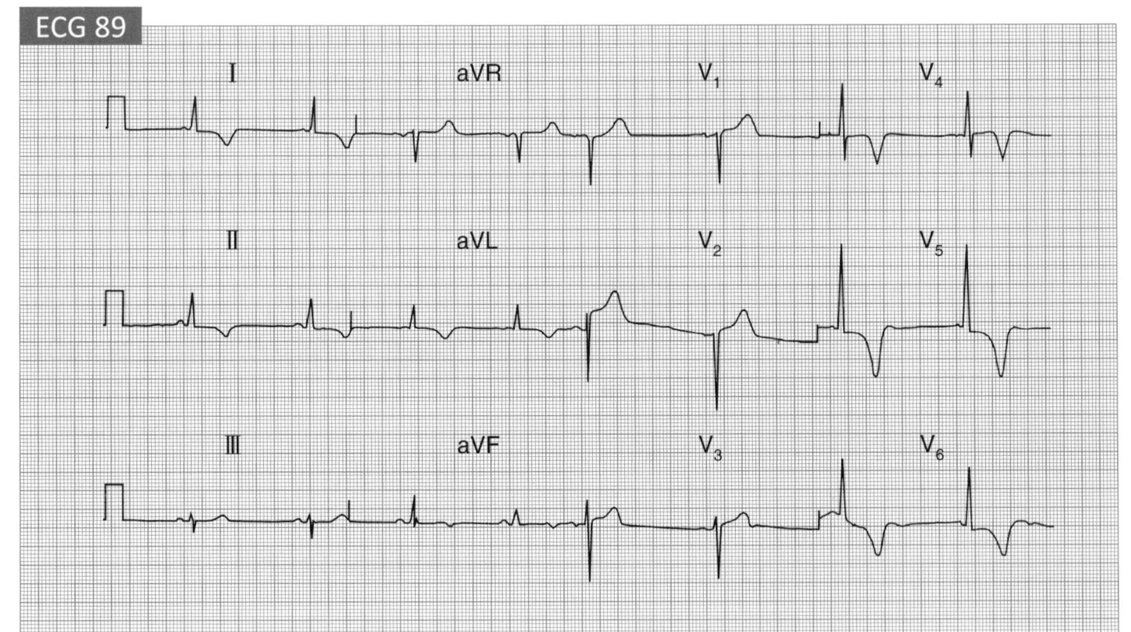

患者男性、35 岁、白人，因劳累时出现胸痛，有时伴头晕来门诊就医。心电图可能的诊断及应当注意的体征是什么？

ECG 89 答案

心电图特点：

- 窦性心律
- 心电轴正常
- QRS 波群正常
- Ⅰ、Ⅱ、aVL、V_4 ～ V_6 导联存在明显的 T 波倒置

临床解释

前侧壁导联出现 T 波深倒置常见于非 ST 段抬高型心肌梗死或是左心室肥大。此例特点考虑为肥厚型心肌病可能性大（其次考虑其他造成的左心室肥大）。这个年龄心肌梗死不常见。

处理意见

肥厚型心肌病的体征包括“急冲脉”（为主动脉血流杂音，其特征为期前收缩后的间歇期更响亮）和二尖瓣反流。确诊肥厚型心肌病首选超声心动图检查或心脏 MRI，其特征包括：室间隔非对称性肥大，二尖瓣前叶收缩期前向运动，有时还合并左心室流出道梗阻和（或）二尖瓣反流。本患者超声心动图具有以上表现，考虑肥厚型心肌病诊断成立。

诊断

前侧壁导联的 T 波深倒置，提示肥厚型心肌病。

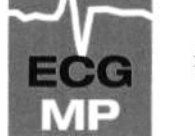

参见《轻松应用心电图》第 7 版第 2、6 章

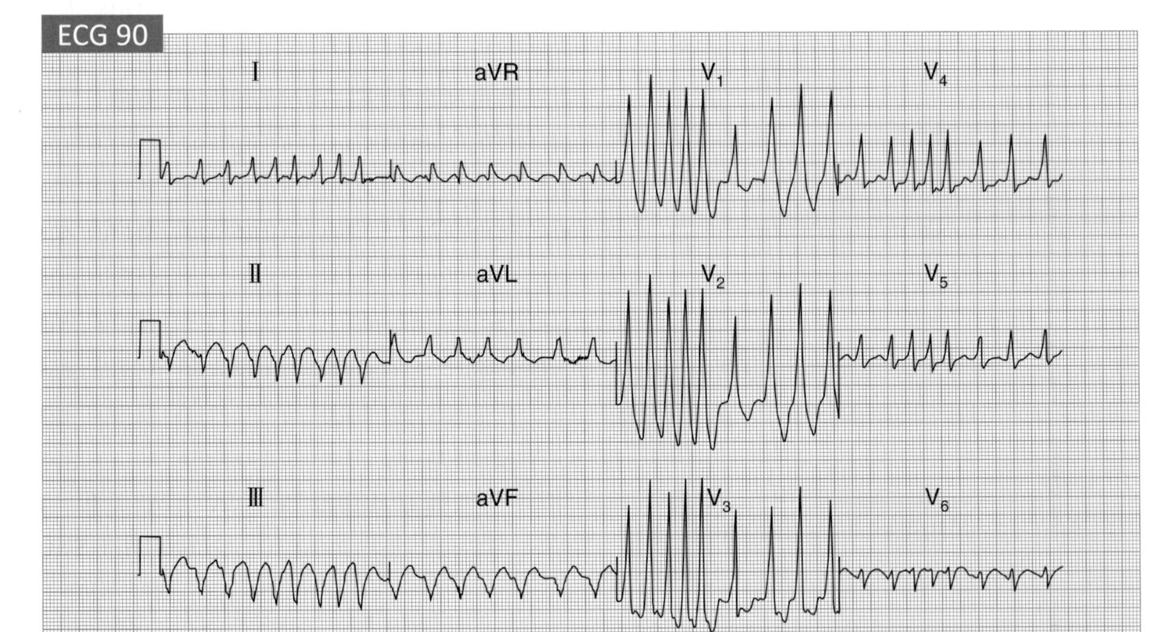

患者女性、25 岁，有发作性的类似阵发性心动过速的病史 10 年，此心电图为症状发作时记录。患者心律的诊断及基础心脏病是什么？

ECG 90 答案

心电图特点：

- 节律不整的心动过速，心率约 200 次 / 分
- 未见 P 波
- 心电轴左偏
- QRS 波群时限约 120 ～ 160 ms
- V_1 导联 QRS 波以 R 波为主，V_6 导联以 S 波为主
- 在相对长的 RR 间歇后，QRS 波起始部有顿挫

临床解释

这种明显不规整的心律只能用心房颤动来解释，宽 QRS 波可能是由于右束支传导阻滞而引起的。但 V_1 导联以 R 波为主，且部分导联 QRS 波起始部有顿挫，提示本图为 A 型预激［Wolff-Parkinson-White（WPW）］综合征。

处理意见

预激综合征合并心房颤动有可能引发心室颤动，因此是一种非常危险的心律失常。无论患者临床状况如何，这种心律失常都应该镇静后紧急行直流电复律治疗。重要的是不能应用会阻断房室结或加快旁路传导的药物，因为这样会增加心室颤动的危险。因此，腺苷、维拉帕米或 β 受体阻滞剂都是禁用的。此外，在心脏电复律后，行电生理检查以确诊并消融旁路十分有必要。在此之前，可使用氟卡尼作为抗心律失常药物。

诊断

心房颤动和 A 型预激综合征。

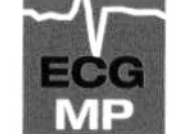

参见《轻松应用心电图》第 7 版第 4 章

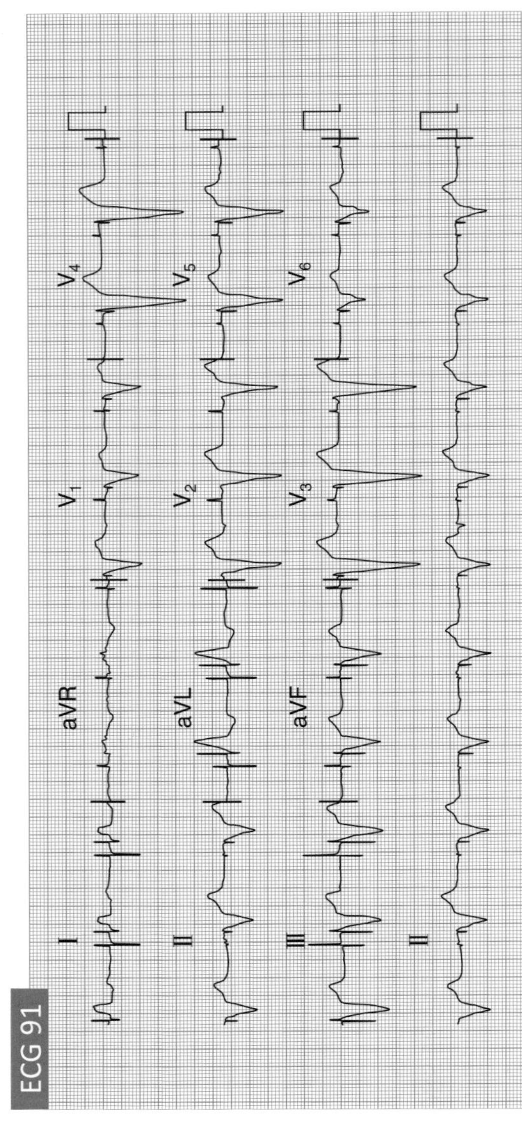

一名老年男性卒中后意识丧失入院，这是他的心电图，有助于诊断和管理吗？

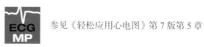

ECG 91 答案

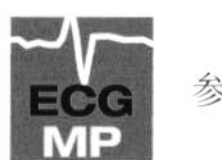

参见《轻松应用心电图》第 7 版第 5 章

心电图特点：

- 规整的宽 QRS 波节律，心率 60 次 / 分
- 紧邻每个 QRS 波前有一个锐利的“起搏”钉
- 除了 V_2 导联可能有 P 波之外，其他导联 P 波不易见。但 P 波预期所在的位置有起搏钉

临床解释

心电图特点为双腔（即右心房和右心室）起搏。

处理意见

心电图并未提示起搏器功能障碍，自身节律可能是窦性心律。起搏器很可能与卒中无关。

诊断

植入双腔起搏器。

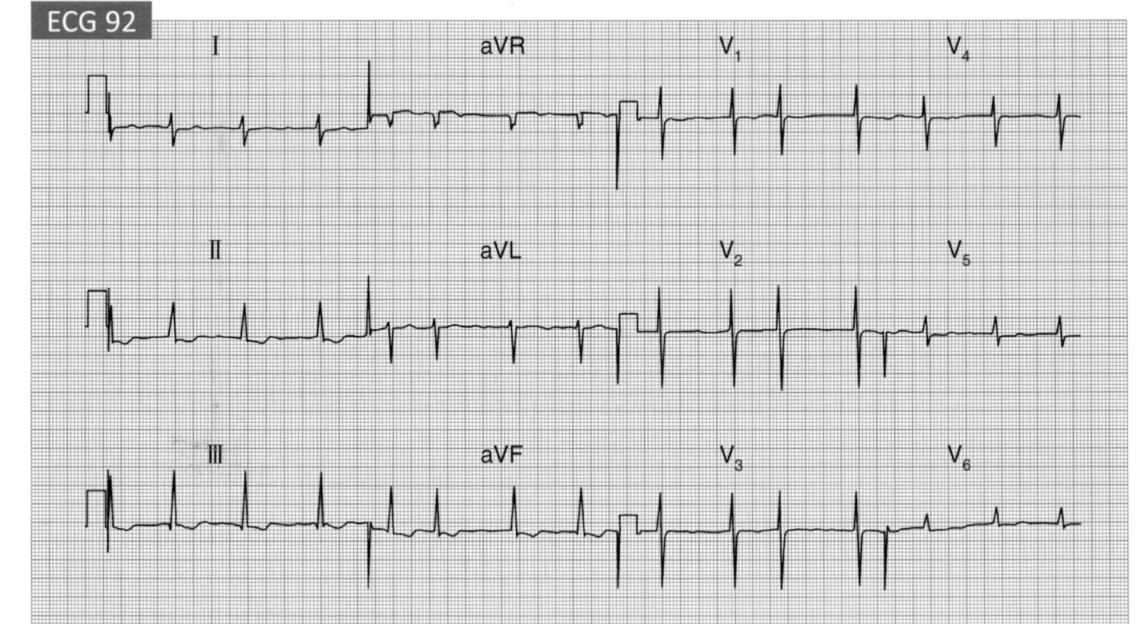

患者女性、65 岁，患风湿性心脏瓣膜疾病，外科行二尖瓣置换术后，因嗜睡、恶心和呕吐入院。心电图有哪些提示？如何处理？（注：不幸的是，化学病理实验室于前一晚失火）

ECG 92 答案

心电图特点（注意胸前导联为半电压）：

- 心房颤动
- 心电轴右偏
- 除 V_1 导联 R 波较高外，其他 QRS 波群正常
- ST 段下斜型压低，Ⅱ、Ⅲ、aVF 导联最明显
- T 波广泛低平
- 可见 U 波，V_4 ～ V_5 导联最明显

临床解释

心房颤动、心电轴右偏、V_1 导联 QRS 波存在高 R 波（提示右心室肥大）等心电图改变可能在瓣膜置换术前就已经出现。T 波低平、U 波明显提示低钾血症。ST 段下斜型压低是地高辛效应。

处理意见

临床表现符合低钾血症和地高辛中毒。尽管无法测定电解质和地高辛水平，该患者也应当停用地高辛和排钾利尿剂。一旦能够确定血钾水平，给予患者口服补钾。监测 T 波和 U 波变化是一种粗略但有效的判断血清钾水平的办法。

诊断

心房颤动、低钾血症和地高辛效应。

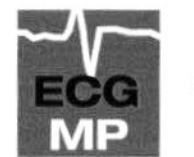

参见《轻松应用心电图》第 7 版第 8 章

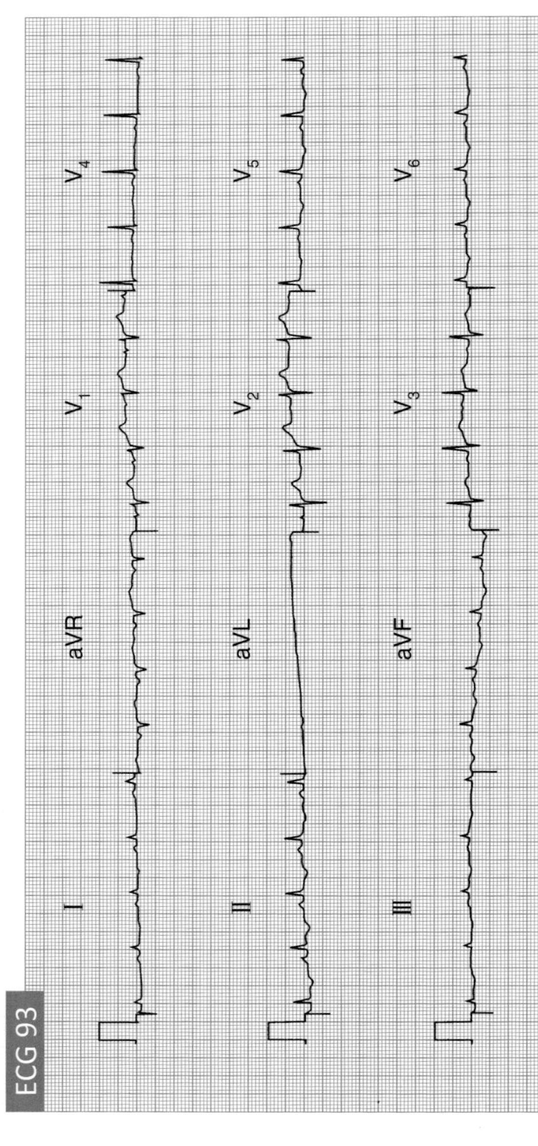

患者男性、70 岁，因肺癌伴腹痛及踝部水肿入院。患者颈静脉压升高，肝软而肿大，伴有明显的外周水肿。本心电图对诊断有何帮助，如何处理？胸部 X 线检查有哪些提示？

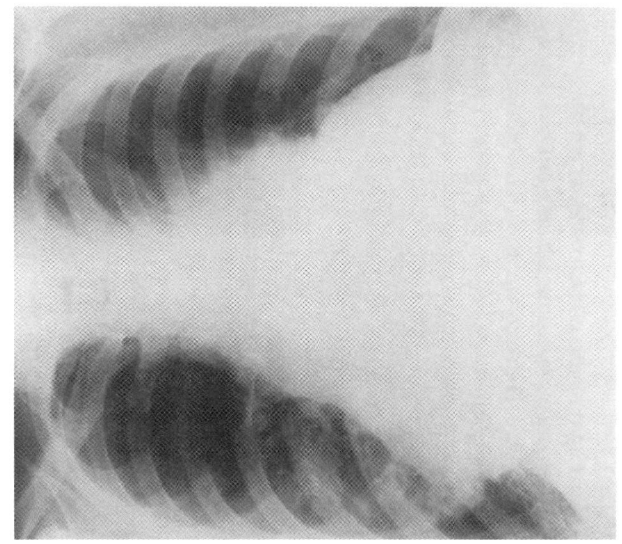

ECG 93 答案

心电图特点：

- 窦性心律、心率 97 次 / 分
- 心电轴正常
- QRS 波群宽度正常，但振幅普遍较低
- Ⅰ、Ⅱ、Ⅲ、aVF、V_5 ～ V_6 导联 T 波倒置
- aVL 导联无信号，可能是伪差

胸部 X 线检查显示心影呈三角形扩大，提示心包积液。

临床解释

QRS 波群低电压可见于心包积液，有时也见于慢性肺疾病。本图中广泛的 T 波改变支持心包疾病。此外，心电图中也没有肺部疾病的相关表现。

处理意见

体格检查、心电图及胸部 X 线检查都提示患者存在心包积液，可能和恶性肿瘤相关。对这种患者，应当仔细观察颈静脉压，观察其压力是否在吸气时升高，吸气时颈静脉压升高提示已存在心脏压塞。进行超声心动图检查十分有必要，如果确定心脏压塞，应当进行急诊心包穿刺抽液。本患者为恶性心包积液。

诊断

QRS 波低电压及广泛 T 波改变，符合心包积液的心电图表现。

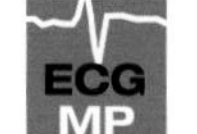

参见《轻松应用心电图》第 7 版第 6 章

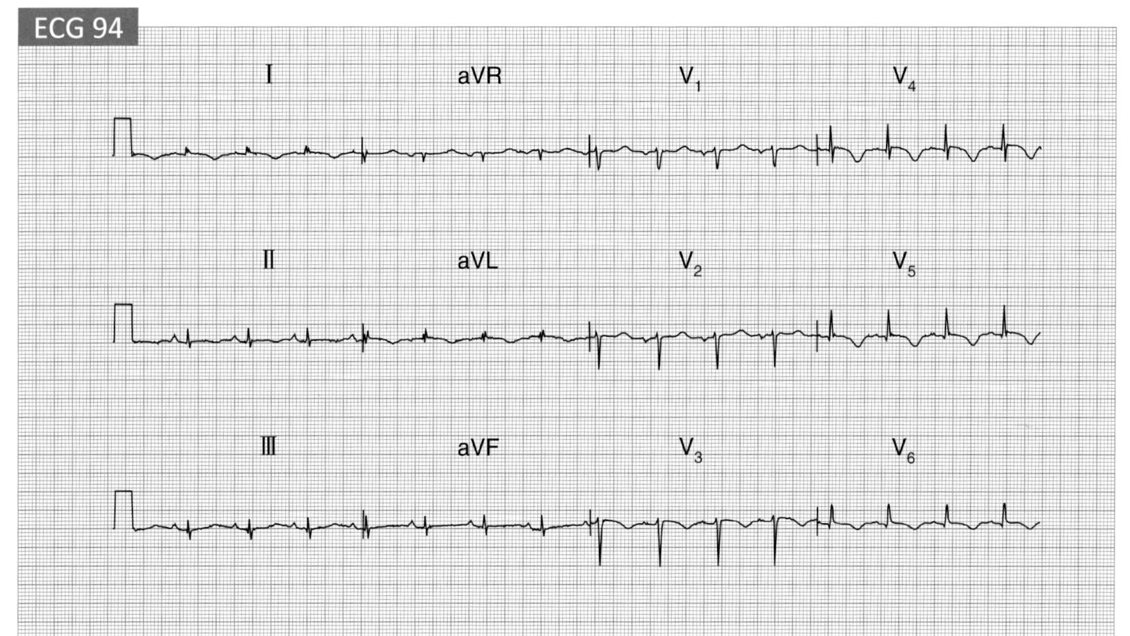

患者男性、40 岁，因意识丧失、颈项强直、双侧背屈反应呈阳性入院，其心脏临床情况正常。本图为首次发作后常规检查的心电图。如何诊断？

ECG 94 答案

心电图特点：

- 窦性心律，心率 90 次 / 分
- PR 间期和 QRS 波群时限正常
- 心电轴正常
- 侧壁导联小 Q 波，间隔性 Q 波可能性大
- QRS 波群正常
- Ⅰ、aVL、V_4 ～ V_6 导联 T 波倒置
- QT 间期延长（QT_c = 529 ms）

临床解释

心电图提示患者存在前侧壁非 ST 段抬高型心肌梗死，但这并不符合临床情况，亦不能解释 QT 间期延长。

处理意见

本患者可能存在心肌梗死，心肌梗死并发心律失常或脑栓塞而导致脑血管意外事件，进而引起意识丧失。意识丧失和双侧背屈反应呈阳性可能仅仅是脑血管意外后的表现，但这一结果不能解释颈项强直，因为颈项强直提示发生蛛网膜下腔出血或脑膜炎。而这种心电图的改变更常见于蛛网膜下腔出血。肌钙蛋白升高也可见于蛛网膜下腔出血，此时测定血肌钙蛋白水平对鉴别是原发性心脏事件还是原发性神经系统事件无帮助。本患者的确发生了蛛网膜下腔出血，在急性期过后，心电图逐渐恢复了正常。

诊断

蛛网膜下腔出血引起的前侧壁导联 T 波倒置。

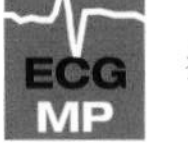

参见《轻松应用心电图》第 7 版第 8 章

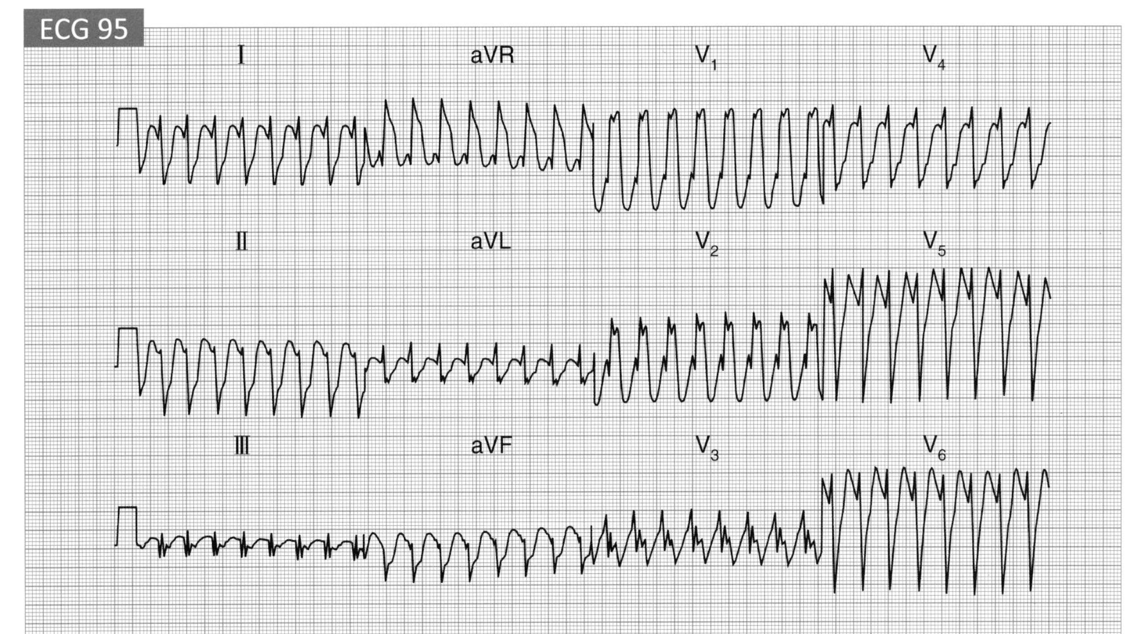

患者女性、35 岁，心悸多年未得到诊断，此次症状发作时到急诊室就医，一般情况佳，不伴心力衰竭表现，血压 120/70 mmHg。心电图有哪些提示？如何处理？

ECG 95 答案

心电图特点：

- 宽 QRS 波心动过速（QRS 波群宽度 200 ms），心率近 200 次 / 分
- 未见 P 波
- 心电轴右偏
- V_1 导联的 R′波振幅高于 R 波
- 右束支传导阻滞（RBBB）图形
- 胸前导联 QRS 波群方向非同向性

临床解释

本图需要鉴别室上性心动过速伴束支传导阻滞和室性心动过速。临床病史以及发作时血流动力学稳定对鉴别诊断均无意义。结合心电轴右偏、右束支传导阻滞图形、V_1 导联的 R′波振幅高于 R 波的心电图特点，本例应诊断为室上性心动过速伴右束支传导阻滞，而非室性心动过速。然而，极宽的 QRS 波群（＞ 140 ms）更常见于室性起源的心律失常。

处理意见

应做颈动脉窦按摩，如果无效，可试用静脉推注腺苷，再无效时可能需要心脏电复律。

诊断

伴右束支传导阻滞图形的宽 QRS 波心动过速，可能是室上性心动过速。

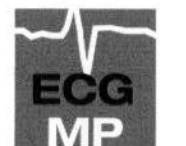

参见《轻松应用心电图》第 7 版第 4 章

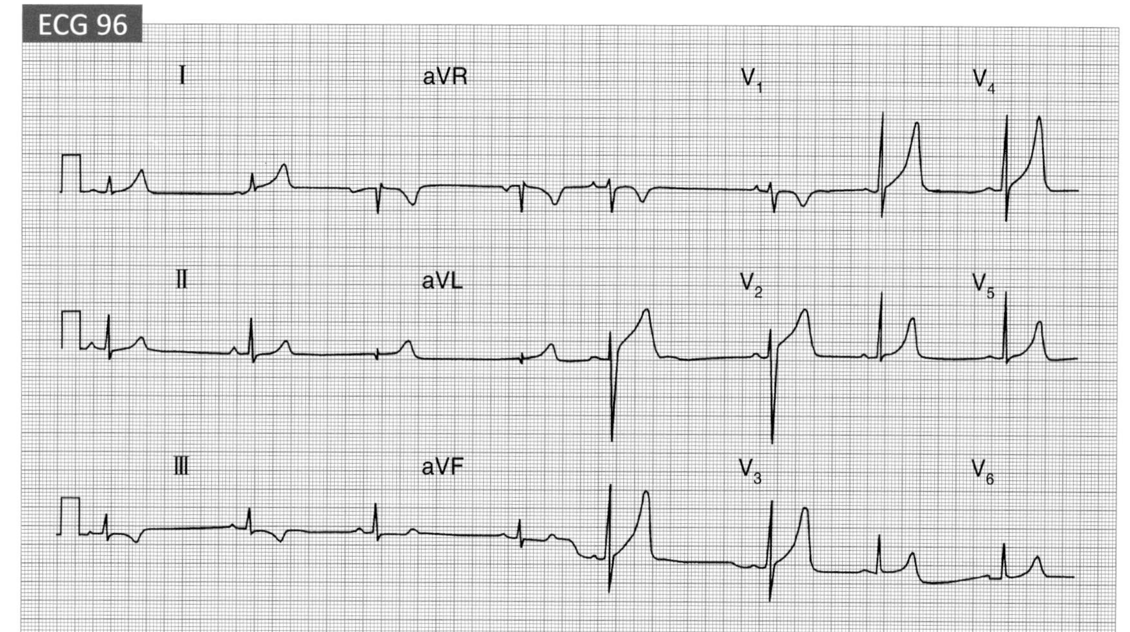

患者男性、37 岁，为行常规整形术而住院，麻醉师询问心脏情况并描记此心电图。

ECG 96 答案

心电图特点：

- 窦性心律，平均心率 45 次 / 分
- 心电轴正常
- QRS 波群正常
- aVF 导联 ST 段压低
- Ⅲ、aVR 和 V_1 导联 T 波倒置
- 前壁导联 T 波高尖

临床解释

如果患者并未服用 β 受体阻滞剂，心率慢可能是个人体质的表现。Ⅲ、aVR 和 V_1 导联 T 波倒置，aVF 导联 ST 段压低均为正常。T 波高尖是高钾血症的特征，有时也是心肌缺血超急性期心电图表现。但如本例患者这种高度的 T 波，尤其当不伴有症状时，几乎总是见于健康的正常人。

处理意见

再次仔细询问患者是否真的没有症状，并核实患者术前电解质水平。

诊断

正常心电图。

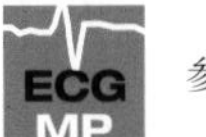

参见《轻松应用心电图》第 7 版第 1 章

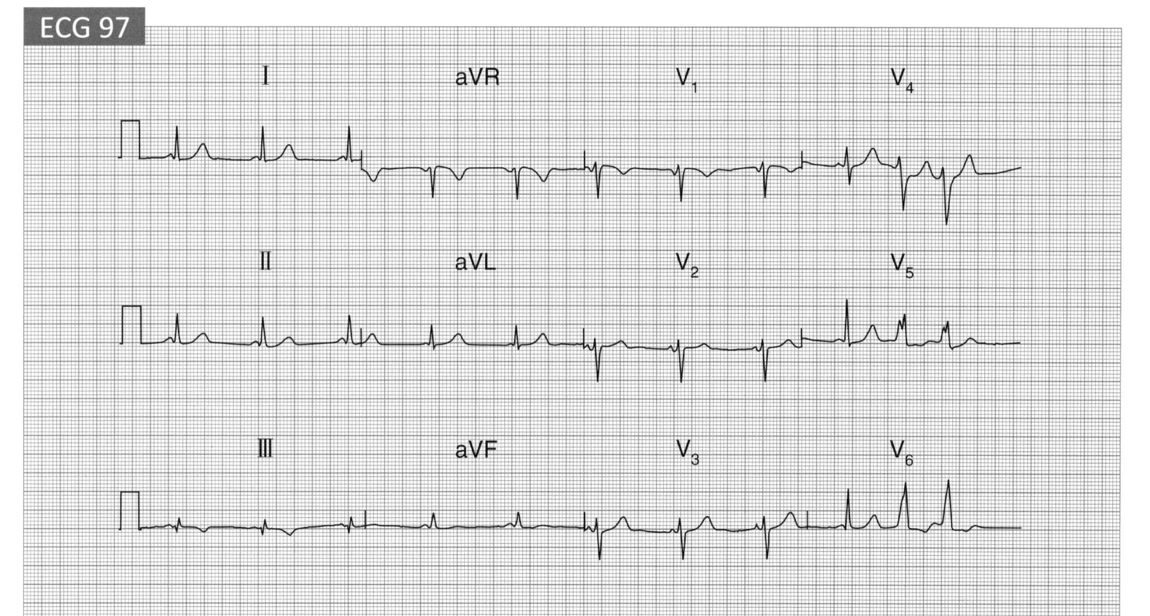

患者女性、18 岁，学生，因偶发心悸就诊。患者常无任何诱因突发心悸，发作时心律看似规整，但频率太快而无法计数，无头晕、呼吸困难等，发作几秒后心悸突然停止、体格检查正常。本心电图提示哪些异常？应进一步做哪些检查？

ECG 97 答案

心电图特点：

- 窦性心律，心率 64 次 / 分
- PR 间期非常短
- 最后两个心搏为期前收缩。可能是室性期前收缩，或是房性期前收缩伴有升支的顿挫，其原因为传导异常
- 心电轴正常
- Ⅲ 导联有小 Q 波和 T 波倒置（很可能是正常的）

临床解释

患者的心悸有两个可能的解释。PR 间期缩短提示可能有异常传导通道，但在窦性节律下并未见预激［Wolff-Parkinson-White（WPW）］综合征特征性的 QRS 波升支顿挫。另一种心悸原因的解释可能为期前收缩。腺苷试验有助于显露旁路。确诊可能需要进行动态心电图监测。

处理意见

有症状时记录到的心电图永远是诊断心悸的关键，动态监测记录的心电图也有帮助。如果发现了室上性心动过速，腺苷试验可能使旁路显露，这是因为腺苷能够选择性阻断房室结。旁路可能需要消融。

诊断

可能的预激。

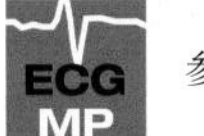

参见《轻松应用心电图》第 7 版第 2 章

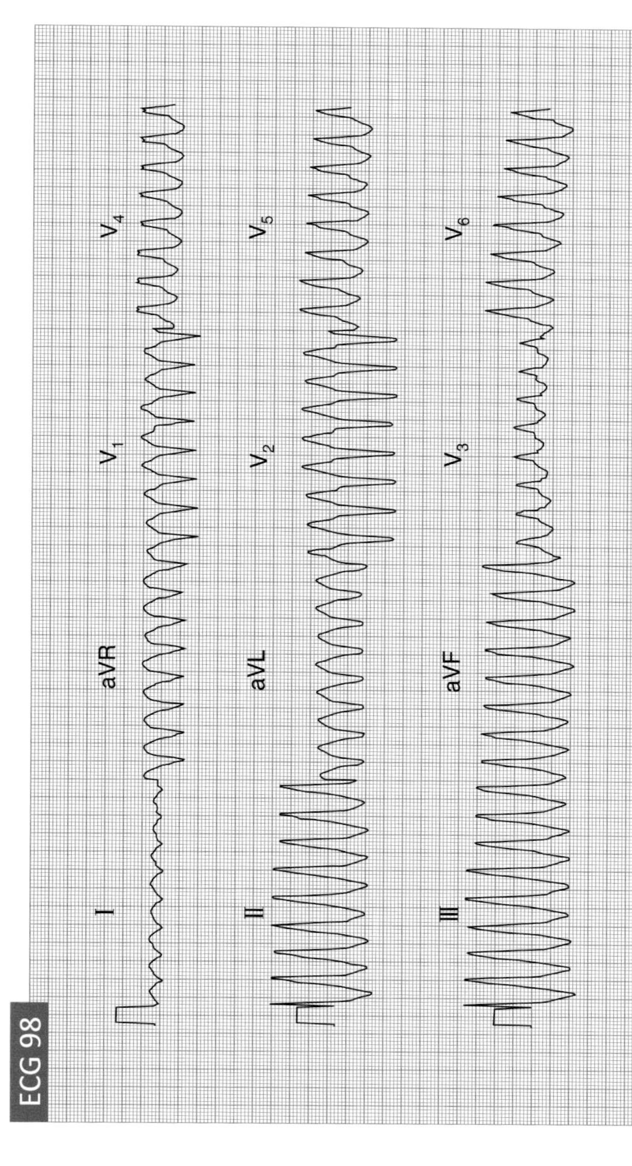

患者男性、30岁，数年来有心悸发作，一次发作时就诊并记录了心电图。他呼吸困难，血压测不出。心电图有哪些提示？如何处理？

ECG 98 答案

心电图特点：

- 宽 QRS 波心动过速，心率 200 次 / 分
- 未见 P 波
- 心电轴右偏
- QRS 波群时限 200 ms
- QRS 波群非同向性
- 左束支传导阻滞（LBBB）图形——QRS 波群“M”形，V_4 导联最明显

临床解释

类似这种的宽 QRS 波心动过速很可能起源于心室。在这例患者中，不支持室性心动过速的特征包括心电轴右偏和缺少 QRS 波同向性（V_1 ～ V_2 导联向下，其他胸前导联向上）。宽 QRS 波心动过速中，心电轴右偏和 LBBB 图形的组合提示起源于右心室流出道。

处理意见

任何心律失常并有血流动力学不稳定证据的患者（这例患者表现为呼吸困难和非常低的血压）需要立刻复律。一旦纠正了心律失常，需要进行电生理检查，右心室流出道心动过速应当进行消融治疗。

诊断

室性心动过速，可能起源于右心室流出道。

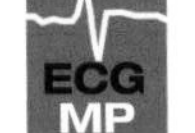

参见《轻松应用心电图》第 7 版第 4 章

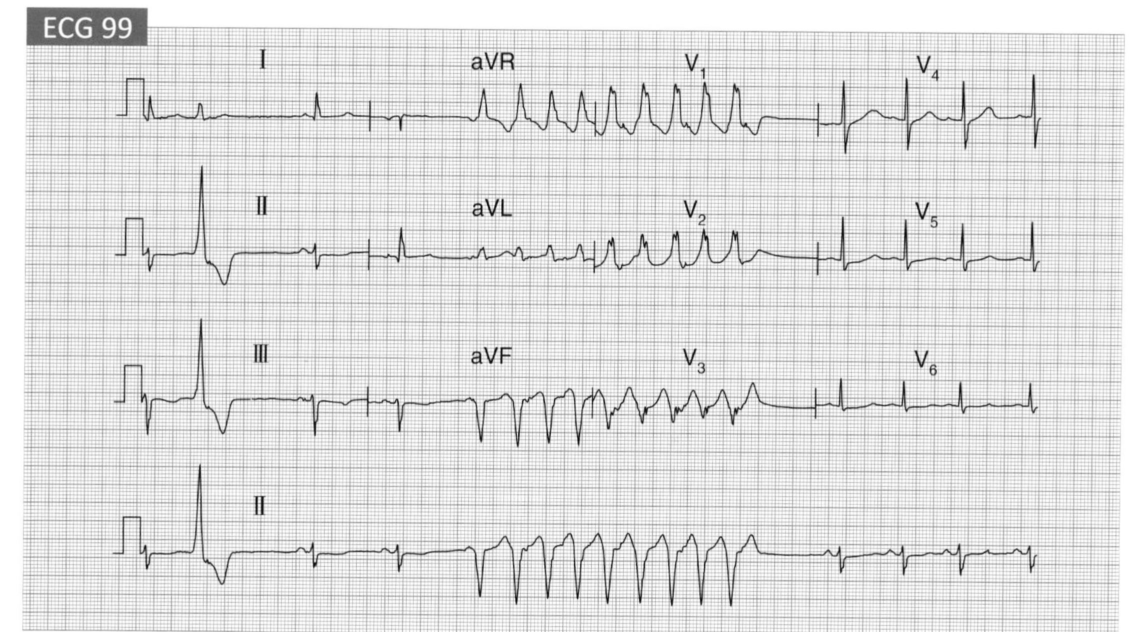

患者男性、70 岁，因头晕发作就诊于急诊科。心电图提示哪些异常？如何处理？

ECG 99 答案

心电图中存在连续 9 次心跳的宽 QRS 波心动过速，且占据了整个 V_1 ～ V_3 导联，使得心电图看起来难以解释。确认心电图心律的关键是底部的Ⅱ导联节律条图。

心电图特点：

- 基本节律是窦性心律，心率 65 ～ 100 次 / 分
- 心电图起始存在 1 次室性期前收缩
- 宽 QRS 波心动过速时 QRS 波形态与窦性节律时明显不同。宽 QRS 波时限为 160 ms。V_1 导联 R 波高于 R′波。这些特征表明心动过速可能起源于心室
- 窦性节律时心电轴左偏（左前分支阻滞）
- 窦性节律时 QRS 波群正常
- Ⅱ、Ⅲ、V_5 ～ V_6 导联 ST 段轻度压低
- Ⅱ、Ⅲ导联 T 波倒置

临床解释

心电图提示阵发性室性心动过速，可能由缺血性心脏病引起。

处理意见

患者头晕发作可能是由于威胁生命的室性心律失常引起。患者需要进一步检查，包括评估左心室收缩功能（通过超声心动图或心脏 MRI）和检查潜在的冠状动脉疾病。谨慎使用心脏选择性的 β 受体阻滞剂可能会有助于在进行确诊性检查期间抑制心律失常复发。

诊断

窦性心律伴阵发性室性心动过速，可能存在心肌缺血。

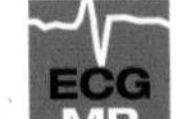

参见《轻松应用心电图》第 7 版第 4 章

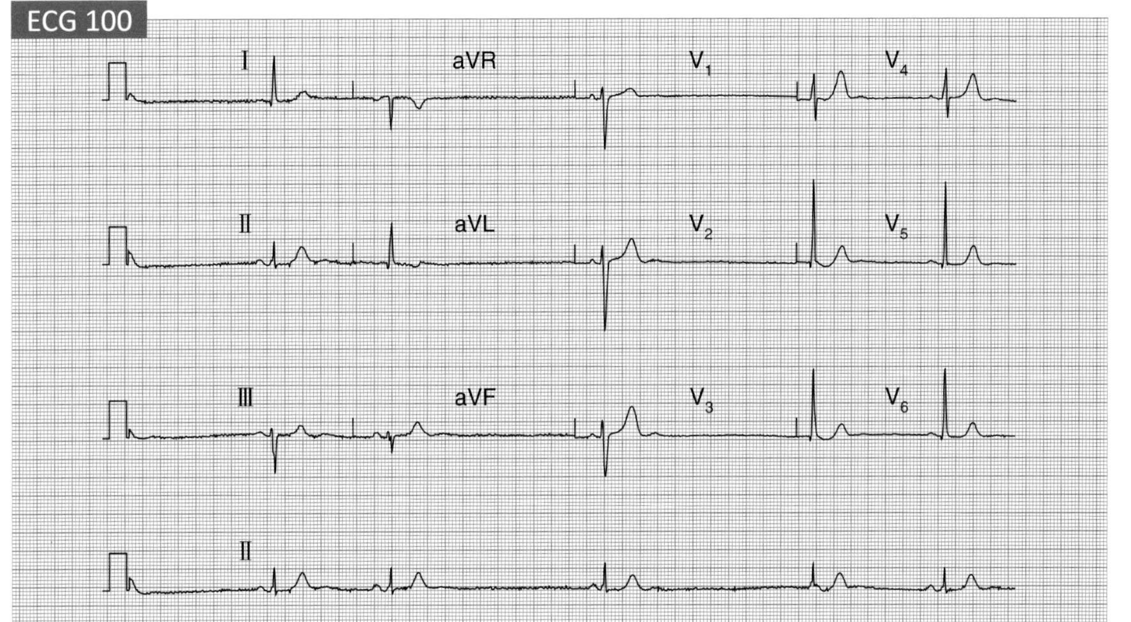

患者男性、25 岁，主诉出现一阵快速而规整的心跳，伴有呼吸困难及头晕。除了慢而不规律的脉搏外，其他体格检查未见异常。心电图如何诊断？如何处理？

ECG 100 答案

心电图特点：

- QRS 波群频率变化，平均 31 次 / 分
- 前 3 次心跳 P 波正常；第 4 次心跳 P 波紧随 QRS 波群后
- QRS 波群和 T 波正常

临床解释

这是一例“病态窦房结综合征”或“窦房结病变”的心电图。心电图示窦性心律伴结性逸搏心律（心房激动靠后）。患者所述的心悸可能是因为阵发性室上性心动过速，因而患者可能有“慢-快综合征”，是窦房结疾病中的一个类型。

处理意见

动态心电图将有助于证实患者心悸的原因。治疗取决于检查结果。如果没有症状，他的心动过缓无须特殊治疗。鉴于他的年龄，除非绝对必要，否则应该暂免永久起搏。

诊断

病态窦房结综合征，窦性心律伴交界区逸搏。

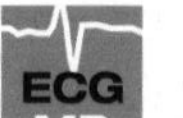

参见《轻松应用心电图》第 7 版第 5 章

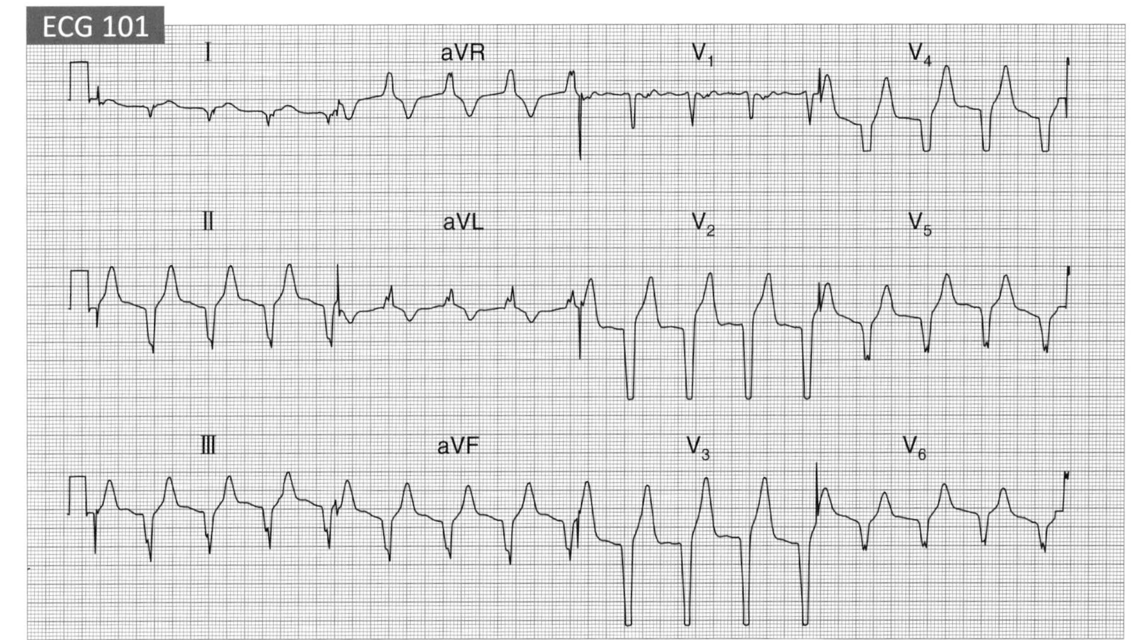

患者男性、45 岁，他因心肌梗死住进了冠心病监护治疗病房，目前恢复良好。这是什么心律，如何处理？

ECG 101 答案

心电图特点：

- 宽 QRS 波形，心率为 90 次 / 分
- 无 P 波
- 心电轴明显左偏
- QRS 波时限为 160 ms
- 所有胸前导联 QRS 主波向下（同向性）

临床解释

如果心室率很快，就会很容易辨认出此为室性心动过速。这种心律既往被称为“慢室速”，但其实为加速性室性自主心律。

处理意见

这种节律在急性心肌梗死患者中非常常见，尤其是在再灌注治疗后。有时也可见于正常人的动态心电图记录中。一般不会导致严重问题，因此无须治疗。对任何“逸搏”节律的试图抑制均可能导致危险的心动过缓。

诊断

加速性室性自主心律。

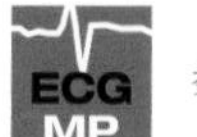

参见《轻松应用心电图》第 7 版第 1 章

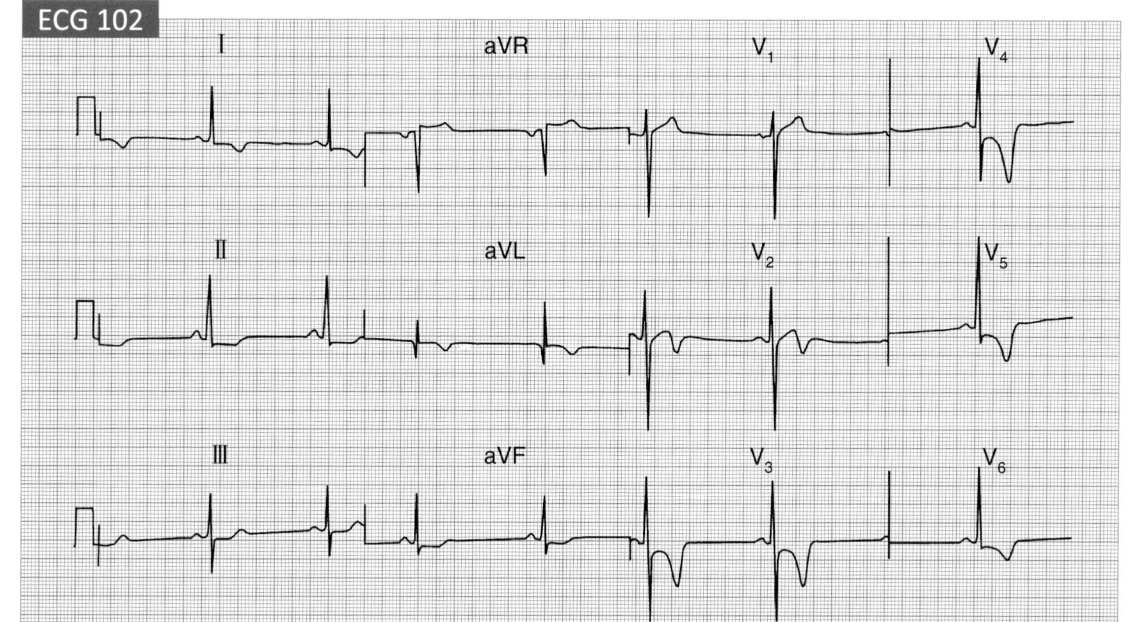

这是一名 25 岁健康的职业运动员进行常规体检时记录的心电图。体格检查无异常。心电图有何提示？如何处理？

ECG 102 答案

心电图特点：

- 窦性心律，平均心率为 44 次 / 分
- 心电轴正常
- 除 aVL 导联窄 Q 波外 QRS 波群正常
- Ⅰ、aVL、V_2 ～ V_6 导联 T 波明显倒置

临床解释

如果这个心电图是记录自某位表现为急性胸痛症状的中年男子，那么诊断可能为前壁非 ST 段抬高型心肌梗死。运动员左心室肥大可引起此种心电图继发性 ST-T 改变，而健康年轻人此种程度的前间隔 T 波倒置几乎可以肯定是肥厚型心肌病所致。

处理意见

超声心动图有助于确定诊断，动态心电图记录则有助于发现是否存在室性心律失常。如果确诊为肥厚型心肌病，应建议避免参加竞技运动，应行基因检测，同时其近亲也应接受筛查。

诊断

可能是肥厚型心肌病。

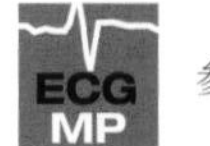

参见《轻松应用心电图》第 7 版第 3 章

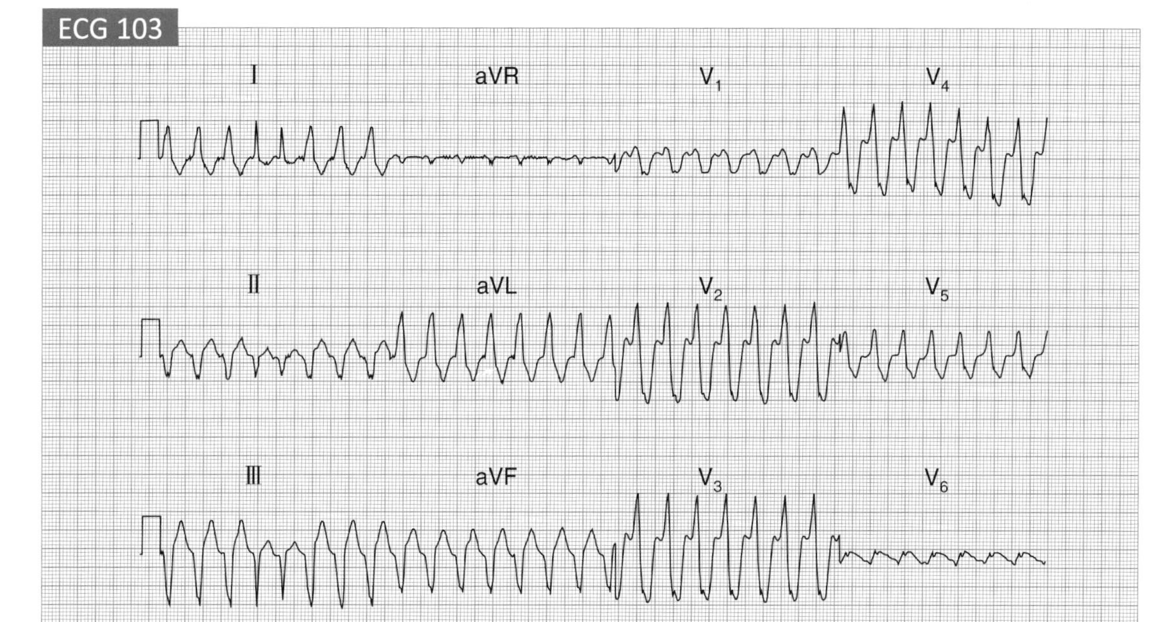

患者女性、70 岁，因不明原因的心力衰竭加重而住院，突然晕倒，被发现时脉搏非常快伴血压低。这是她的心电图，后自行恢复。这是什么心律，如何处理？

ECG 103 答案

心电图特点：

- 宽 QRS 波心动过速，心室率为 188 次 / 分
- 未见 P 波
- 心电轴左偏
- QRS 波时限约为 140 ms
- 第 4、5 跳可见窄 QRS 波
- 虽然无法完全明确，但胸前导联的 QRS 波可能是同向的（QRS 主波方向均向上）

临床解释

宽 QRS 波心动过速可能是室性心动过速、室上性心动过速伴束支传导阻滞或者由预激（Wolff-Parkinson-White）综合征引起的。我们没有这位患者的窦性心律心电图，而它有助于上述可能性的鉴别诊断。QRS 波群不是很宽，符合室上性心动过速伴束支差异性传导，但心电轴左偏和胸前导联（可能）同向性更支持室性心动过速。前部的两个窄 QRS 波具有关键意义，这两个波稍微提前，很可能是夺获。由此证实室上性激动下传时心室传导系统功能正常，因而宽 QRS 波群一定是室性心动过速所致。

处理意见

首先建议于镇静或麻醉下通过直流电复律恢复窦性心律。老年心力衰竭患者最常见病因是缺血性心脏病，但必须考虑到心力衰竭的所有可能原因。心肌梗死可能导致心律失常的突然发作，可以通过复律后心电图证实。还要考虑这种心律异常是否与此前的治疗相关，此次发作也可能是由于电解质紊乱或所服用药物的致心律失常作用所致。

诊断

室性心动过速。

ECG MP

参见《轻松应用心电图》第 7 版第 4 章

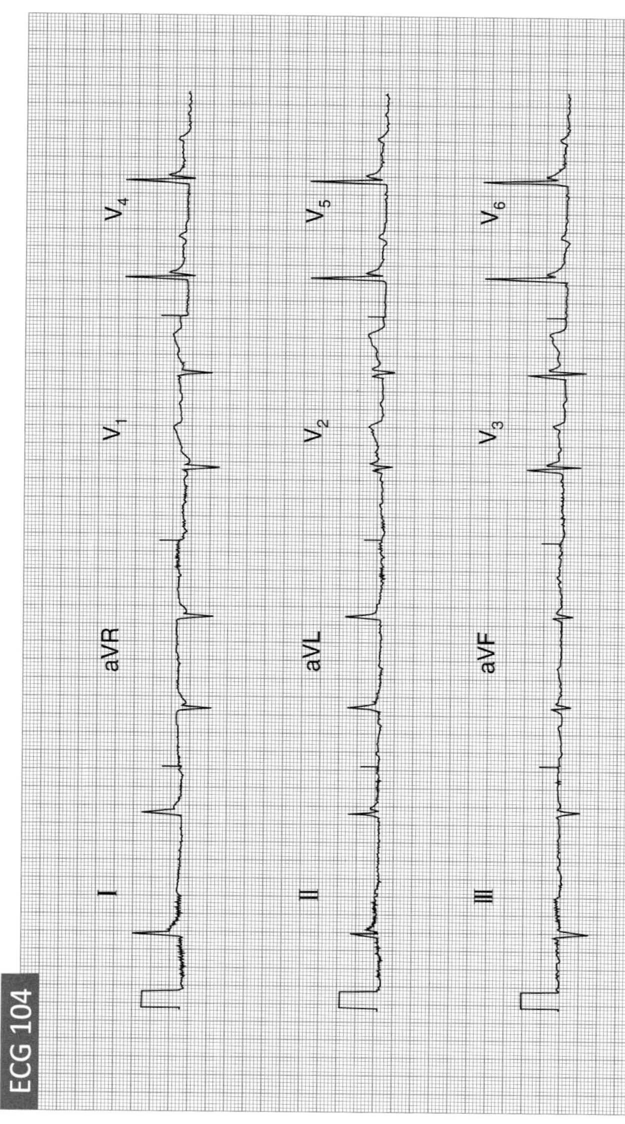

患者女性、80 岁，她被发现时昏迷，体征提示脑卒中，如何诊治?

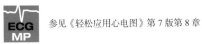

ECG 104 答案

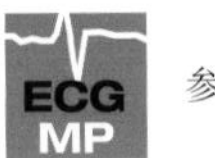

参见《轻松应用心电图》第 7 版第 8 章

心电图特点：

- 心房颤动，心室率约为 55 次 / 分
- QRS 波时限增宽至 200 ms
- V_3 ～ V_6 导联可见明显的 J 波
- 广泛导联非特异性 ST-T 改变

临床解释

心房颤动和患者的脑卒中可能相关或无关——患者可能为脑栓塞，也可能同时患有冠心病和脑血管疾病。心室率缓慢和 J 波提示患者体温过低，其体内温度为 25℃。低体温患者心电图少见有如此清晰的 J 波，原因是颤抖会导致波形受到干扰，而此例患者过度低温以至于无法颤抖。患者最后未存活。

诊断

心房颤动和低体温。

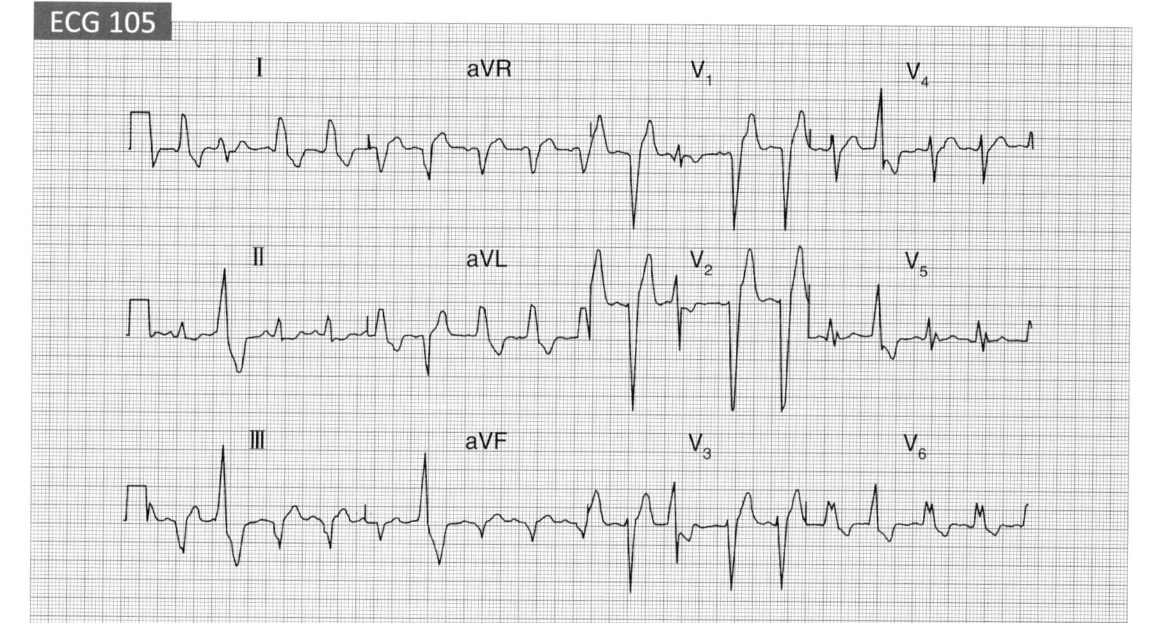

患者男性，50 岁，因典型心肌梗死样胸部中间部位疼痛 2 h 而入院。6 个月前心电图正常。心电图有何提示？如何处理？

ECG 105 答案

心电图特点：

- 窦性心律，心率为 107 次 / 分
- 室性期前收缩
- 心电轴正常
- 宽 QRS 波，V_6 导联呈“M”型，Ⅰ、aVL 和 V_5 ～ V_6 导联 T 波倒置，提示窦性心律伴左束支传导阻滞

临床解释

室性期前收缩可以被识别，是因为其形态与左束支传导阻滞形态不同，而且前面没有 P 波。左束支传导阻滞可能掩盖了心肌梗死图形。

处理意见

6 个月内新发的左束支传导阻滞提示为心肌梗死，患者应接受双联抗血小板治疗（阿司匹林联合 P2Y12 抑制剂）和急诊冠状动脉造影及相应的血管成形术。室性期前收缩不需要特殊治疗。

诊断

窦性心律伴完全性左束支传导阻滞和室性期前收缩。

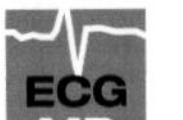

参见《轻松应用心电图》第 7 版第 6 章

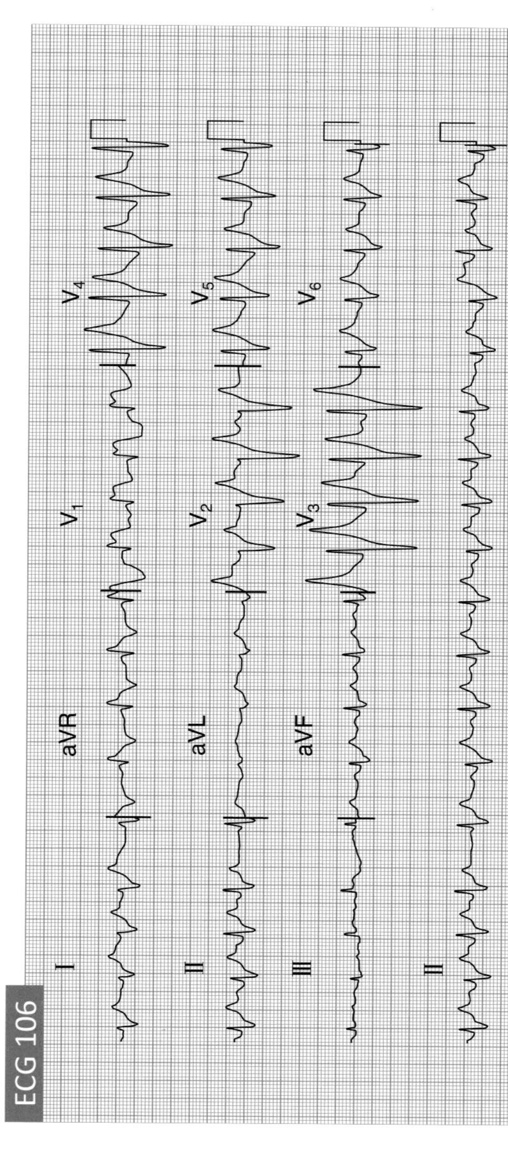

患者女性，75 岁，因心力衰竭入院。她接受了地高辛、雷米普利、弗鲁米尔和螺内酯的治疗。她的心电图有什么问题吗？

ECG 106 答案

心电图特点：

- 窦性心律伴房性期前收缩，心率为 100 次 / 分
- 心电轴右偏
- 宽 QRS 波形（140 ms）伴右束支传导阻滞图形
- 对称性尖峰样 T 波

临床解释

潜在的最重要的异常是 T 波高尖，提示高钾血症。服用药物中血管紧张素转化酶抑制剂、弗鲁米尔（其中含有阿米洛利）和螺内酯可能会导致高钾血症，也正是本例患者病因。右束支传导阻滞可能是或不是新发的，既往心电图将会有助于明确。

处理意见

停用保钾药物（弗鲁米尔，尤其是螺内酯）。检测血清钾并治疗高钾血症。病情严重时可能需要静脉注射碳酸钙、葡萄糖酸钙、胰岛素联合高糖和吸入沙丁胺醇，但需遵循临床治疗指南。

诊断

高钾血症伴右束支传导阻滞。

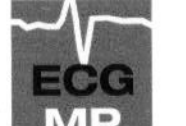

参见《轻松应用心电图》第 7 版第 8 章

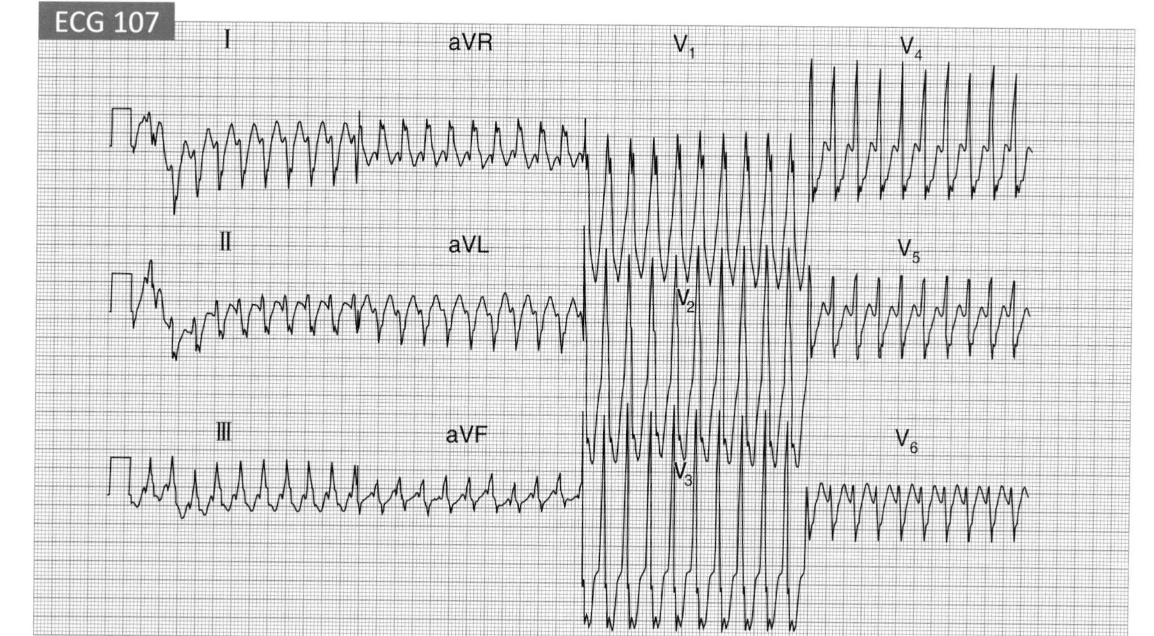

患者男性、30 岁，间断短阵心悸发作病史 10 年，发作时至急诊室行心电图。这是什么心律，你会如何立即处理和长期处理？

ECG 107 答案

心电图特点：

- 宽 QRS 波心动过速，心室率为 230 ～ 240 次 / 分
- 未见 P 波
- 心电轴右偏
- QRS 波时限为 180 ms
- V_1 导联 QRS 波主波向上，V_6 导联向下——非同向性
- QRS 波形呈右束支传导阻滞图形，但 V_1 导联的第一个 R 波高于第二个 R 波

临床解释

宽 QRS 波心动过速的常见原因主要有三种：室性心动过速、伴束支传导阻滞的室上性心动过速和预激［Wolff-Parkinson-White（WPW）］综合征。诊断的关键要点需要参考窦性心律时的心电图，但不一定有窦性心律心电图可供参考。急性心肌梗死情况下出现宽 QRS 波心动过速可以诊断为室性心动过速，但此例并非如此。心电图中 QRS 波形不是很宽，心电轴右偏，胸前导联 QRS 波形非同向性，这些特点均提示可能为室上性起源。室性心动过速的唯一支持点是 V_1 导联第一个 R 波高于第二个 R 波。基于以上特征和临床特点，该节律可能是室上性。

处理意见

首先可以考虑的方法是颈动脉窦按摩或给予腺苷，出现严重的血流动力学障碍时可能需要紧急电复律。事实上，该患者的心律失常自行终止，窦性心律下可见短 PR 间期和伴有 delta 波的 QRS 波。因此这名患者诊断考虑为预激（WPW）综合征，需进行电生理检查并行消融阻断旁路。

诊断

宽 QRS 波心动过速（最终证实为 WPW 综合征）。

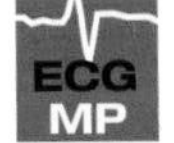

参见《轻松应用心电图》第 7 版第 4 章

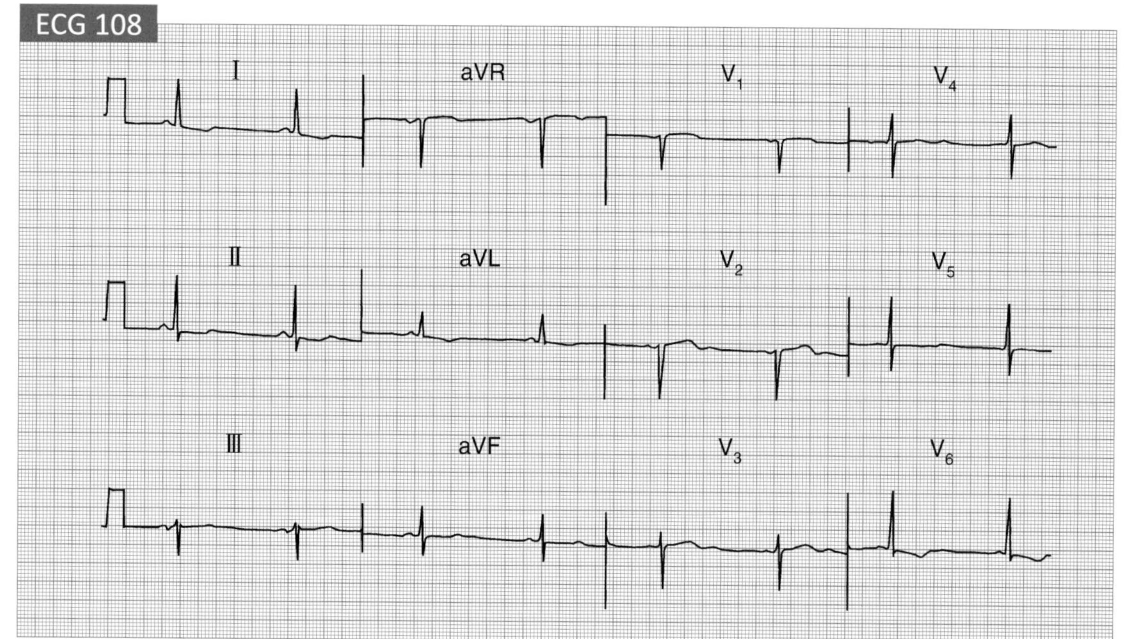

这是一名 50 岁妇女的常规体检心电图，无症状。其他常规检查结果中唯一异常的是血清胆固醇水平为 7.2 mmol/L。如何处理？

ECG 108 答案

心电图特点：

- 窦性心律，心率为 45 次 / 分
- 心电轴正常
- QRS 波时限正常
- 广泛导联 T 波低平和倒置
- V_2 ～ V_5 导联可见明显的 U 波

临床解释

T 波低平伴明显 U 波常由低钾血症所致。健康体检中会常规检查血钾水平，而低镁血症也会引起相同的心电图改变。低钙血症会导致 QT 间期延长，但不会导致 U 波。胆固醇水平升高可能是冠心病的标志，也可能继发于甲状腺或肾脏疾病。

处理意见

进行全血筛查，甲状腺功能检查明确了患者最终诊断。这名妇女患有黏液性水肿，经治疗后心电图恢复正常。

诊断

广泛导联 T 波低平并伴有明显 U 波——典型见于低钾血症，但此病例是由于黏液性水肿。

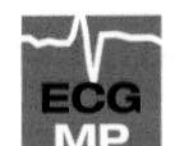

参见《轻松应用心电图》第 7 版第 8 章

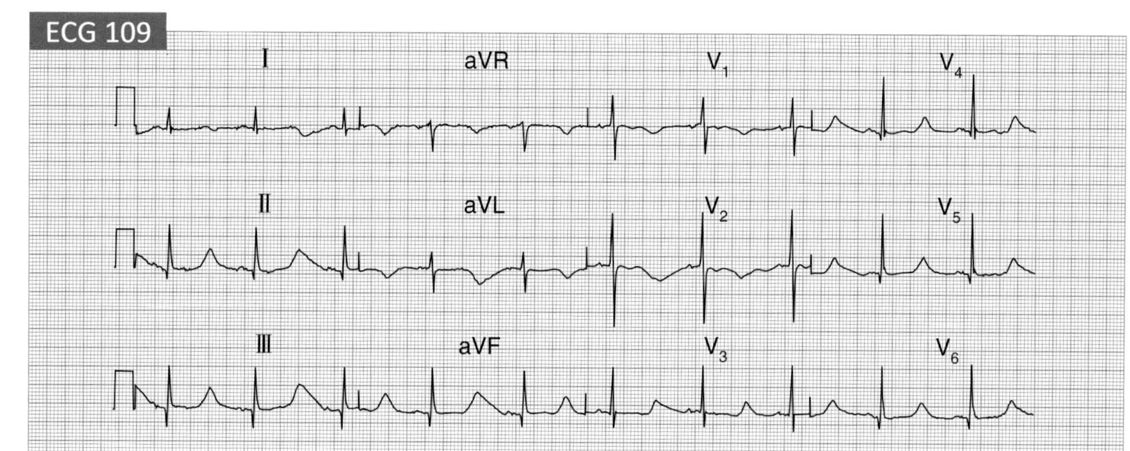

患者女性、80 岁，因晕厥从疗养院被送往医院。仅知道她正在接受心脏疾病治疗，无其他病史可提供。查体未见明显异常体征。上图是入院时心电图记录，下图为入院后不久记录的心电图。这是什么情况？

ECG 109

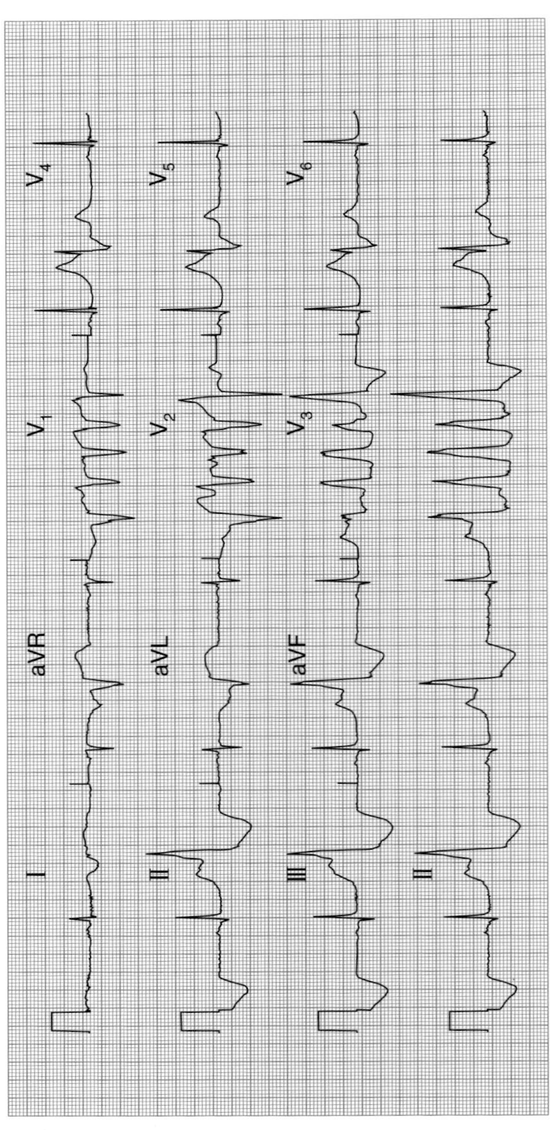

ECG 109 答案

上图心电图特点：

- 窦性心律，心率为 60 次 / 分
- Ⅱ、Ⅲ、aVF、$V_4 \sim V_6$ 导联可见窄 Q 波
- 大多数导联 T 波形态异常
- QT 间期延长（约 650 ms）

下图心电图特点：

- 窦性心律伴多源性室性期前收缩
- 一系列多形性（即形状变化）室性心动过速

临床解释

上图中下壁异常 Q 波可能代表陈旧性梗死，但它们很窄，也可能是由间隔除极产生的。QT 间期延长和 T 波异常可能是由于电解质异常，也可能是患者正在接受的某种药物治疗中的作用。晕厥伴心电图 QT 间期延长提示有尖端扭转型室性心动过速事件。

处理意见

监测包括血清镁在内的电解质水平，但此例患者结果正常。应立即检查患者正在服用的药物。在获得信息之前，正确的做法是停止药物治疗和监测心律失常。最终结果发现，这名妇女服用的是索他洛尔，这是一种具有Ⅲ类抗心律失常效果的 β 受体阻滞剂，它会导致 QT 间期延长。停药后心电图恢复正常。

诊断

药物所致 QT 间期延长和多形性室性心动过速。

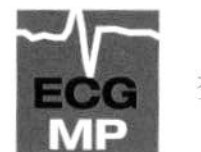

参见《轻松应用心电图》第 7 版第 2 章

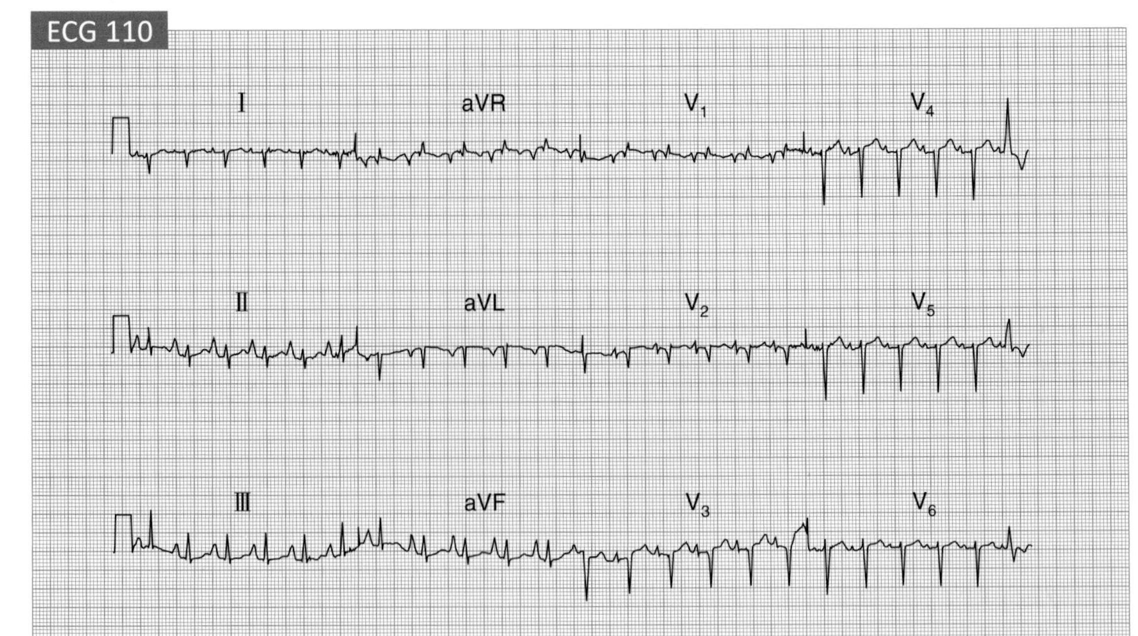

患者男性、60 岁，因严重呼吸困难就诊，症状近年来加剧。颈静脉压升高。你认为是什么问题？

ECG 110 答案

心电图特点：

- 窦性心律，心率为 140 次 / 分
- 单发室性期前收缩
- P 波高尖（Ⅱ、Ⅲ和 aVF 导联最明显）
- PR 间期正常
- 心电轴右偏
- V_1 导联以 R 波为主
- V_6 导联 S 波加深
- ST-T 未见异常

临床解释

其主要问题为窦性心动过速。P 波高尖提示右心房扩大，心电轴右偏和 V_1 导联 R 波为主提示右心室扩大，V_6 导联深 S 波，胸前导联无“左心室”波型，提示心脏“顺钟向转位”和右心室占据了心前区。这些变化均提示肺部疾病。

处理意见

由于心电图完全是“右侧”的，推测问题可能是由于慢性肺部疾病或反复发生肺栓塞导致。病史更符合肺部疾病，颈静脉压升高可能是由肺源性心脏病（肺心病）引起的。窦性心动过速令人担忧，提示呼吸衰竭。

诊断

窦性心动过速和单发室性期前收缩，右心房和右心室肥大，顺钟向转位——提示慢性肺部疾病。

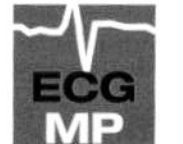

参见《轻松应用心电图》第 7 版第 7 章

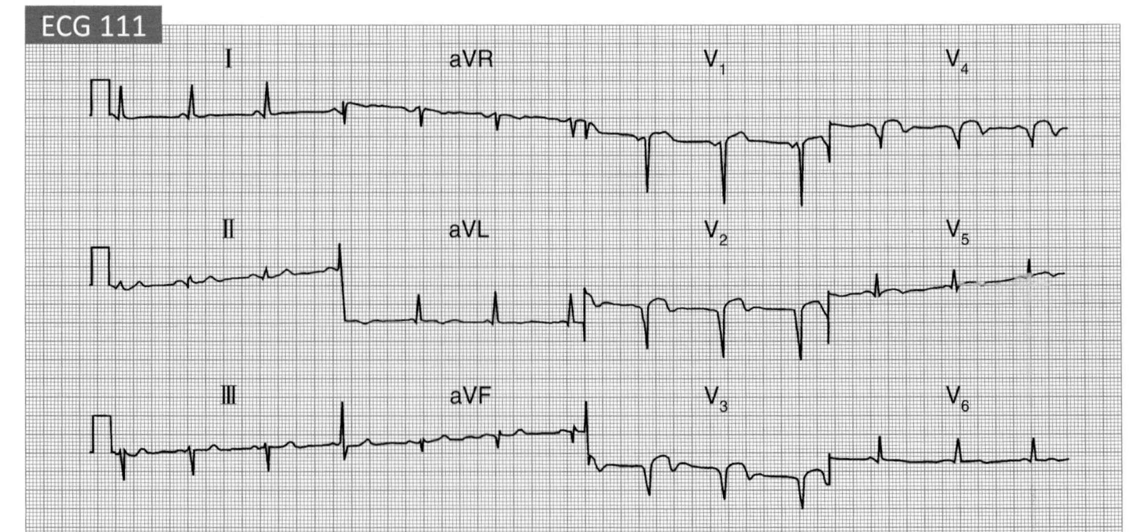

患者男性、60 岁，于门诊主诉呼吸困难 2 个月，没有胸痛。体格检查颈静脉压升高，两肺底有湿啰音，心尖部可闻及第三心音，以上是他的心电图和胸部 X 线片。有哪些提示？与临床情况有什么关系？如何处理？

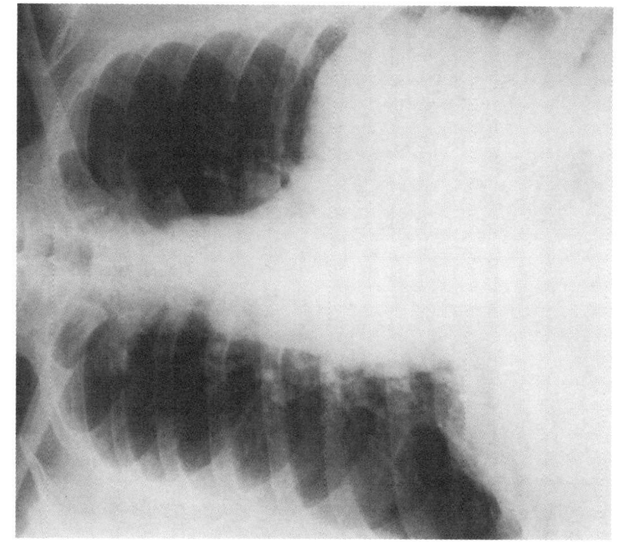

ECG 111 答案

心电图特点：

- 窦性心律，心率为 72 次 / 分
- 心电轴正常
- V_1 ～ V_4 导联可见大 Q 波，Ⅰ、aVL 导联可见小 q 波
- V_2 ～ V_5 导联 ST 段抬高，T 波倒置
- Ⅰ、V_6 导联 T 波低平，aVL 导联 T 波倒置

胸部 X 线片示左心室室壁瘤形成。

临床解释

心电图提示急性前壁心肌梗死，但临床情况似乎不相符：病史提示可能在 2 个月前发生了心脏事件。胸前导联 ST 段抬高可于大面积心肌梗死后持续存在，常见于室壁瘤。胸部 X 线片证实。

处理意见

超声心动图有助于发现室壁瘤大小和受损的残余左心室功能，而这对此例患者来说几乎是肯定的。需要进一步检查来评估其冠状动脉疾病和心肌存活的程度。应按指南来治疗心力衰竭和缺血性心脏病。

诊断

陈旧性前壁心肌梗死合并左心室室壁瘤形成。

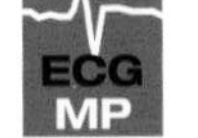

参见《轻松应用心电图》第 7 版第 7 章

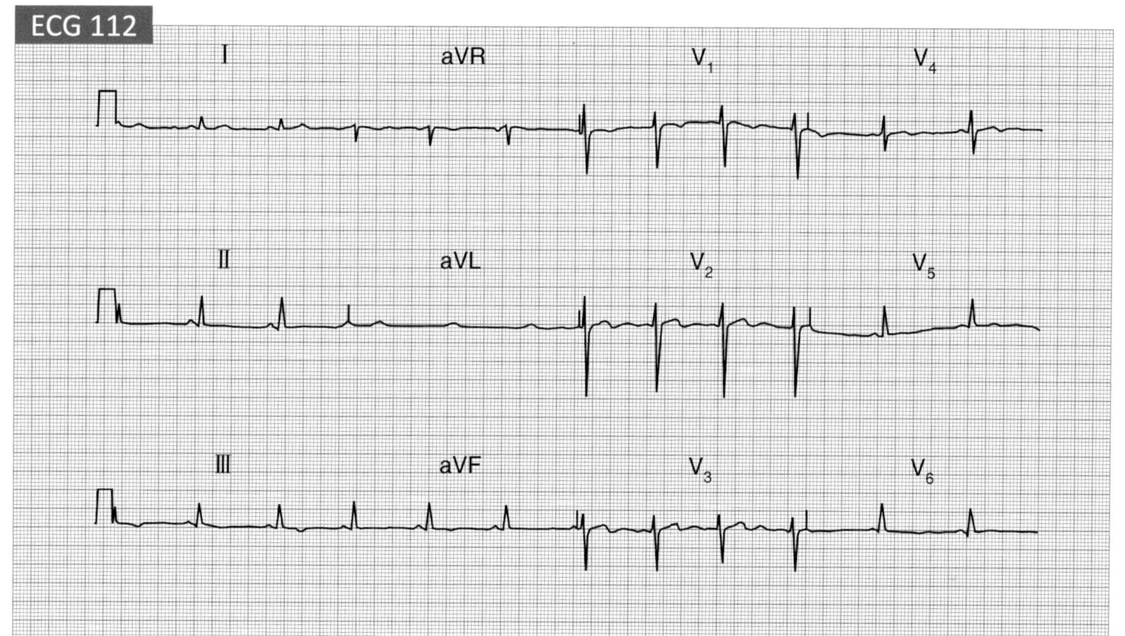

心电图来自门诊一位年轻男子，症状似乎为非特异性胸痛。你如何解读？会如何处理？

ECG 112 答案

心电图特点：

- 窦性心律，心率为 71 次 / 分
- 心电轴正常
- QRS 波时限正常
- Ⅲ 和 aVF 导联 T 波倒置，V_4 导联 T 波双向，V_5 ～ V_6 导联 T 波低平
- V_2 ～ V_3 导联可见 U 波（正常）

临床解释

这种 T 波改变，尤其是位于下壁导联，很可能是由心肌缺血引起的。侧壁导联 T 波低平可以仅用“非特异性”来描述。

处理意见

当心电图表现这种“非特异性”异常时，采取的措施主要取决于临床诊断。如果没有症状，心电图报告“非特异性改变”是合理的；如果有临床症状（如这个病例），可能需要进一步检查。此患者冠状动脉 CTA 正常，1 个月后复查心电图未见动态改变。

诊断

非特异性 ST-T 改变。

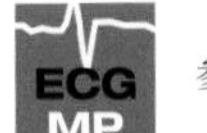

参见《轻松应用心电图》第 7 版第 1 章

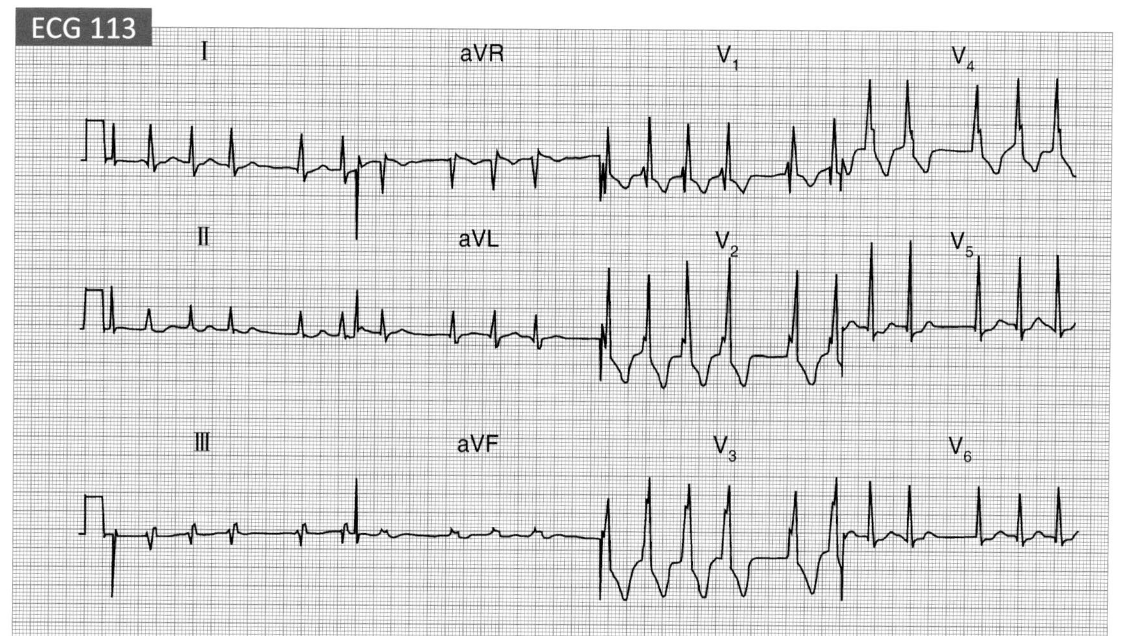

患者男性、60 岁，术前心脏检查和心电图正常，胆囊切除术后几天出现咳嗽和胸膜性胸痛，他的心电图和胸部 X 线片有哪些提示，可能是什么问题？

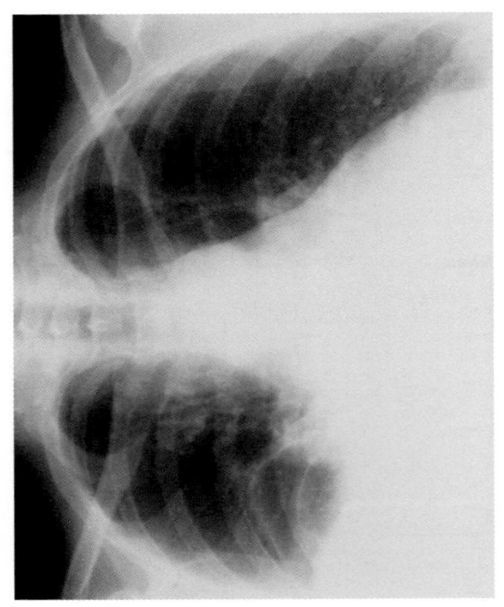

ECG 113 答案

心电图特点：

- 心房颤动
- 心电轴正常
- V_1 ～ V_3 导联 RSR′型，提示右束支传导阻滞（RBBB）

胸部 X 线片提示右侧胸腔大量积液，上部有一些肺不张。左侧胸腔少量积液。肺上部充血，提示心力衰竭。

临床解释

心房颤动常见的“基线不规则”于此心电图中并不明显，但 QRS 波绝对不规整提示心房颤动。心律变化和右束支传导阻滞的出现可能是由于肺部感染，但更可能是由于肺栓塞所致。右侧胸腔积液也可能是由感染或栓塞引起的。胸腔积液为双侧（虽然不对称）和上肺充血，可见患者有明显的心力衰竭。

处理意见

如果术后止血充分，抗凝治疗通常不会引起出血，但仍然需要与外科团队进行充分的多学科讨论。不论如何，肺栓塞死亡风险非常高，应该给予低分子量肝素治疗，同时需要进一步检查（白细胞计数和肺血管造影）来鉴别肺部感染和肺栓塞。

诊断

心房颤动伴右束支传导阻滞。

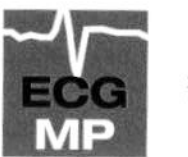

参见《轻松应用心电图》第 7 版第 7 章

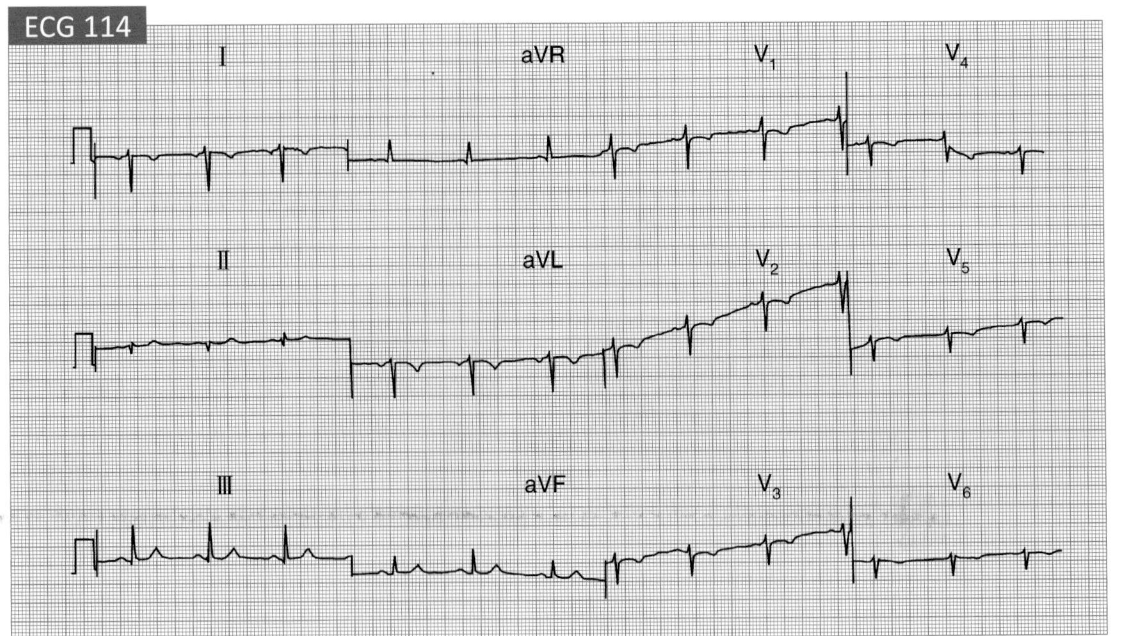

一名健康的 25 岁男子在常规体检中记录的心电图。有何看法？

ECG 114 答案

心电图特点：

- 心电图非常怪异
- 窦性心律，心率为 70 次 / 分
- Ⅰ导联 P 波倒置
- 心电轴右偏
- aVR 导联以 R 波为主
- 胸前导联无 R 波递增，V_6 导联仍呈右心室形态
- QRS 波时限正常

临床解释

此为右位心。将肢体导联反接，胸前导联连接在右侧相应的肋间隙位置，就可以得到正常的心电图。

处理意见

确保心电导联连接正确。如果左右手反接，将会看到Ⅰ导联中的 P 波倒置。当然，这并不会影响胸前导联心电图。

诊断

右位心。

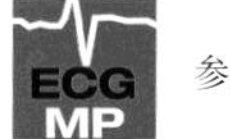

参见《轻松应用心电图》第 7 版第 1 章

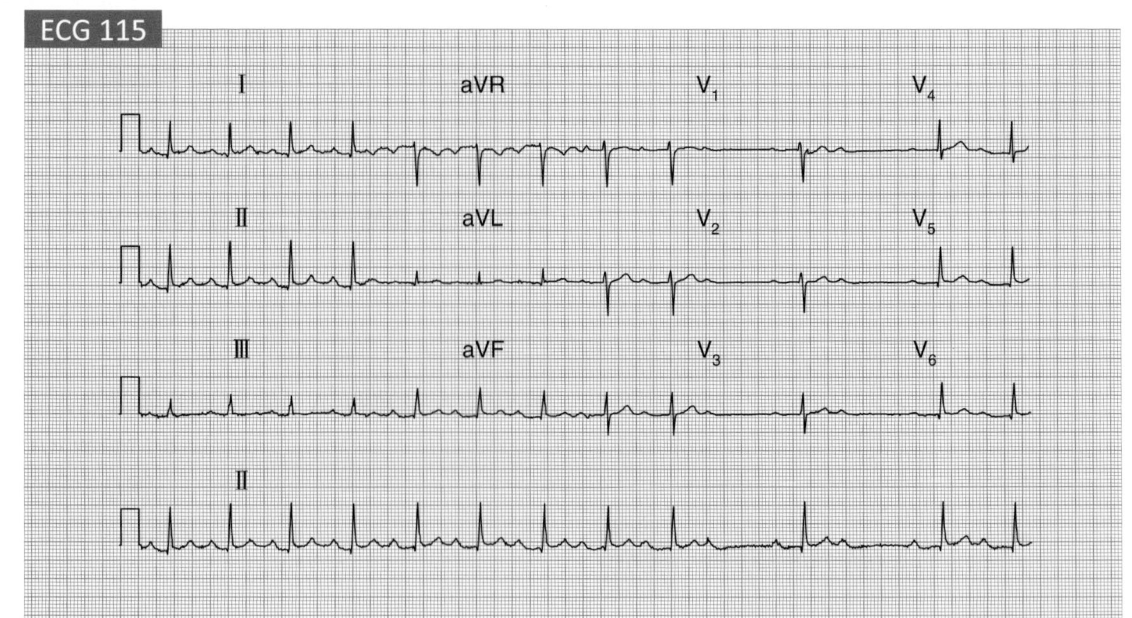

患者男性、70 岁，有长期高血压，几周来一直有头晕发作，他感觉脉搏不齐，但没有其他异常体征。这是他的心电图。有哪些提示？如何处理？

ECG 115 答案

心电图特点：

- 前 9 跳为窦性心律，心室率约 80 次 / 分
- 前 9 次心跳 PR 间期逐渐延长，从 240 ms 增加到 360 ms
- 随后出现 P 波下传阻滞，继之是 PR 间期为 360 ms 的 P 波下传
- 随后是第 2 个 P 波下传阻滞，接下来是两个 P 波下传，PR 间期为 360 ms
- 心电轴正常
- QRS 波群时限正常，ST 段及 T 波未见异常

临床解释

心电图显示了不同类型的房室传导阻滞。PR 间期延长后有 1 个 P 波未下传，代表文氏（莫氏 1 型）二度房室传导阻滞。长 PR 间期的 P 波下传后有 1 次 P 波未下传，为莫氏 2 型二度房室传导阻滞。最后心搏的 PR 间期延长，表现为一度房室传导阻滞。心率的变化可能是头晕的原因。

处理意见

虽然这名男子没有胸痛，心电图也没有缺血的证据，但冠心病仍然可能是传导阻滞的原因。高血压患者所应用的药物可能是导致这种心脏传导阻滞的原因之一。他很可能正在服用 β 受体阻滞剂或钙通道阻滞剂，故首先要做的是停止使用这些药物，然后重新评估症状和做动态心电图检查，再得出是否需要永久起搏的最终决定。

诊断

文氏和莫氏 2 型二度房室传导阻滞，一度房室传导阻滞。

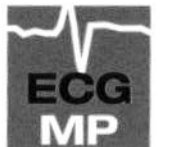

参见《轻松应用心电图》第 7 版第 3 章

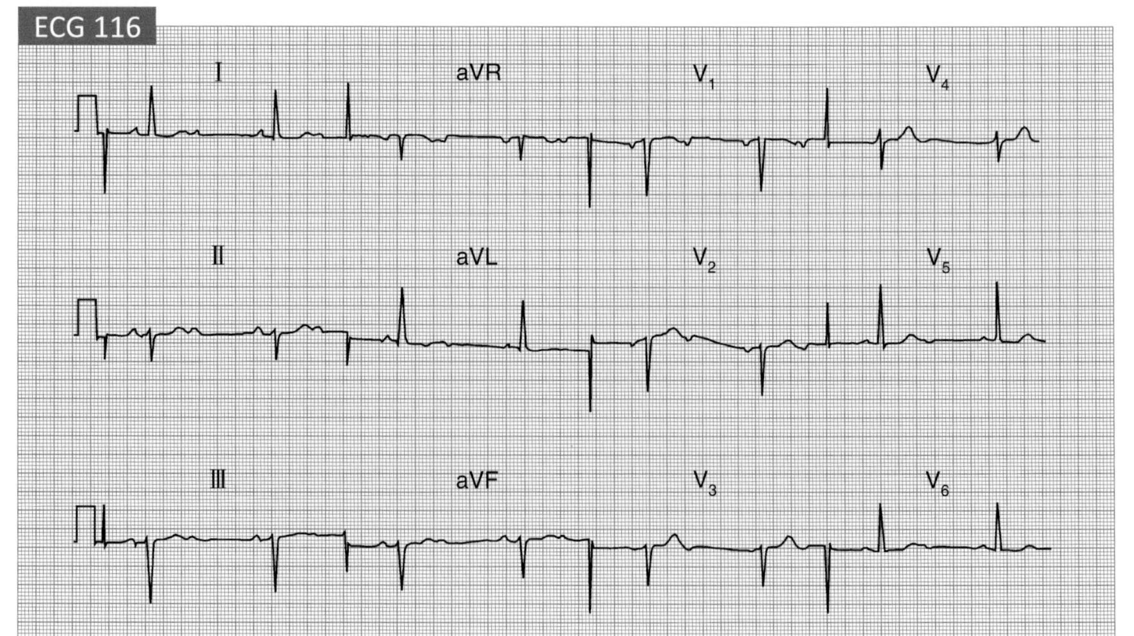

患者男性、75 岁，他主诉呼吸困难，没有胸痛或头晕，查体除脉搏缓慢外未见异常。这份记录中有哪 3 种异常？如何处理？

ECG 116 答案

心电图特点：

- 窦性心律，心率 45 次 / 分
- 二度（2∶1）房室传导阻滞
- 心电轴左偏
- 胸前导联 R 波递增不良
- T 波正常

临床解释

二度房室传导阻滞伴 45 次 / 分的心率，这很可能是患者呼吸困难的原因。心电轴左偏提示左前分支阻滞。胸前导联 R 波递增不良（V_3 导联几乎没有 R 波，V_4 导联有小 R 波，V_5 导联 R 波正常）提示陈旧性前壁心肌梗死。

处理意见

患者需要安装永久性心脏起搏器。

诊断

二度（2∶1）房室传导阻滞、左前分支阻滞，以及不排除陈旧性前壁心肌梗死。

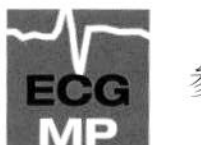

参见《轻松应用心电图》第 7 版第 5 章

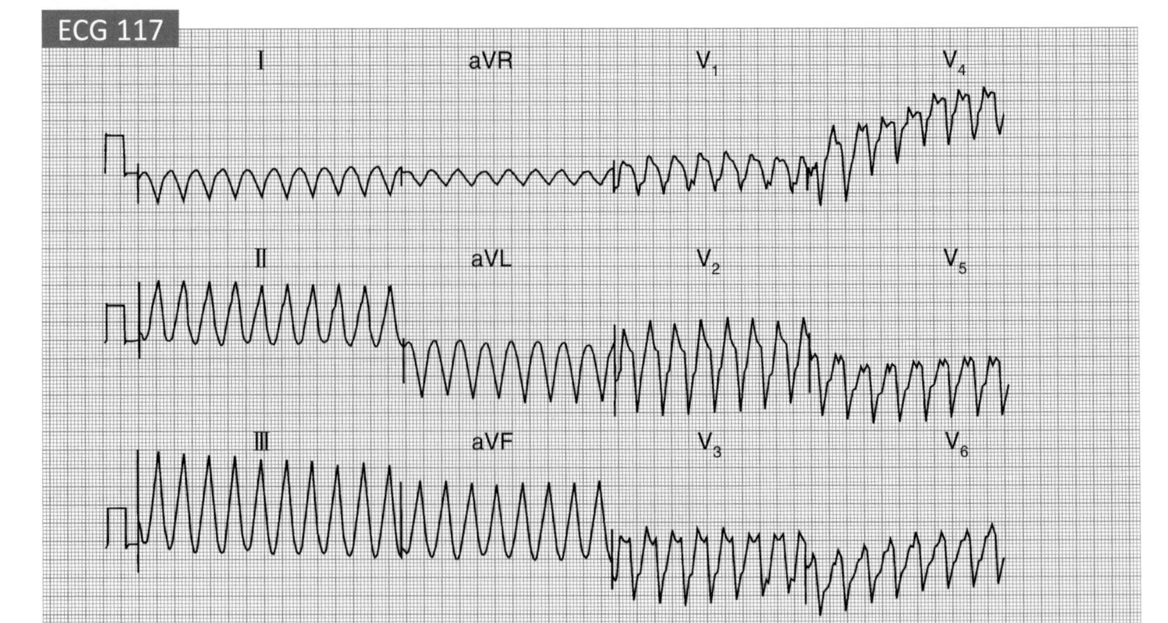

心电图记录自冠心病监护治疗病房一位发病 2 h 的急性前壁心肌梗死患者。患者湿冷，神志不清，血压也无法测及。心电图有何提示，如何处理？

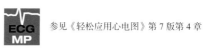

ECG 117 答案

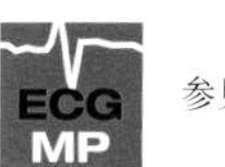

参见《轻松应用心电图》第 7 版第 4 章

心电图特点：

- 宽 QRS 波心动过速，心率约 215 次 / 分
- QRS 波规律
- QRS 波时限不明确，可能约 280 ms
- 心电轴及 QRS 波形不明确

临床解释

除非已知患者窦性心律时有束支传导阻滞，否则急性心肌梗死情况下的宽 QRS 波心动过速应该被认定是心室起源。本例中规整的节律和明显增宽的异常波形毫无疑问地表明这是室性心动过速。

处理意见

在严重循环衰竭的情况下，需要立即进行直流电（DC）复律。

诊断

室性心动过速。

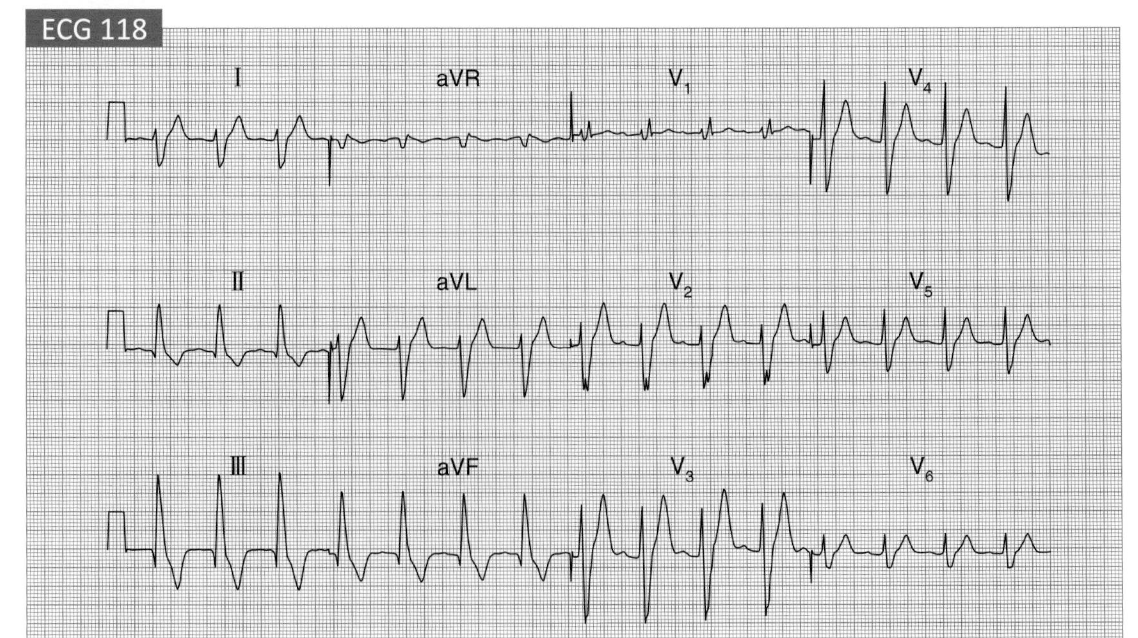

患者女性、80 岁，主诉呼吸困难伴经常性头晕。这是她就诊时的心电图。心电图有哪些提示？头晕可能是由什么原因引起的？如何处理？

ECG 118 答案

心电图特点：

- 窦性心律，心率 90 次 / 分
- 心电轴右偏
- 右束支传导阻滞（RBBB）

临床解释

心电轴右偏提示左后分支阻滞，同时右束支传导阻滞，提示双分支阻滞。可见此患者面临完全性（三度）房室传导阻滞的风险，可能会导致阿–斯（Stokes-Adams）综合征发作。

处理意见

需要进行动态监测以确诊缓慢性心律失常。事实上这名女性接受入院监测并出现了严重的头晕和昏厥。发作期间记录到了另一次心电图（见下图）。

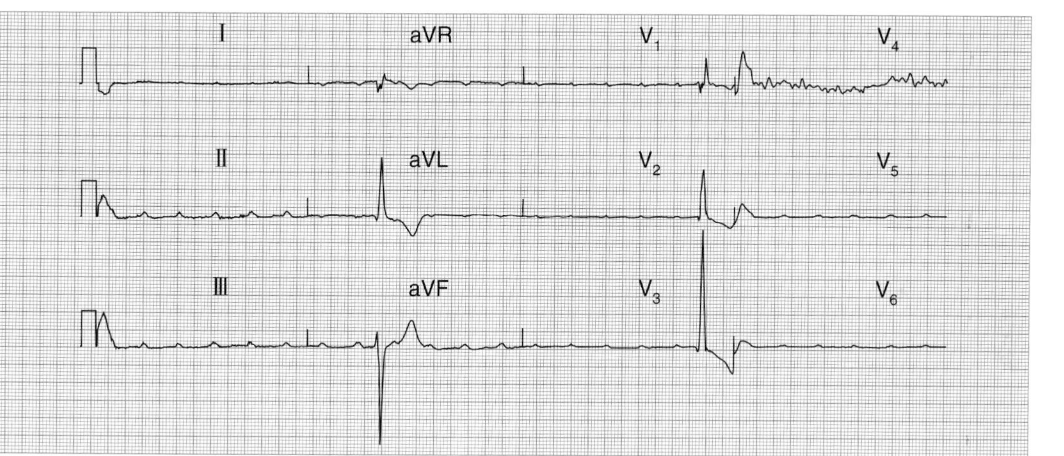

心电图示完全性房室传导阻滞，心室率约为 15 次 / 分。患者立即接受了永久性心脏起搏器治疗。

诊断

左后分支阻滞和右束支传导阻滞——双分支阻滞和随后完全性房室传导阻滞。

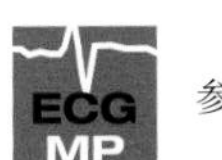

参见《轻松应用心电图》第 7 版第 5 章

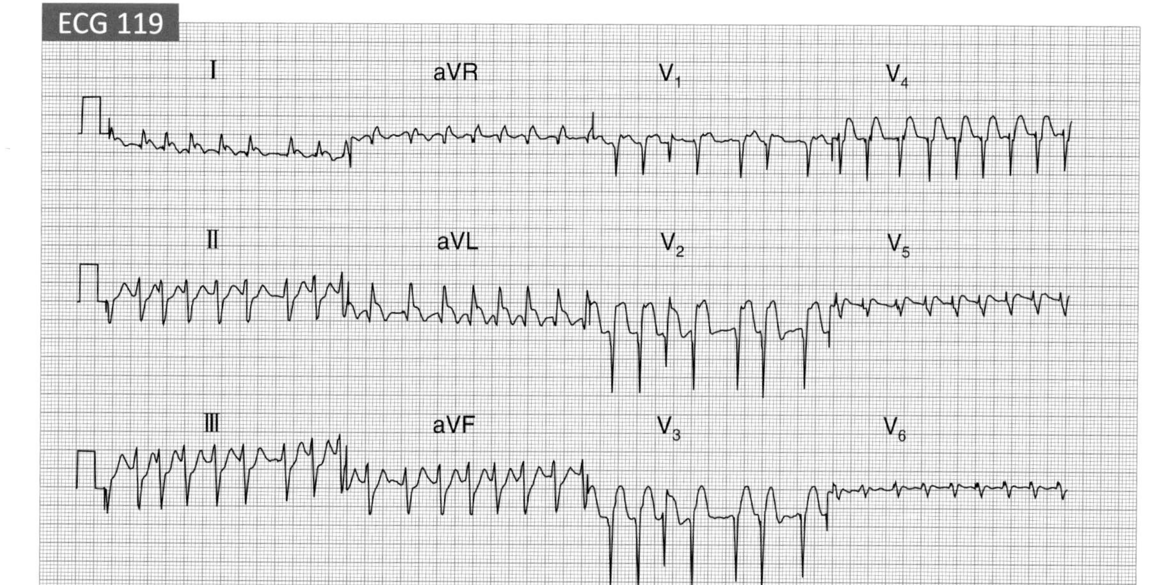

心电图和胸部 X 线片来自一名糖尿病男性患者，他因突发急性肺水肿而入院。你认为发生了什么？

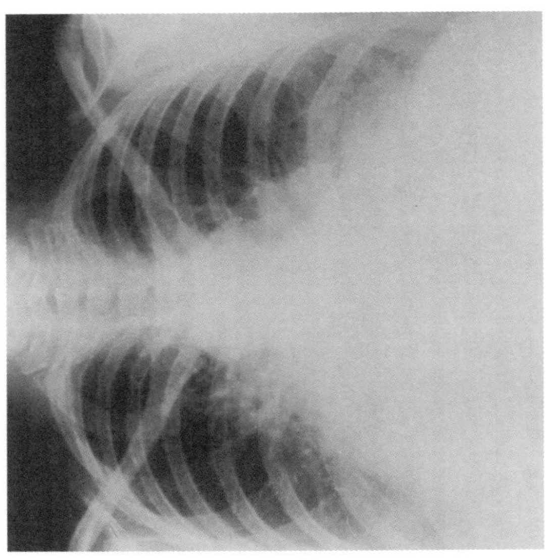

ECG 119 答案

心电图特点：

- 心房颤动，心室率约 180 次 / 分
- 心电轴左偏
- V_2 ～ V_4 导联可能有异常 Q 波
- QRS 波宽度和振幅正常
- Ⅰ、aVL、V_2 ～ V_4 导联 ST 段抬高

胸部 X 线片显示肺水肿，心界难以确定。

临床解释

心电图可见未控制的心房颤动伴左前分支阻滞和急性前侧壁 ST 段抬高型心肌梗死（STEMI）。心房颤动的发生可能是心肌梗死的结果，肺水肿至少部分与心室率过快相关。左前分支阻滞可能是梗死的结果。糖尿病可能导致患者对疼痛不敏感。

处理意见

最重要的是减轻患者的痛苦和肺水肿，可给予吗啡和静脉注射硝酸酯类药物治疗。快速性心律失常的治疗因 β 受体阻滞剂可能加重肺水肿的风险而变得复杂。在这种情况下，可能需要静脉给予胺碘酮、地高辛甚至直流电复律。随后继续心肌梗死治疗，需双联抗血小板治疗和急诊冠状动脉造影术以评估血运重建治疗。

诊断

心房颤动，左前分支阻滞和急性前侧壁 STEMI。

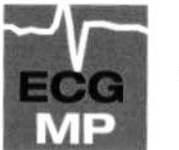

参见《轻松应用心电图》第 7 版第 7 章

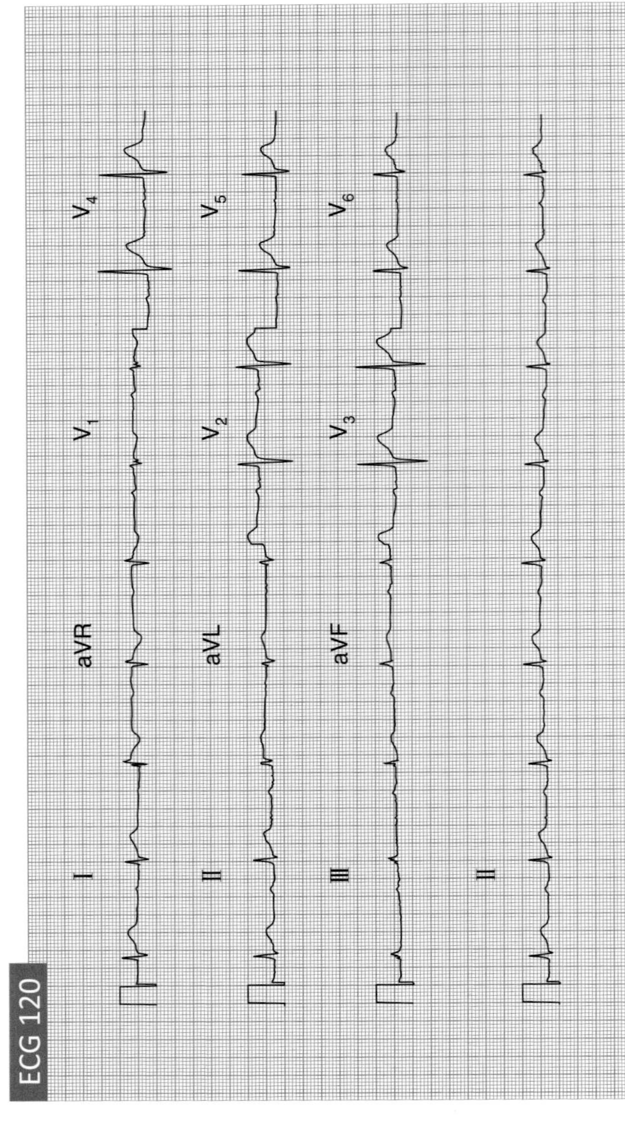

患者女性，75岁，主诉头晕。心电图提示了一个异常现象，有何意义？

ECG 120 答案

心电图特点：

- 窦性心律，55 次 / 分
- PR 间期延长至 320 ms
- 心电轴正常
- V_1 导联 RSR′型，QRS 波群时限正常，不完全性右束支传导阻滞（RBBB）
- ST 段和 T 波正常

临床解释

窦性心律伴一度房室传导阻滞。不完全性右束支传导阻滞可能没有意义。

处理意见

一度房室传导阻滞因不会造成血流动力学障碍而没有很大意义。如患者出现心动过缓相关症状（在本例中为头晕）时，需要考虑二度或三度房室传导阻滞或心室率缓慢相关的阿–斯（Stokes-Adams）综合征发作。因此接下来的处理是动态心电图监测。监测方法取决于症状发作的频率，24 h 动态心电图监测适用于频繁（每天一次以上）发作者，而循环记录器（包括植入式心电监测设备）更适合于症状发作不频繁者。这样就有可能明确头晕是否与心律异常相关。一度房室传导阻滞本身并不是永久起搏或其他干预的指征。

诊断

窦性心律伴一度房室传导阻滞。

ECG MP

参见《轻松应用心电图》第 7 版第 3 章

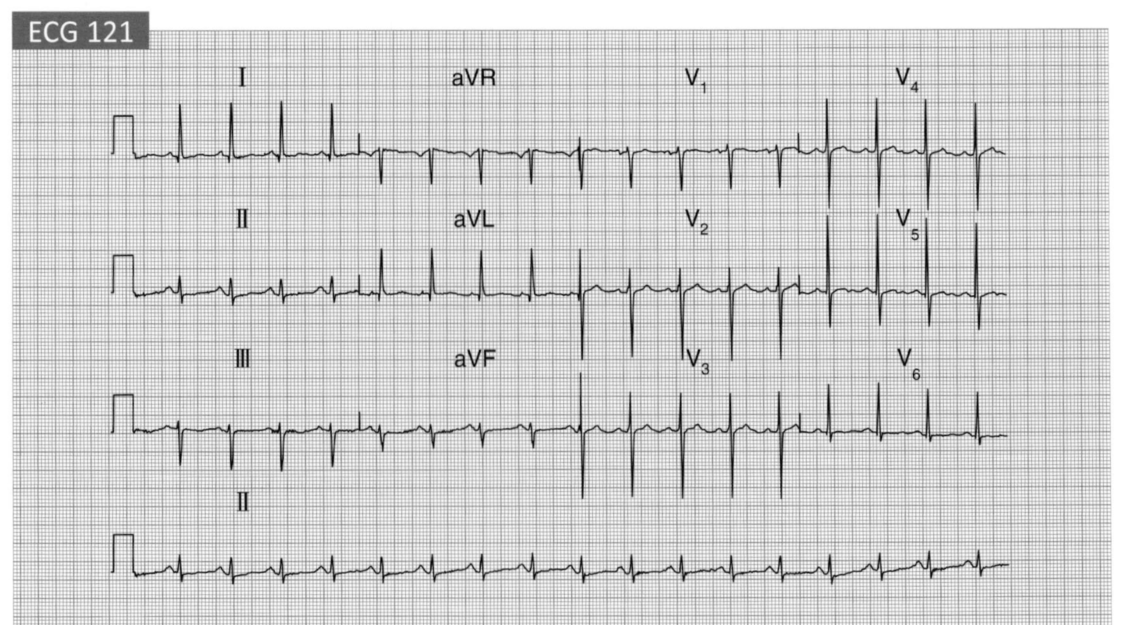

患者女性、35 岁，主诉呼吸困难，但没有胸痛。她很焦虑，但查体没有异常。这份心电图对她的诊断和治疗有帮助吗？

ECG 121 答案

心电图特点：

- 窦性心律，心率 106 次 / 分
- 心电轴正常
- QRS 波形正常（Ⅰ、aVL 导联间隔 Q 波）
- Ⅱ、V_6 导联轻度 ST 段压低
- Ⅱ、Ⅲ、aVF、V_6 导联 T 波低平
- Ⅲ 导联 T 波倒置

临床解释

超过 100 次 / 分的窦性心率可能与焦虑相关，但还须考虑其他导致“高排血量”的原因（如怀孕、甲状腺功能亢进症、贫血、血容量减少和 CO_2 潴留）。这种广泛的 ST 段和 T 波改变应该被描述为“非特异性”改变，原因可能是由于焦虑引起过度换气所致。心电图对诊断和处理没有什么帮助。

处理意见

如果详尽的病史和查体未提示潜在的躯体疾病，可能不必要进一步检查。

诊断

非特异性 ST-T 改变。

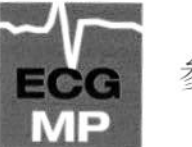

参见《轻松应用心电图》第 7 版第 1 章

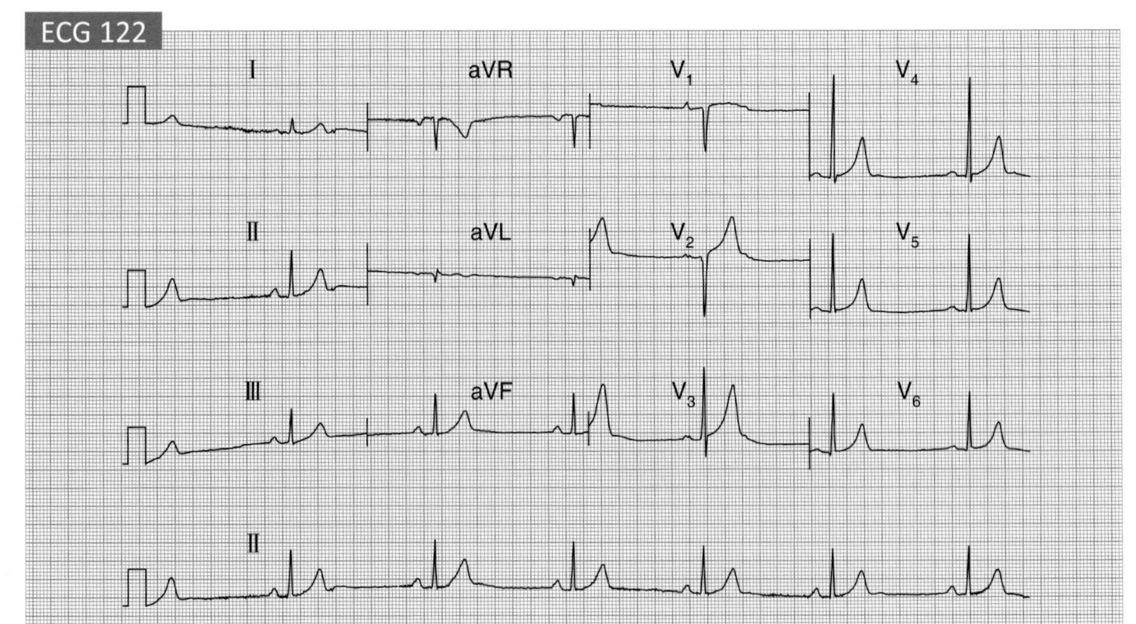

患者男性、40 岁，平素身体健康，还跑过马拉松。尽管心电图提示有 4 种可能的“异常”，但实际是否正常？

ECG 122 答案

心电图特点：

- 窦性心律，平均心率 39 次 / 分
- P 波双峰，胸前导联明显
- 心电轴正常
- 按电压标准，QRS 波群提示左心室肥大（V_4 导联 R 波＝ 25 mm）
- T 波高尖

临床解释

窦性心动过缓可见于身体健康者、迷走神经亢进或黏液性水肿患者；对于高血压患者，β 受体阻滞剂治疗是一种可能的原因。P 波双峰提示可能左心房肥大（二尖瓣 P 波），也可以是正常的。在没有其他证据的情况下，电压标准诊断左心室肥大是不可靠的。T 波高尖可能是由于高钾血症引起的，但更多时候属于正常变异。

处理意见

所有这些可能的心电图异常可见于正常运动员，可能不具有临床意义。

诊断

运动员的正常心电图。

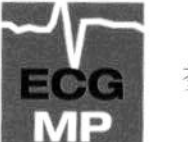

参见《轻松应用心电图》第 7 版第 1 章

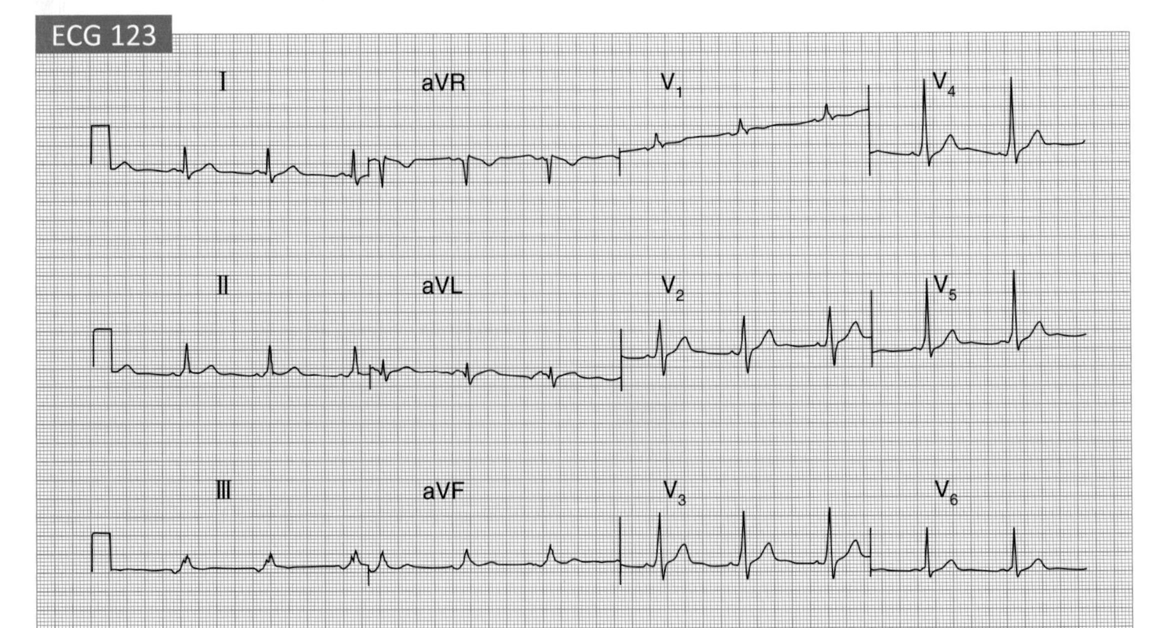

患者女性、30 岁，主诉心悸伴头晕和呼吸困难，呈突发突止。这种情况发作很多年，现在发作次数变得越来越频繁，并且越来越严重。上图心电图是静息状态下记录的；下图心电图是动态监测的一部分，当时有典型症状发作。心电图有哪些提示？如何处理？

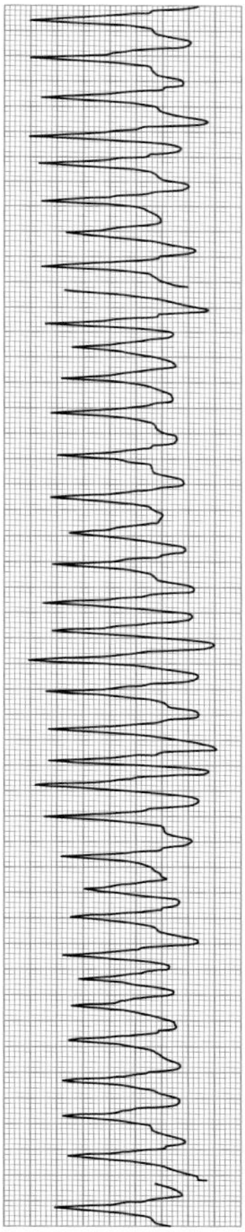

ECG 123 答案

上图心电图特点：

- 窦性心律，心率 64 次 / 分
- PR 间期缩短，$V_4 \sim V_5$ 导联最明显
- 心电轴正常
- V_1 导联以 R 波为主
- QRS 波可见顿挫（delta 波）

下图心电图特点：

- 宽 QRS 波心动过速
- 心室率约 230 次 / 分
- 节律不规则
- 部分 QRS 波顿挫，提示预激

临床解释

此为预激［Wolff-Parkinson-White（WPW）］综合征，包括短 PR 间期和宽 QRS 波形。在 V_1 导联上以 R 波为主提示左侧旁路，即“A 型”预激综合征。它很容易被误认为右心室肥大。患者的心悸是由心房颤动引起的，不规则的宽 QRS 波心动过速是 WPW 综合征合并心房颤动的特征。

处理意见

WPW 综合征合并心房颤动非常危险。患者应在急诊电生理检查之前使用氟卡尼治疗，继而行旁路消融。消融后记录心电图（右图，$V_4 \sim V_6$ 导联）：PR 间期正常，QRS 波形无增宽。

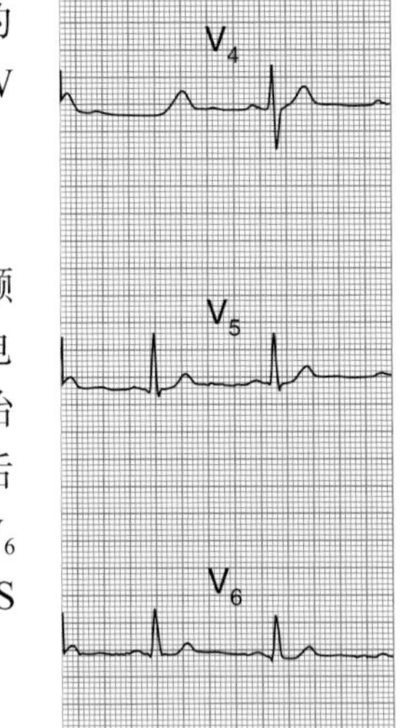

诊断

A 型预激综合征合并阵发性心房颤动。

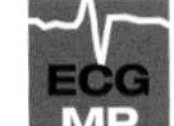

参见《轻松应用心电图》第 7 版第 2 章

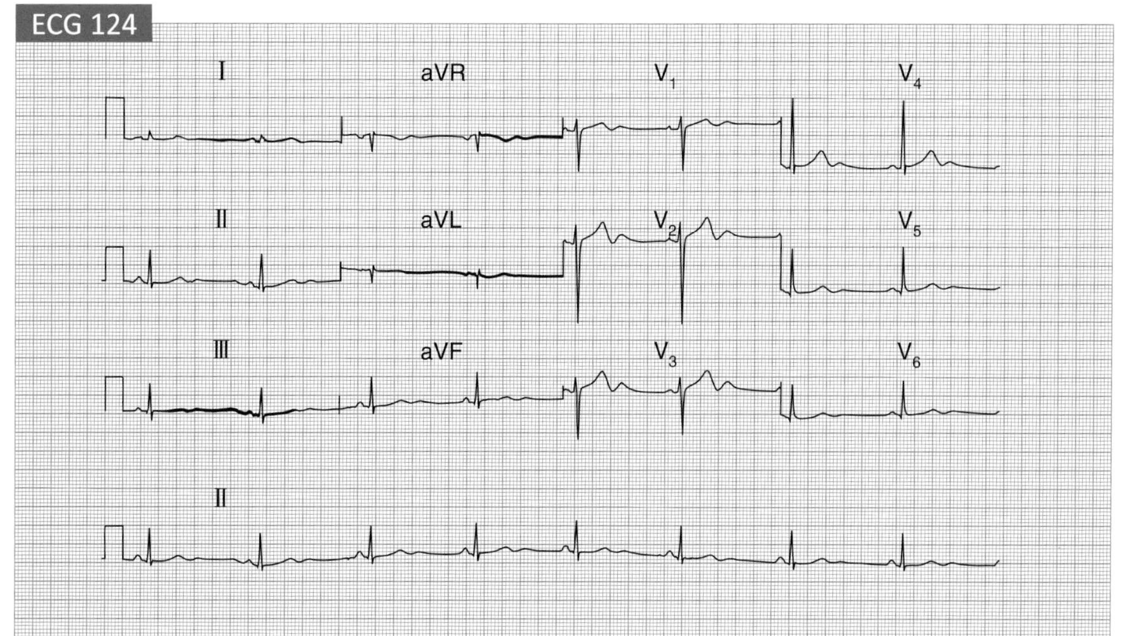

一名 30 岁男子于民航局要求的体检时记录的心电图。心电图正常吗？

ECG 124 答案

心电图特点：

- 窦性心律，心率为 52 次 / 分
- U 波，V_2 ～ V_4 导联尤其明显

临床解释

U 波常提示低钾血症，但如果 T 波正常（如本例），则为正常变异。

处理意见

提供医疗证明——至少根据他的心电图，他适合飞行。

诊断

心电图正常，伴有明显 U 波。

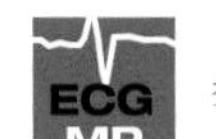

参见《轻松应用心电图》第 7 版第 1 章

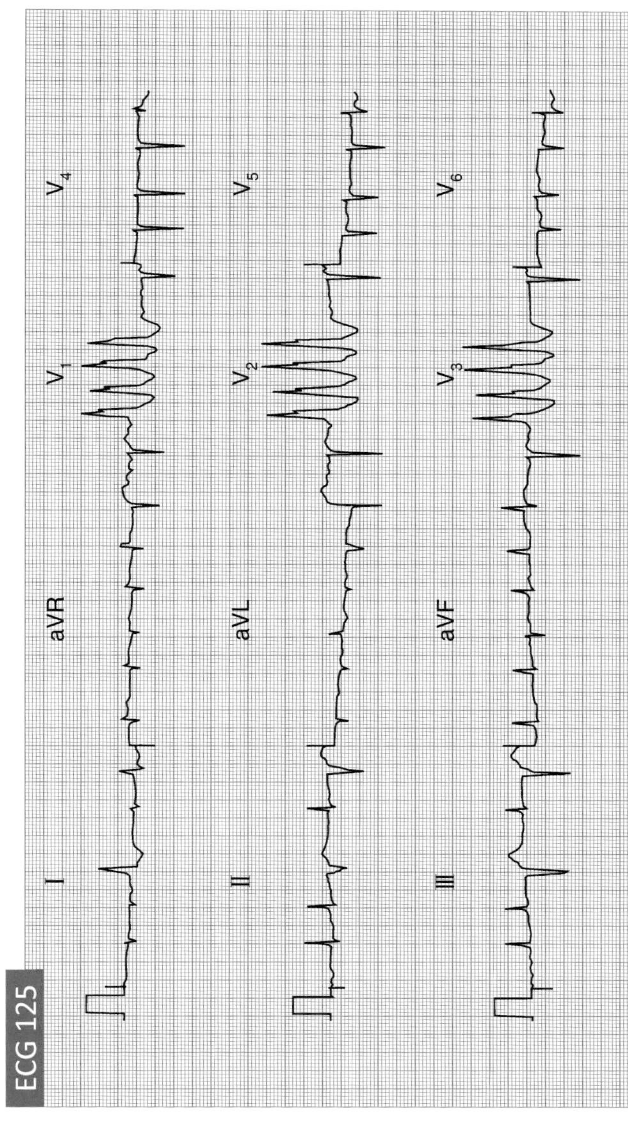

患者男性、60 岁，主诉心悸，发作时并记录了这份心电图。你认为潜在的疾病是什么？心悸原因是什么？

ECG 125 答案

心电图特点：

- 心房颤动
- 两种不同形态的室性期前收缩（Ⅱ导联最明显）
- 4 次连续室性期前收缩形成短阵室性心动过速
- 心电轴右偏
- QRS 波群低电压
- 胸前导联 R 波递增不良，V_6 导联以 S 波为主
- V_5 ～ V_6 导联 T 波倒置

临床解释

此心电图提示患者可能存在慢性肺部疾病——QRS 波低电压、心电轴右偏和明显的“顺钟向转位”，V_6 导联仍呈现为右心室型图形（即 V_1 导联中常见的小 R 波和深 S 波的波形）。心房颤动可能继发于肺部疾病，还必须考虑其他可能性。患者可能因肺部疾病正在接受 β 受体激动剂的治疗，如沙丁胺醇，可能是导致期前收缩和室性心动过速的原因。

处理意见

检查电解质水平。如果患者正服用 β 受体激动剂，允许的话减少或停止服用可能会有帮助。如果没有可逆性呼吸道疾病，可以考虑使用 β 受体阻滞剂。即使存在一些肺部疾病（如慢性阻塞性肺疾病），心脏选择性 β 受体阻滞剂有时也是可以耐受的。控制心室率的替代药物是钙通道阻滞剂或地高辛。同时根据指征评估抗凝的获益及风险。

诊断

心房颤动伴室性期前收缩和室性心动过速，提示慢性肺部疾病。

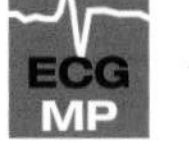

参见《轻松应用心电图》第 7 版第 4、7 章

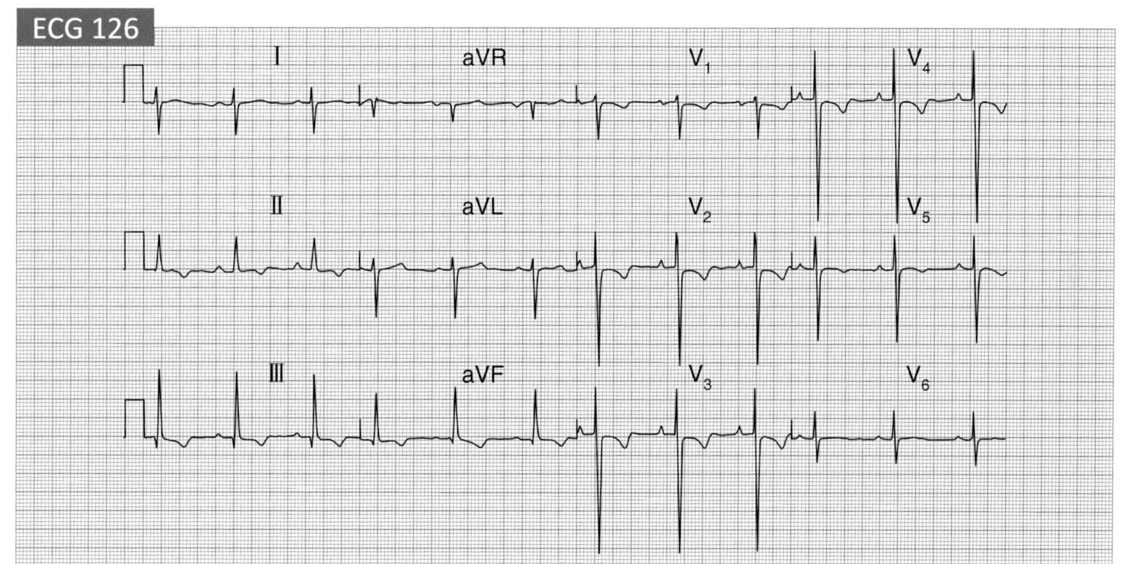

患者男性、70 岁，有数年的劳力性胸痛病史。这是他休息时的心电图（上图）和运动时的心电图（下图）。有哪些提示？

ECG 126

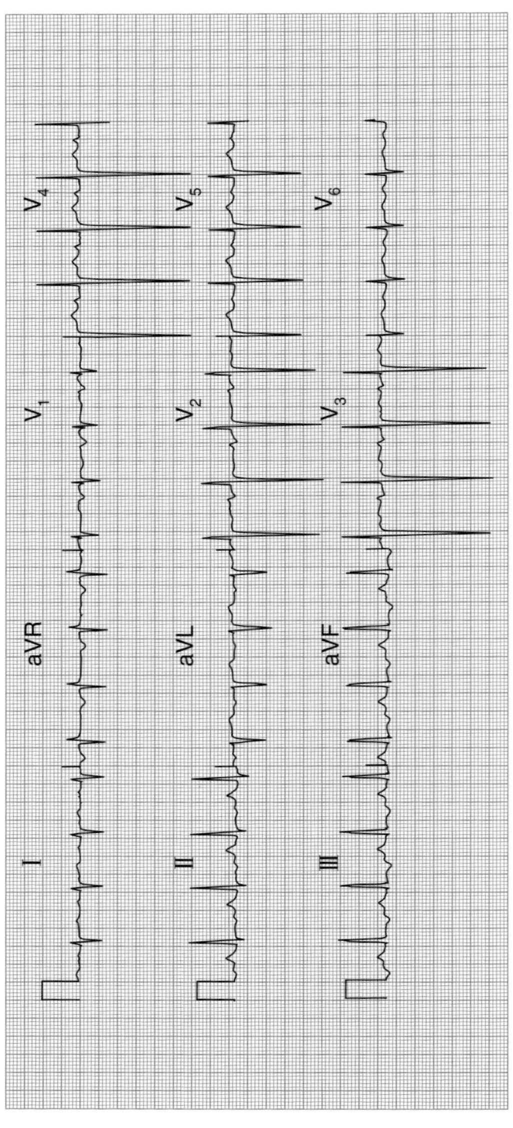

ECG 126 答案

上图心电图特点：

- 窦性心律，心率 68 次 / 分
- 心电轴右偏
- Ⅲ、aVF 导联小 q 波
- V_5 ～ V_6 导联持续 S 波
- Ⅱ、Ⅲ、aVF、V_1 ～ V_5 导联 T 波倒置

下图为运动平板试验（Bruce 方案）的第二阶段记录。

心电图特点：

- 窦性心律，心率 100 次 / 分
- Ⅱ、Ⅲ、aVF 导联 T 波持续倒置，但胸前导联 T 波直立

临床解释

目前对稳定性胸痛综合征更倾向于影像学检查。运动试验不再是指南推荐的评估稳定型胸痛综合征的主要方法，但它仍然是许多临床中心所使用的方法。尽管没有提供相关临床病史证实其发病时间，但广泛的 T 波倒置提示非 ST 段抬高型心肌梗死，而 V_6 导联 S 波提示有慢性肺部疾病的可能。胸前导联 T 波从静息时的倒置变为运动时的正常，这属于“假性正常化”的例子，是心肌缺血的依据。

处理意见

ST 段的“假性正常化”需要针对心肌缺血进行处理。本患者运动试验中在低水平运动时呈阳性（提示心肌缺血），需要在冠状动脉造影之前按照指南进行缺血性心脏病的治疗和抗心绞痛治疗，并可能行血运重建治疗。

诊断

运动试验心电图呈“假性正常化”的缺血性改变。

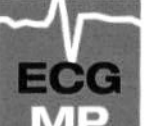

参见《轻松应用心电图》第 7 版第 6 章

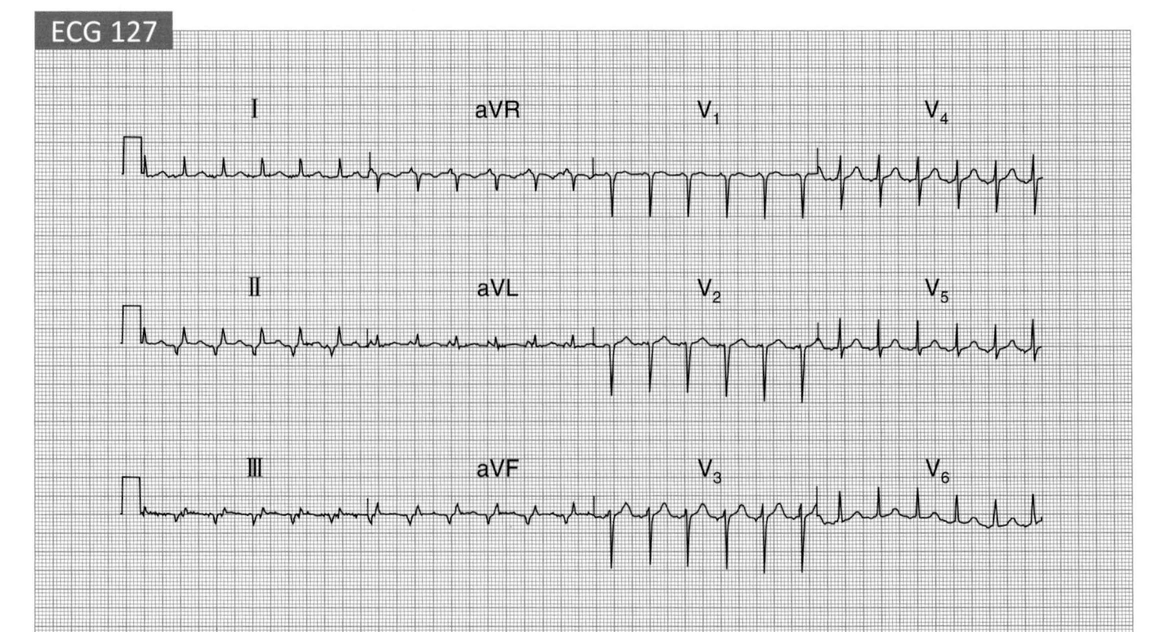

患者男性、30 岁，主诉心悸多年，既往没有发现其他异常。他发作心动过速后到达急诊室并记录了这份心电图。除了明显焦虑及 140 次 / 分的心率外，没有其他异常表现。心电图有哪些提示？

ECG 127 答案

心电图特点：

- 窄 QRS 波心动过速，心室率为 140 次 / 分
- P 波倒置，以Ⅱ、Ⅲ、aVF 导联最明显
- 短 PR 间期（约 100 ms）
- 心电轴正常
- QRS 波群、ST 段和 T 波正常

临床解释

心悸的原因可能是由于焦虑而出现窦性心动过速。但是 140 次 / 分的心率提示可能存在窦性心律以外的其他节律。心电图每个 QRS 波群前有一个 P 波，明确提示某种室上性心动过速。这可能是窦性心动过速，短 PR 间期表示可能存在预激，但下壁导联异常 P 波不太支持上述情况。这个患者是房性心动过速或房室结折返性心动过速（AVNRT）。

处理意见

干扰房室结传导将有助于区分 AVNRT（可能会终止发作）或房性心动过速（可能会将传导降到 2：1 或更重程度）。可以尝试颈动脉窦按摩或其他迷走神经刺激，如果无效可以使用递增剂量的腺苷。治疗取决于发作的频率，可以通过 β 受体阻滞剂来预防心动过速发作，如果心动过速频繁发作，应考虑行电生理检查。

诊断

房性心动过速。

ECG MP

参见《轻松应用心电图》第 7 版第 4 章

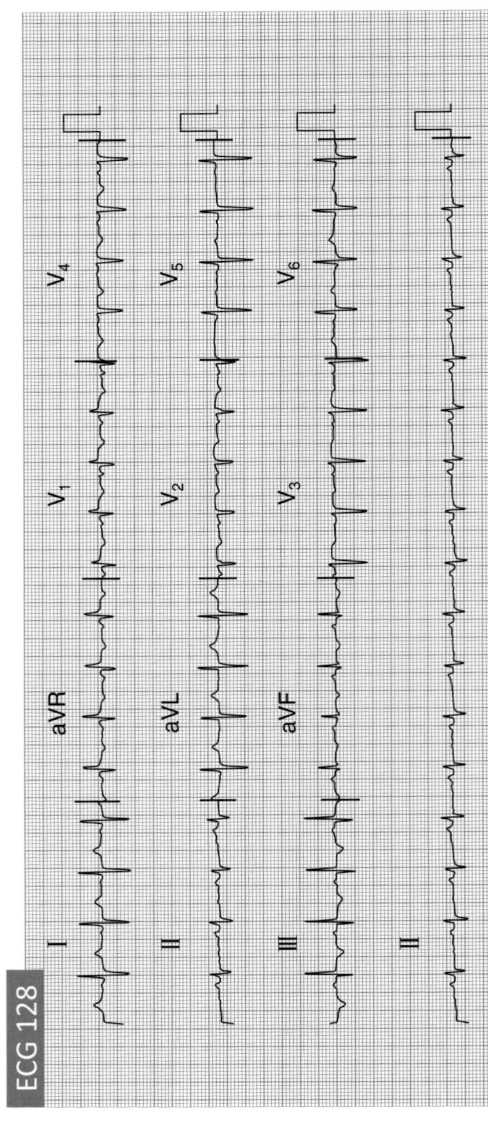

患者男性，40 岁，既往心绞痛病史，膝关节置换手术后 2 天出现胸痛，他的心电图对诊断有帮助吗？

ECG 128 答案

心电图特点：

- 窦性心律，心率为 100 次 / 分
- 心电轴右偏
- Ⅲ 导联可见 Q 波
- V_6 导联出现持续 S 波并且“顺钟向转位”
- Ⅲ、aVF 和 $V_1 \sim V_4$ 导联 T 波倒置

临床解释

膝关节手术后出现胸痛明显提示肺栓塞的可能，但这名男子既往有心绞痛的病史，所以他也可能是心肌梗死。这两者都可以解释窦性心动过速。Ⅲ导联 Q 波、Ⅲ和 aVF 导联 T 波倒置可能是由于缺血所致，但心电轴右偏、顺钟向转位、多数导联 T 波倒置更倾向于典型肺栓塞。心电图显示“$S_{Ⅰ}Q_{Ⅲ}T_{Ⅲ}$”为典型的肺栓塞表现，但这种情况在临床实际工作中不多见。

处理意见

他需要行计算机断层扫描肺血管造影，并在咨询外科医生后进行抗凝。

诊断

窦性心动过速、心电轴右偏、顺钟向转位和 T 波倒置均提示肺栓塞。

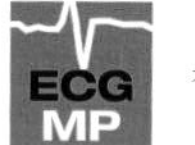

参见《轻松应用心电图》第 7 版第 6 章

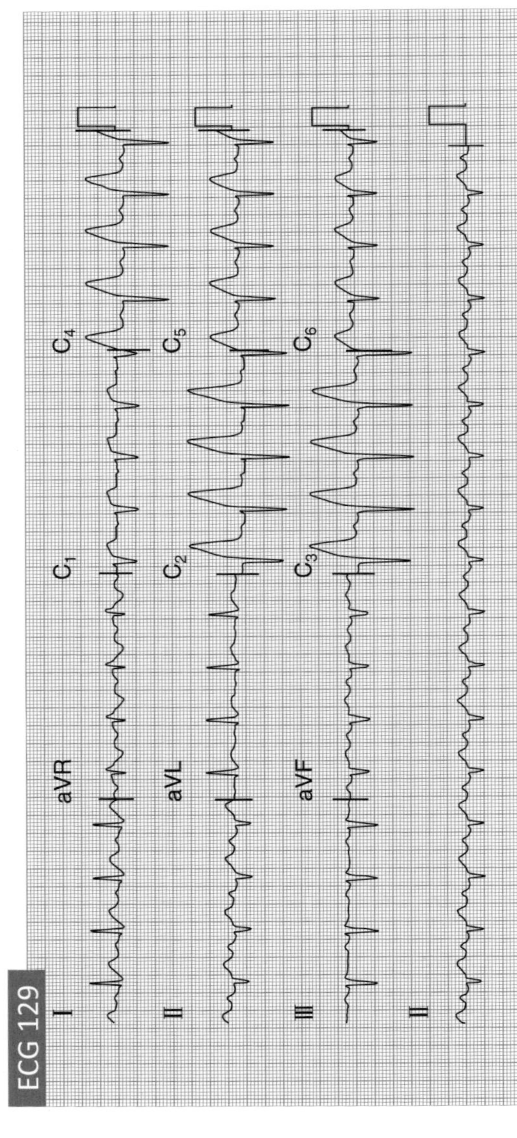

患者男性，50 岁，因严重胸痛 2h 入院。此心电图至少存在 4 种异常。

ECG 129 答案

心电图特点：

- 窦性心律，心率 110 次 / 分
- 心电轴左偏
- V_3 和 V_4 导联可能 Q 波
- 胸前导联 R 波递增不良，V_6 导联以 S 波为主
- V_2 ～ V_4 导联 ST 段抬高
- T 波高尖，以 V_2 ～ V_4 导联明显

临床解释

心电图诊断为前壁 ST 段抬高心肌梗死（STEMI）。高尖的“超急性”T 波提示为急性过程。心电轴左偏可能是新发的，也可能是陈旧的。如果有既往心电图的话，对诊断会有所帮助，更重要的是将有助于解释胸前导联 R 波“丢失”的原因。R 波“丢失”提示可能有陈旧性前壁梗死，但 V_6 导联深 S 波可能是“顺钟向转位”所致，提示既往有慢性肺部疾病。

处理意见

不要浪费太多时间去寻找既往心电图！需按照急性 ST 段抬高型心肌梗死（STEMI）进行治疗，并电话告知心脏导管介入组医生为急诊 PCI 做准备。

诊断

前壁 STEMI 伴“超急性”T 波，心电轴左偏，以及可能由慢性肺部疾病导致的顺钟向转位。

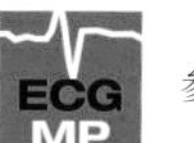

参见《轻松应用心电图》第 7 版第 6 章

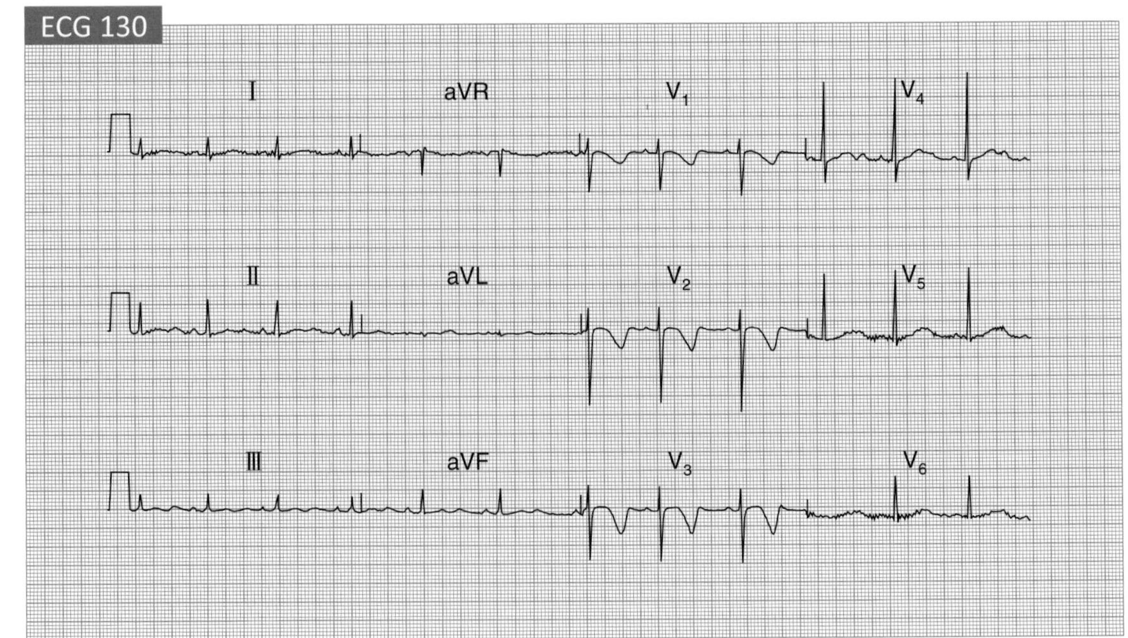

患者男孩、15 岁，他在踢足球时晕倒，被发现时已经恢复正常。可能的诊断是什么？

ECG 130 答案

心电图特点：

- 窦性心律，心率 75 次 / 分
- PR 间期和 QRS 波群时限正常
- 心电轴正常
- QRS 波形正常
- V_1 ～ V_3 导联 T 波倒置
- 长 QT 间期（520 ms）

临床解释

运动中的晕厥可见于主动脉瓣狭窄、肥厚型心肌病或运动诱发的心律失常。此心电图没有提示左心室肥大，所以不太可能是主动脉瓣狭窄。前壁导联 T 波倒置是肥厚型心肌病的特征，但通常不会导致 QT 间期延长。运动诱发的心律失常常见于家族性长 QT 综合征，这名男孩的姐姐已经猝死。

处理意见

重要的是避免服用延长 QT 间期和导致低钾血症或低镁血症的药物（参见 https://www.crediblemeds.org/）。初始药物治疗包括 β 受体阻滞剂。行家庭基因检测很重要。需要专家评估后植入埋藏式心脏复律除颤器（ICD）。

诊断

先天性长 QT 综合征。

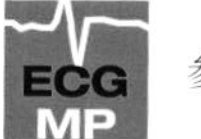

参见《轻松应用心电图》第 7 版第 2 章

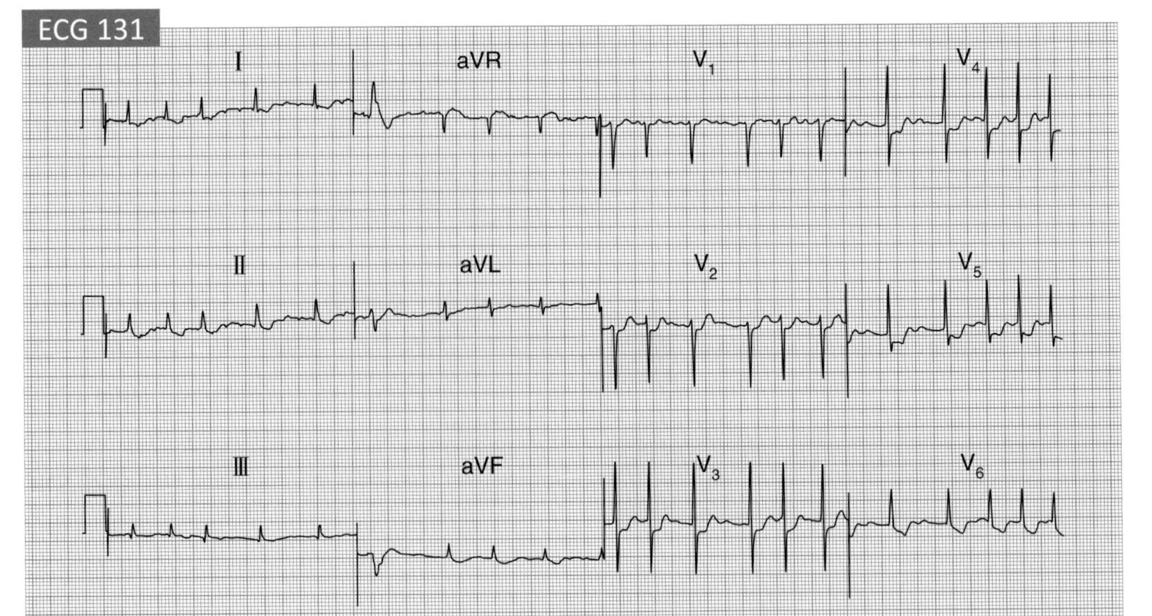

患者男性、60岁，记录本心电图和胸部X线片，因严重充血性心力衰竭就诊。潜在的心脏疾病可能是什么，如何处理？

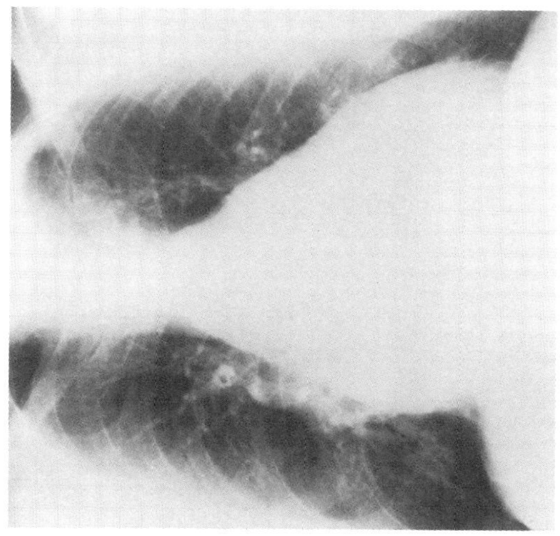

ECG 131 答案

心电图特点：

- 心房颤动
- 平均心室率 120 次 / 分
- 心电轴正常
- QRS 波群正常
- V_3 ～ V_4 导联 ST 段水平型压低
- Ⅰ、Ⅱ、V_5 ～ V_6 导联 ST 段下斜型压低

胸部 X 线片显示心脏普遍增大，尤其是左心室和左心房增大。

临床解释

ST 段下斜型压低提示患者正在服用地高辛，但心室率没有得到充分的控制。ST 段水平型压低提示缺血。

处理意见

尽管心电图提示有缺血证据，但可能的诊断包括心脏瓣膜疾病、甲状腺功能亢进症、酒精性心脏病和其他类型心肌病。胸部 X 线片提示有严重的二尖瓣反流。可以行超声心动图检查明确诊断。除了针对特定原因的治疗（例如考虑瓣膜手术）外，患者还需要按照指南进行心力衰竭、抗凝和控制心率治疗（可谨慎小剂量给予或增加 β 受体阻滞剂用量）。

诊断

心房颤动伴未控制的心室率，可能有缺血和地高辛效应。

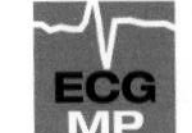

参见《轻松应用心电图》第 7 版第 4 章

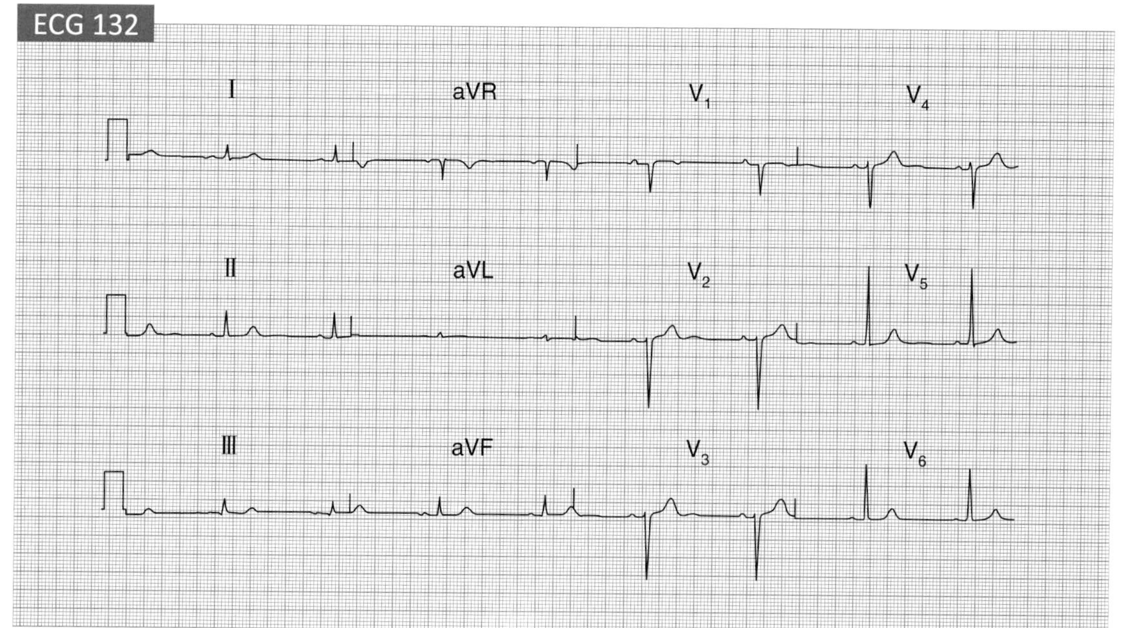

患者男性、65 岁，主诉呼吸困难和典型心绞痛样胸痛。未给予治疗。他的心电图对诊断和治疗有帮助吗？

ECG 132 答案

心电图提示：

- 窦性心律，心率 48 次 / 分
- 心电轴正常
- V_2～V_4 导联小 R 波，V_5 导联正常（高）R 波

临床解释

V_2～V_4 导联小 R 波而 V_5 导联“突然”出现的正常 R 波称为“R 波递增不良”，尽管没有 Q 波，但仍提示可能陈旧性前壁心肌梗死。另一种解释是电极位置放置异常。

处理意见

应复查心电图，确保胸前导联电极位置正确。需行超声心动图和胸部 X 线检查，以确定左心室功能不全是否为呼吸困难的原因。也需要针对胸痛进一步检查，例如通过心肌灌注成像或 CT 冠状动脉造影。治疗策略需根据检查结果而定。

诊断

R 波递增不良，提示陈旧性前壁心肌梗死。

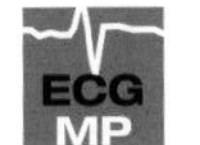

参见《轻松应用心电图》第 7 版第 6 章

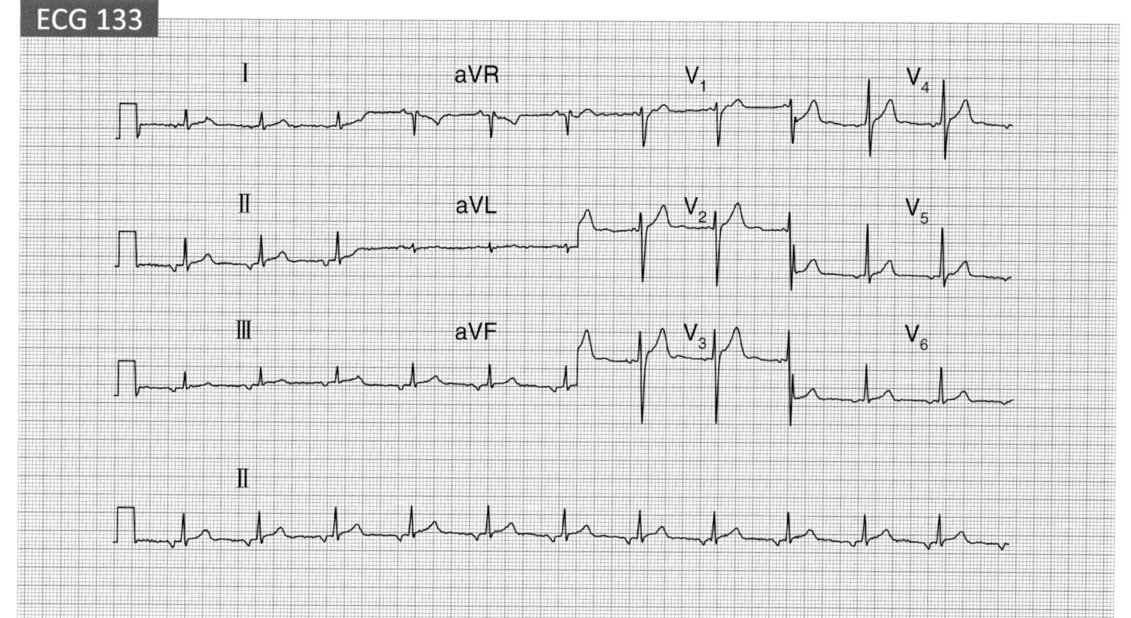

患者女性、30 岁，主诉心悸。对诊断有帮助吗？

ECG 133 答案

心电图特点：

- 异位房性心律，Ⅱ、Ⅲ、aVF、V_3 ～ V_6 导联 P 波倒置，心室率 69 次 / 分
- 心电轴正常
- 正常 QRS 波群和 T 波

临床解释

这似乎是一种起源于心房肌而不是窦房结的节律，因此 P 波异常和 PR 间期稍短（130 ms）。这种心律并不少见，通常没有临床意义。除非有阵发性房性心动过速，否则此种心律不太可能是她出现症状的原因。

处理意见

仔细询问病史，确定症状是否具有阵发性心动过速的发作特点，心悸是否呈突发突止，伴随症状如呼吸困难，诱发和终止因素等等。如果还不能确定，可以行动态心电图检查。

诊断

异位房性心律。

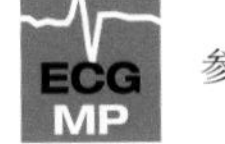

参见《轻松应用心电图》第 7 版第 3 章

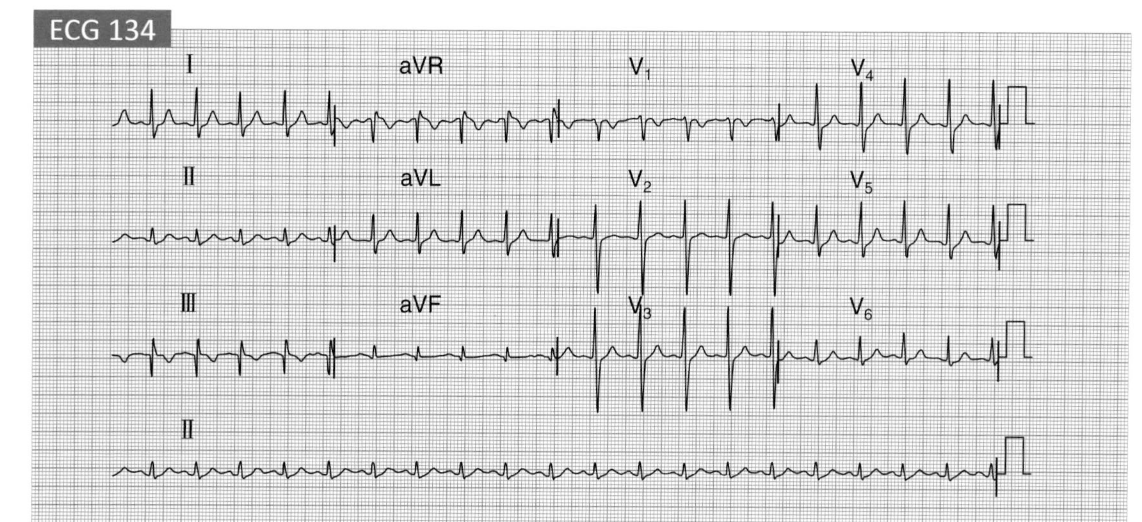

患者女性、30 岁，2 周前刚分娩，主诉呼吸困难。肺栓塞显然是可能诊断。心电图有帮助吗？

ECG 134 答案

心电图特点：

- 窦性心律，心率 120 次 / 分
- 心电轴正常
- Ⅲ导联 Q 波，但其他导联 QRS 波形正常
- Ⅲ导联 T 波倒置，但其他导联未见

临床解释

心电图中唯一明确的异常是窦性心动过速，这可能由许多原因引起的，包括焦虑或贫血。Ⅲ导联 T 波倒置和 Q 波的出现可能是正常变异，也没有右心室肥大的指标。然而，肺栓塞的最常见心电图表现是窦性心动过速而且可以没有其他任何异常，必须根据临床和影像学做出诊断，而不能仅依靠心电图表现。

处理意见

超声心动图可能有助于诊断，但首选的检查方法是经低分子量肝素抗凝后行急诊计算机断层成像（CT）肺动脉造影。

诊断

窦性心动过速，Ⅲ导联的异常 Q 波和 T 波倒置可能是正常变异。

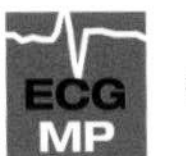

参见《轻松应用心电图》第 7 版第 6、7 章

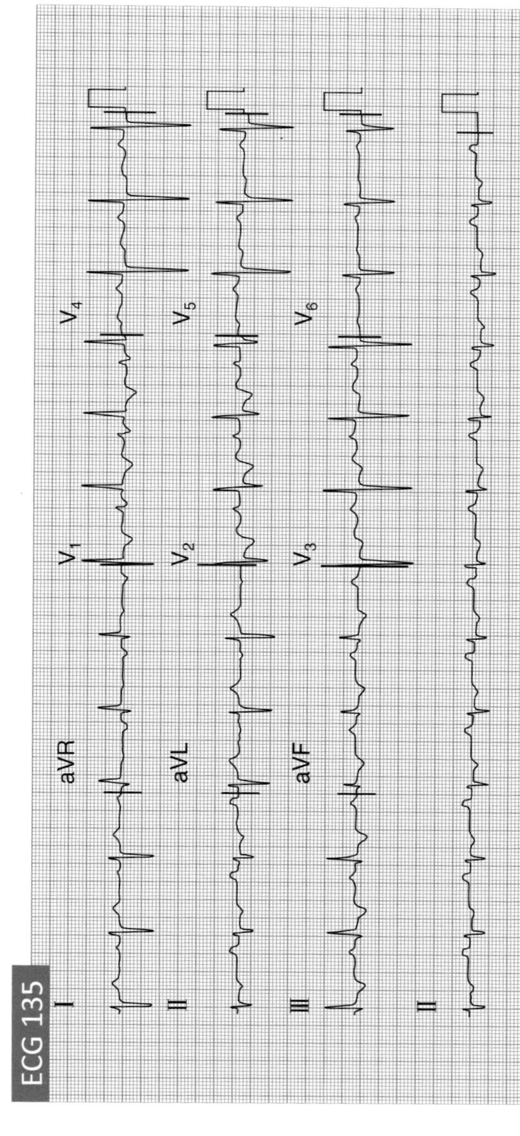

患者女性、50 岁，既往 1 年内呼吸困难进行性加重，可能的诊断是什么？

ECG 135 答案

心电图特点：

- 窦性心律，心率 80 次 / 分
- 心电轴右偏
- V_1 导联 QRS 波以 R 波为主
- V_6 导联以 S 波为主
- V_1 ～ V_3 导联 T 波倒置，V_4 ～ V_6 导联 T 波双相
- P 波高尖，Ⅱ导联显著

临床解释

P 波高尖提示右心房肥大。心电轴右偏、V_1 导联大 R 波和顺钟向转位、V_1 ～ V_3 导联 T 波倒置是右心室肥大的典型改变。这不太可能是由于瓣膜疾病所致，而且她几乎肯定患有原发性或慢性血栓栓塞性肺动脉高压。

处理意见

超声心动图和 CT 肺动脉造影有助于诊断，但原发性肺动脉高压患者最好由专科病房进行管理。

诊断

右心室肥大。

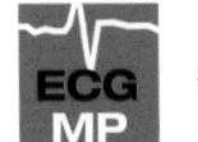

参见《轻松应用心电图》第 7 版第 7 章

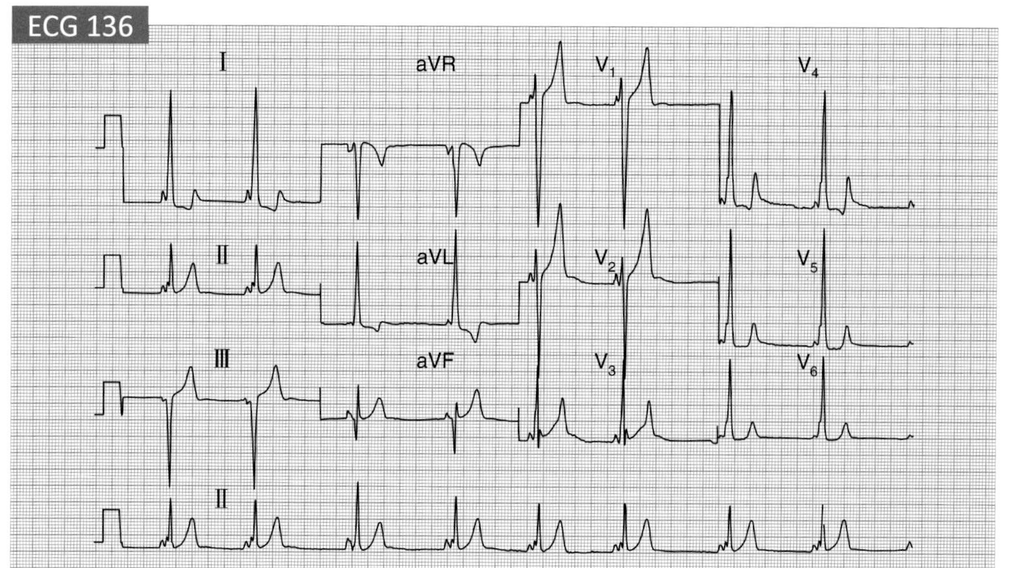

患者男性、20 岁，他近年来一直有快速和不规则心动过速发作。上面心电图是在他没有症状时记录的，下面心电图（仅节律条图）是在他的一次心动过速发作中记录的。诊断是什么，接下来如何处理？

ECG 136

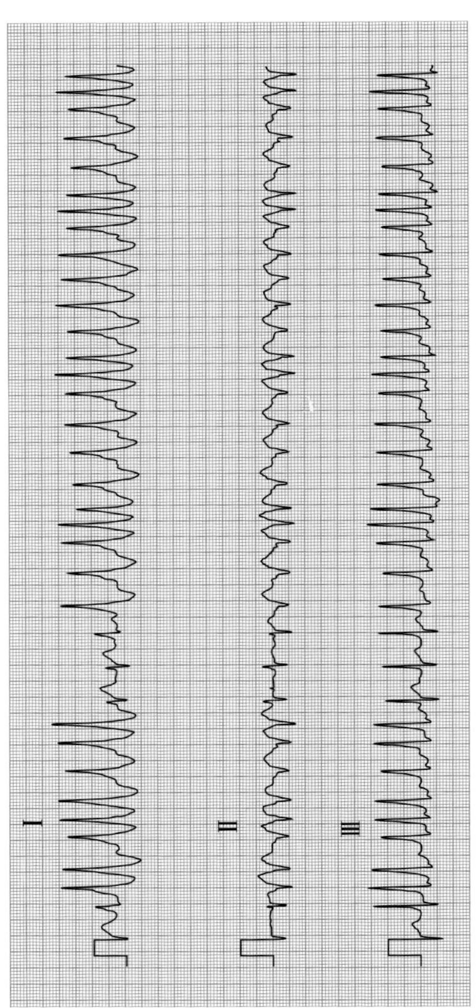

ECG 136 答案

上图心电图特点：

- 窦性心律，心率为 51 次 / 分
- 极短 PR 间期
- 心电轴正常
- 形态怪异的宽 QRS 波，升支顿挫（delta 波），Ⅰ和 V_4 ～ V_6 导联最明显

下图心电图特点：

- 极不规则的心动过速，心室率高达 200 次 / 分
- 未见 P 波
- 正常形态的 QRS 波非常少见，大多为宽的 QRS 波伴升支顿挫

临床解释

这就是预激［Wolff-Parkinson-White（WPW）］综合征：右侧旁路，有时被称为“B 型”预激综合征。不规则心动过速考虑为心房颤动所致。

处理意见

完善检查，心房颤动伴预激可导致心室颤动而出现猝死，因此需要尽早对旁路进行射频消融治疗。心房颤动急诊处理方法为电复律治疗。在行电生理检查前，可使用氟卡尼来预防和治疗心房颤动。避免使用地高辛、维拉帕米、β 受体阻滞剂和地尔硫䓬，因为这些药物会阻断房室结，增加旁路传导。

诊断

B 型预激综合征伴阵发性心房颤动。

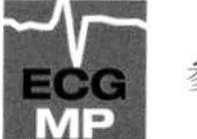

参见《轻松应用心电图》第 7 版第 2 章

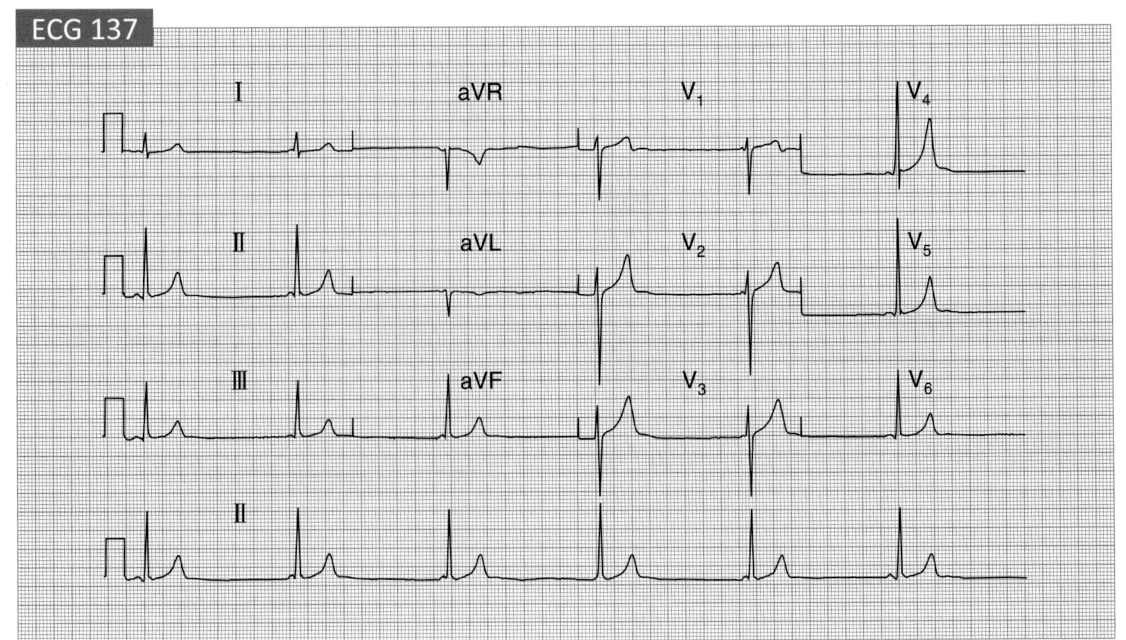

这份心电图是一位年轻职业足球运动员的“体检”心电图，它是正常的吗？

ECG 137 答案

心电图特点：

- 规律窄 QRS 波形，心率为 35 次 / 分
- QRS 波之前紧邻 P 波，但不是每次都可见
- 可测量的 PR 间期很短，但不相等
- V_4 导联的 R 波高度加上 V_2 导联的 S 波深度＝49 mm
- QRS 波形和 ST 段正常
- T 波高尖，V_4 导联明显

临床解释

短 PR 间期提示预激的可能性。但 PR 间期变化不规则，V_1 ～ V_3 导联的第 1 个 QRS 波前未见 P 波。缓慢和窄 QRS 波提示房室结性逸搏心律。可能由于运动训练导致窦房结节律明显减慢，同时有加速性交界区节律的夺获。这种情况曾被称为“房性游走性心律”。高大的 R 波和 T 波高尖可见于年轻的健康人。

处理意见

运动员心电图的正常变异现象，不需要处理。

诊断

加速性交界区节律。

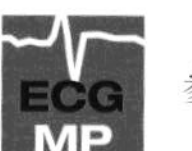

参见《轻松应用心电图》第 7 版第 1 章

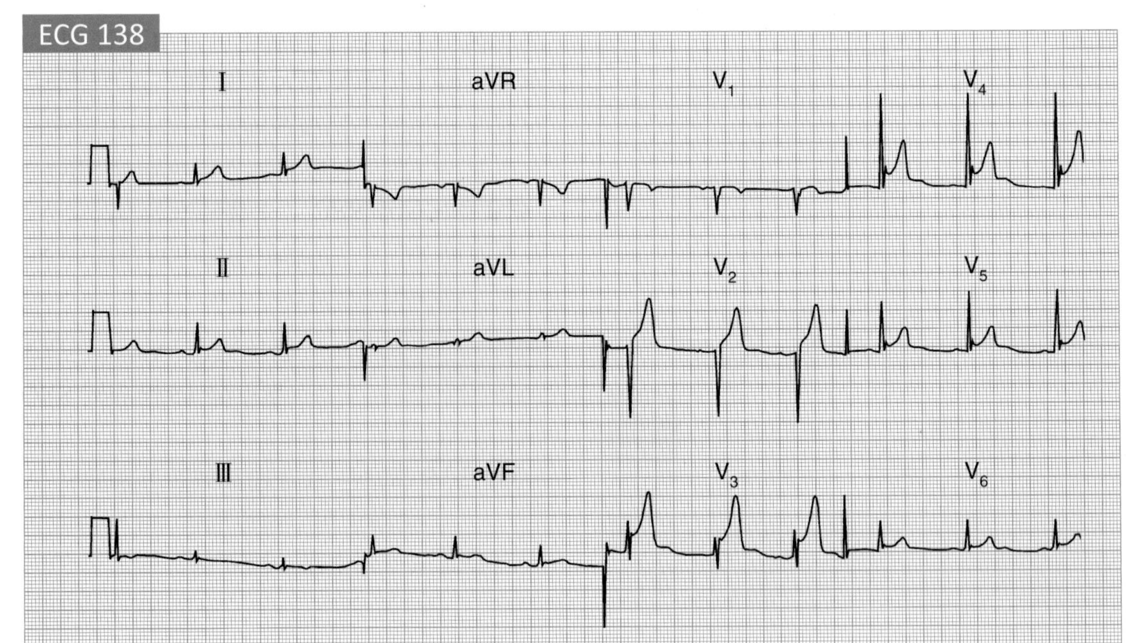

患者男性、30 岁，于急诊室就诊，左侧胸痛似乎是胸膜炎，心电图有哪些提示？

ECG 138 答案

心电图特点：

- 窦性心律，心率 63 次 / 分
- 心电轴正常
- QRS 波正常
- Ⅱ、V_3 ~ V_6 导联 S 波伴之后的 ST 段抬高

临床解释

如本例所示，S 波伴随抬高的 ST 段，称为 ST 段“早复极”（高起点 ST 段抬高）。这是一种正常变异，必须与急性心肌梗死或心包炎进行鉴别诊断。

处理意见

如果胸痛性质类似胸膜炎，那么应考虑肺源性而非心源性疼痛——感染、肺栓塞和气胸。心电图对此没有帮助。

诊断

正常心电图伴 ST 段“早复极”（高起点 ST 段抬高）。

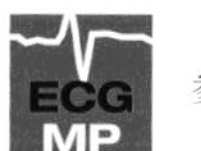

参见《轻松应用心电图》第 7 版第 1 章

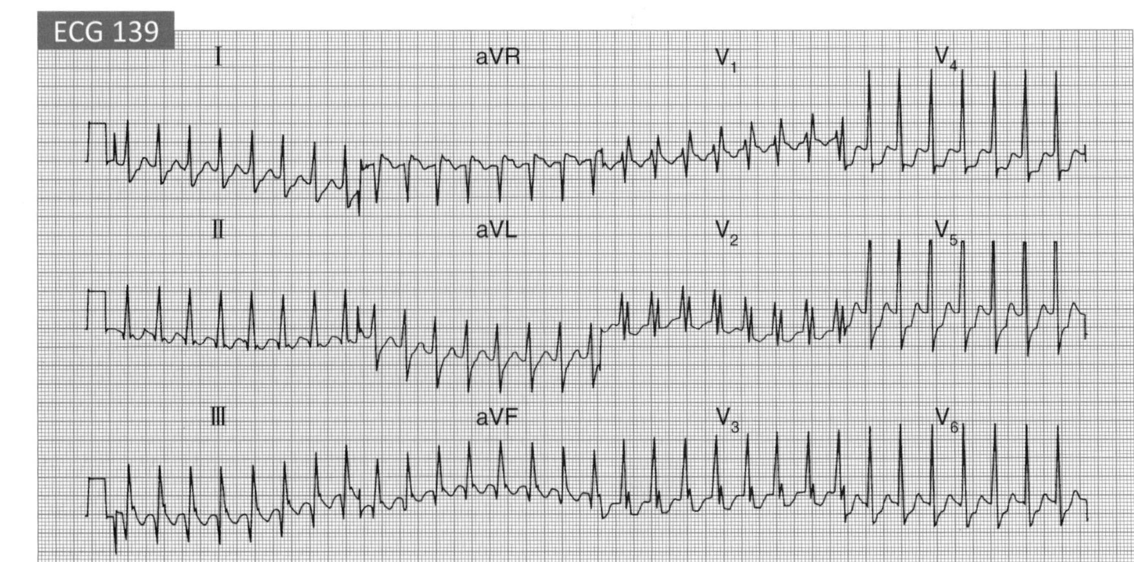

患者男性、25 岁，已知有心脏问题但拒绝接受手术，因心悸被紧急送往医院，他的心率为 170 次 / 分，血压为 140/80 mmHg，没有心力衰竭的迹象。这是什么心律？如何处理？

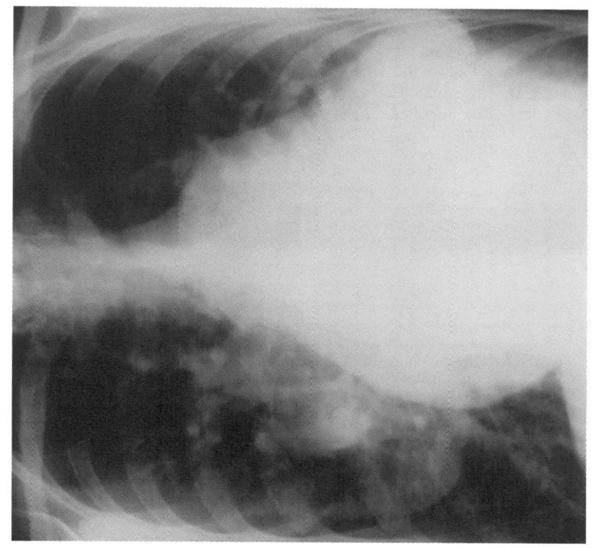

ECG 139 答案

心电图特点：

- 心率 170 次 / 分
- 未见 P 波，但 aVR 导联似乎可见 P 波
- 心电轴正常
- QRS 波时限 120 ms
- 右束支传导阻滞样形态
- ST 段水平型压低，V_4 导联最明显

胸部 X 线片显示心脏扩大，右心室和肺动脉流出道突出，外周肺动脉增大，提示存在左向右分流，这些特征与较大房间隔缺损相关。

临床解释

QRS 波时限为 120 ms，心电轴正常，QRS 波形呈典型右束支传导阻滞（RBBB）样形态，很可能是伴 RBBB 的室上性心动过速。如果我们确定 aVR 导联中存在 P 波，则可以明确该诊断。此为房性心动过速或房室结折返（交界）性心动过速（AVNRT），ST 段压低提示心肌缺血。

处理意见

如果患者患有房间隔缺损，则很可能会合并 RBBB，这可以从既往医院记录中得到证实。初始治疗可以采用颈动脉窦按摩，如果无效则可以静脉注射腺苷，这将终止折返性心动过速或增强房室阻滞以显示潜在的房性心动过速。

诊断

室上性心动过速（可能房性心动过速，也可能是房室结折返性心动过速）伴右束支传导阻滞，房间隔缺损。

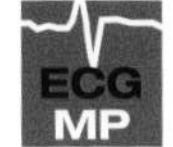

参见《轻松应用心电图》第 7 版第 4 章

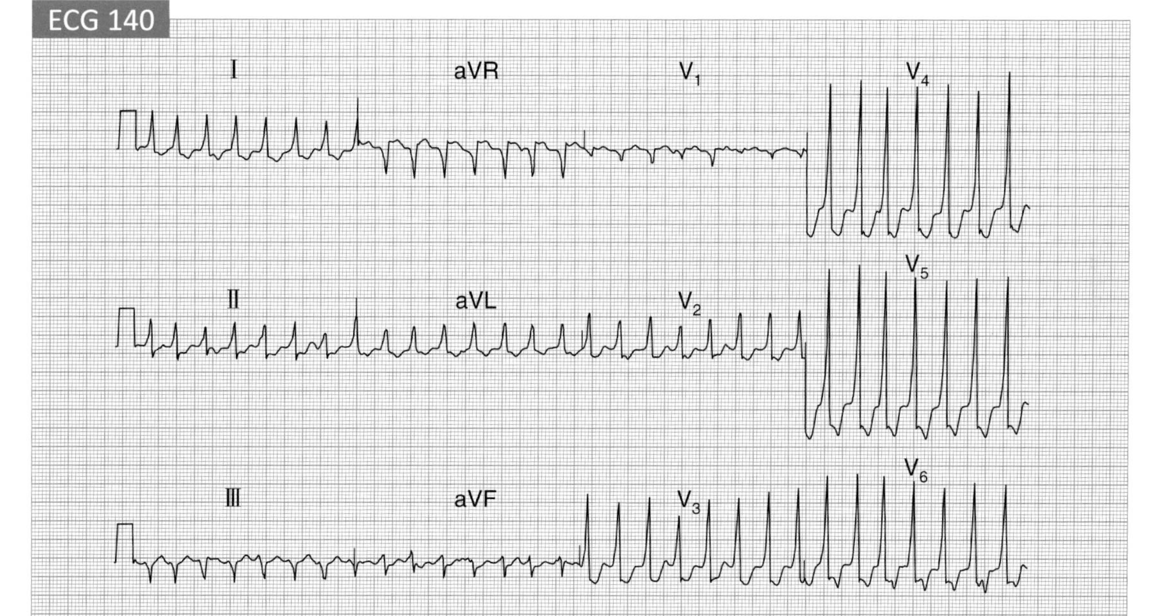

患者女性、35 岁，多年来一直有类似阵发性心动过速的发作，发作时在急诊室记录了这份心电图。诊断结果是什么？

ECG 140 答案

心电图特点：

- 约 170 次 / 分的窄 QRS 波心动过速
- 未见 P 波
- 心电轴正常
- QRS 波时限 112 ms
- QRS 波顿挫，V_3 ～ V_6 导联最明显
- V_3 ～ V_6 导联 ST 段压低
- 侧壁导联 T 波倒置

临床解释

此为窄 QRS 波心动过速，所以考虑室上性心动过速。QRS 波群上升支顿挫提示为预激［Wolff-Parkinson-White（WPW）］综合征，考虑房室折返性心动过速，沿旁路前传。V_1 导联没有明显 R 波提示为 B 型预激（WPW）综合征，此诊断与患者病史相一致。

处理意见

对于室上性心动过速来说，颈动脉窦按摩是可以首先选择的尝试方法。对于大多数患者，如果确定不是预激合并心房颤动（此时应用腺苷很危险），腺苷是首选的药物。如果不确定，镇静或麻醉下的直流电（DC）复律不失为一种选择。射频消融是最终的治疗方法，过渡期间应避免使用阻断房室结的药物（如 β 受体阻滞剂、钙通道阻滞剂和地高辛），但氟卡尼可以用来预防心律失常的发作。

诊断

室上性心动过速，B 型预激综合征。

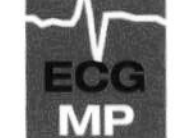

参见《轻松应用心电图》第 7 版第 4 章

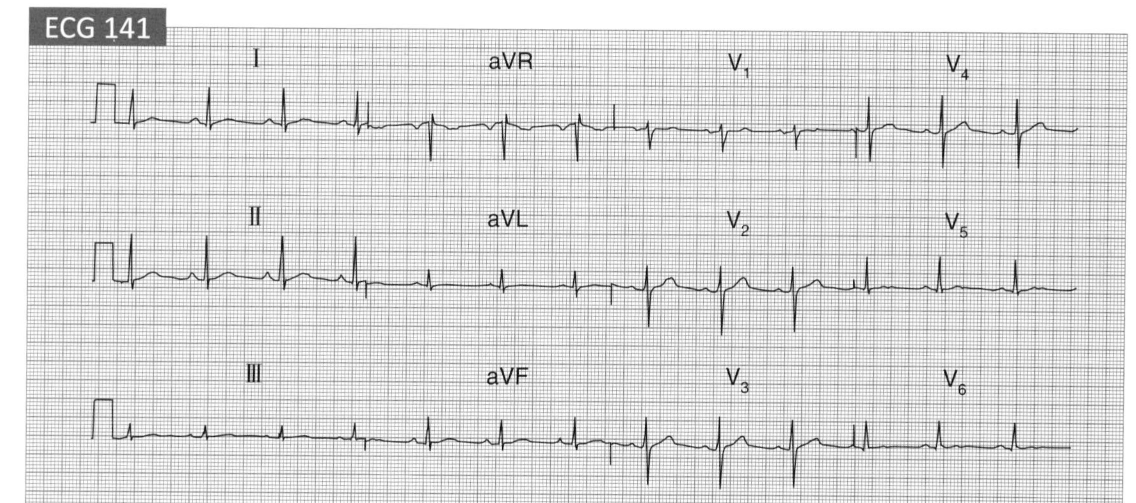

患者男性、50 岁，主诉胸前区疼痛。胸痛症状多在上坡时出现，尤其是在寒冷的天气，也有时在情绪激动时出现。从来没有出现过无任何诱因的疼痛。上面的心电图为静息时心电图，下图是运动平板试验 Bruce 方案运动 5 min 之后记录的心电图。心电图有哪些提示？

ECG 141

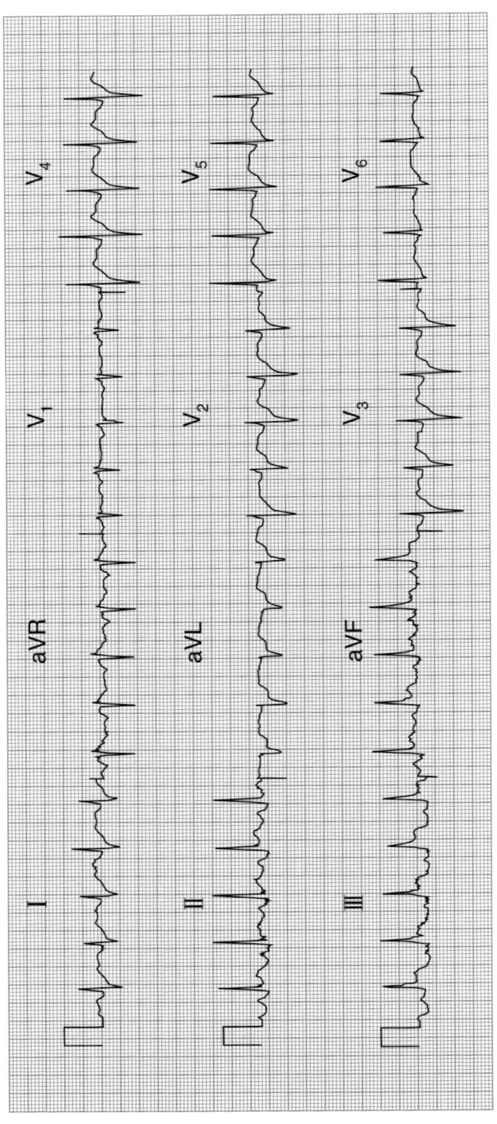

ECG 141 答案

上图心电图特点：

- 窦性心律，心率为 75 次 / 分
- 心电轴正常
- QRS 波时限正常
- ST 段正常
- aVL 导联 T 波低平，V_6 导联 T 波低平伴可能双相

临床解释

非特异性的 T 波改变很可能是正常的。但是病史高度提示心绞痛，有必要行运动平板试验。

下图心电图特点：

- 窦性心律，心率约为 110 次 / 分
- V_2 ～ V_4 导联 ST 段压低，V_3 导联最明显
- Ⅱ、Ⅲ、aVF 导联 ST 段抬高

临床解释

V_2 ～ V_4 导联 ST 段上斜型压低，因此不能明确诊断缺血。Ⅱ、Ⅲ和 aVF 导联 ST 段抬高提示急性下壁心肌梗死。本例中，ST 段抬高在静息状态下立即回落，出现此种一过性的 ST 段抬高是缺血而不是梗死的表现。

处理意见

这位患者运动心电图评估为高危，建议入院行急诊冠状动脉造影术和进行血运重建。同时应按照指南针对缺血性心脏病行双联抗血小板治疗。

诊断

静息心电图正常，运动时 ST 段抬高。

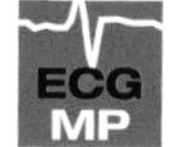

参见《轻松应用心电图》第 7 版第 6 章

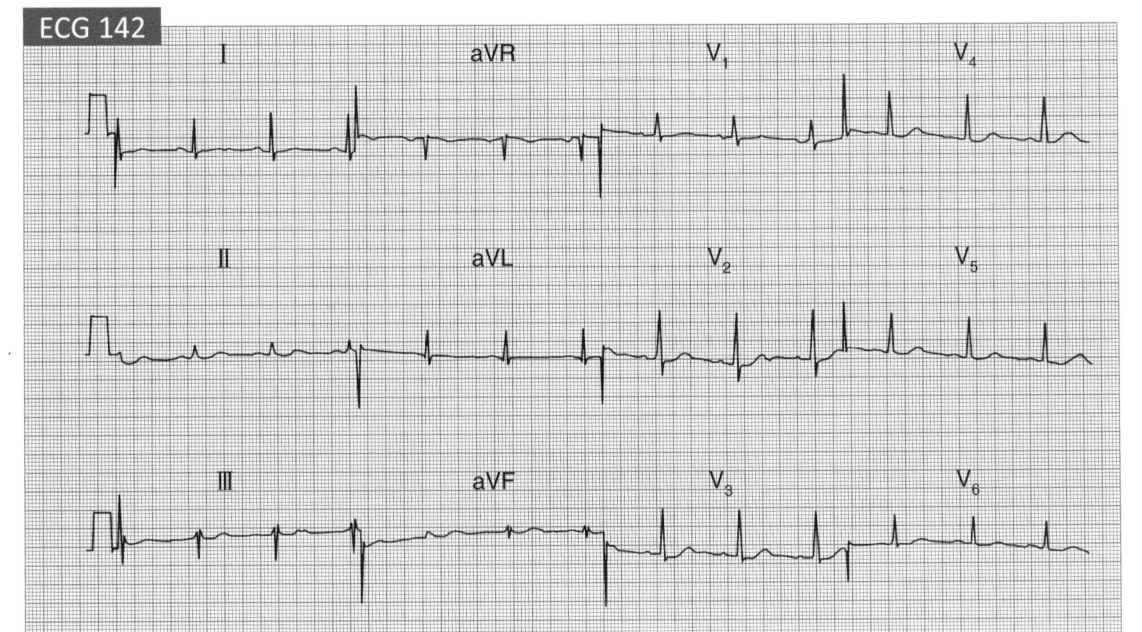

患者男性、40 岁，于门诊就诊，3 周前有提示心肌梗死病史。临床查体没有异常。他的心电图异常有两种可能的解释，只有一种可以解释他的病史。可能的诊断是什么?

ECG 142 答案

心电图特点：

- 窦性心律，心率 71 次 / 分
- 心电轴正常
- V_1 导联 R 波为主
- V_2 ～ V_3 导联 ST 段压低
- Ⅰ、aVL 导联非特异性 T 波低平

临床解释

V_1 导联 R 波为主可能提示右心室肥大，但缺乏其他相关特征——心电轴右偏，V_1、V_2 可能还有 V_3 导联的 T 波倒置。因此心电图异常可能是正后壁心肌梗死，这与 3 周前的胸痛病史相符。

处理意见

最为重要的是不要漏诊肺栓塞的可能。应重新检查以确定没有右心室肥大的临床证据。应该做一次胸部 X 线检查，超声心动图也可能会有帮助，临床怀疑时应考虑 CT 肺动脉造影。

诊断

可能是正后壁心肌梗死。

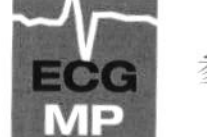

参见《轻松应用心电图》第 7 版第 6 章

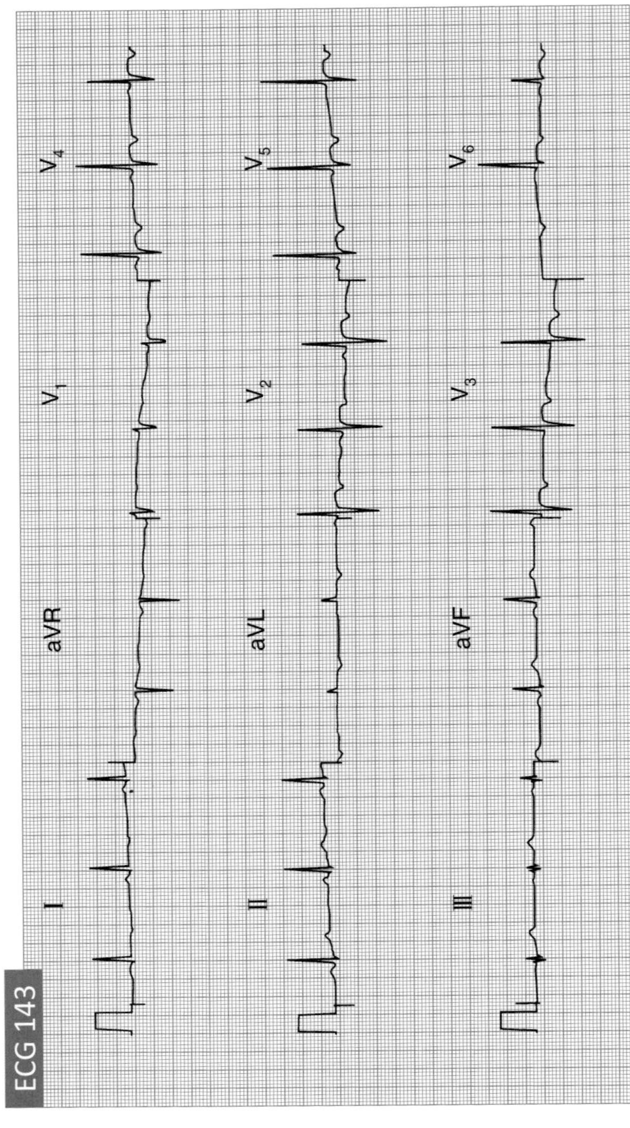

患者非洲裔女性、55 岁。主诉胸痛数年，现因持续性胸痛入院，症状不符合典型缺血性胸痛。如何处理？

ECG 143 答案

心电图特点：

- 窦性心律，心率 60 次 / 分
- 心电轴正常
- QRS 波群正常，V_6 导联异常可能是由于人工干扰
- Ⅰ、aVL、V_2 ～ V_6 导联 T 波倒置

临床解释

根据病史，首先考虑的是前侧壁非 ST 段抬高型急性冠脉综合征。但 T 波“异常”在非洲裔人群中很常见，而这一心电图可能是正常的。

处理意见

这位患者的血浆高敏肌钙蛋白水平正常，从而排除了急性梗死的诊断。运动试验受限于呼吸困难，心电图也没有进一步变化。冠状动脉造影完全正常。因此认为胸痛源于肌肉骨骼，而 T 波的变化可能与种族相关。

诊断

广泛的 T 波“异常”，在此非洲裔妇女中是正常的。

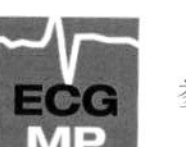

参见《轻松应用心电图》第 7 版第 1 章

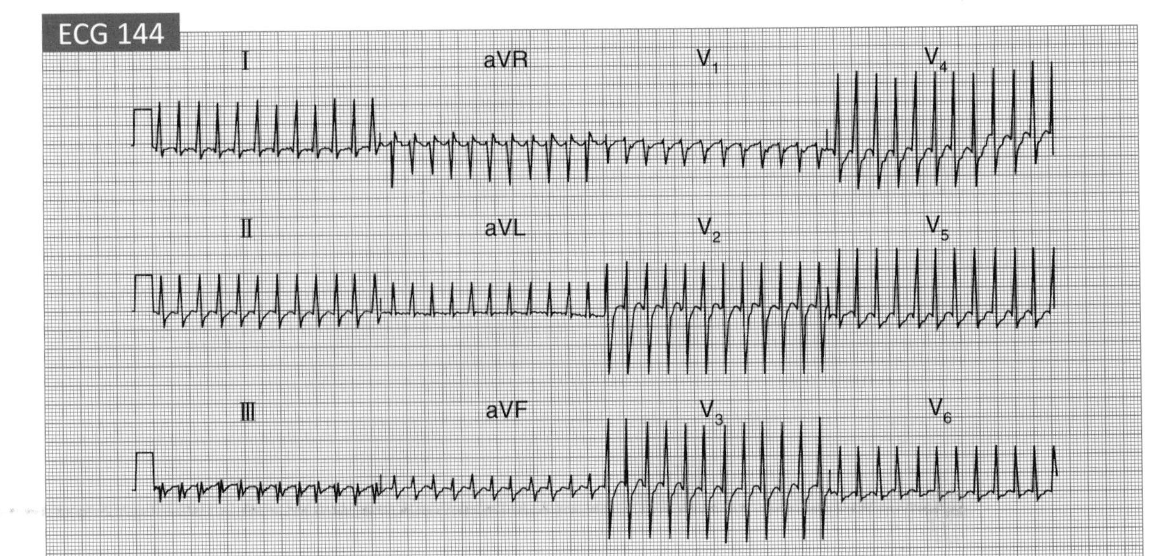

患者男性、50 岁，在工作时晕倒，被送往急诊室，他数年来一直有眩晕及心悸的病史。患者湿冷，心率非常快，血压无法测出，有急性左心室衰竭的迹象。这是他的心电图和胸部 X 线片。有哪些提示？如何处理？

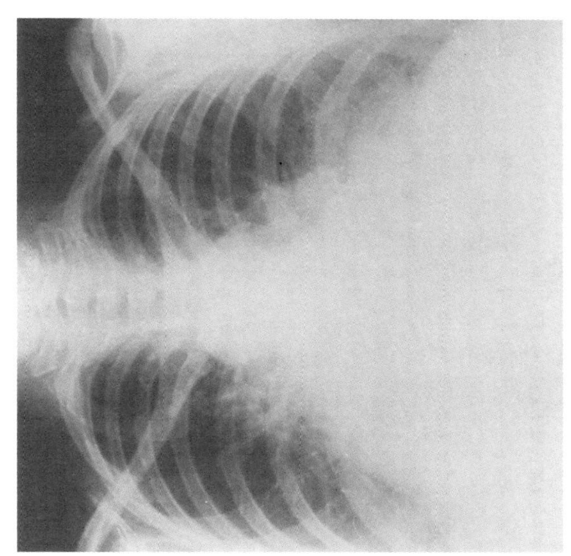

ECG 144 答案

心电图特点：

- 窄 QRS 波心动过速，心率略低于 300 次 / 分
- 未见明显的 P 波
- QRS 波正常
- $V_4 \sim V_6$ 导联 ST 段压低

胸部 X 线片显示肺水肿。

临床解释

频率为 300 次 / 分的规整的窄 QRS 波心动过速可能代表 1：1 传导的心房扑动（即每次心房激动都会引起心室激动）。

处理意见

心力衰竭是由于心率过快和舒张期充盈丧失所致。当心动过速导致血流动力学不稳定时，应在镇静或麻醉下立即行直流电（DC）复律治疗。

诊断

可能为心房扑动伴 1：1 下传。

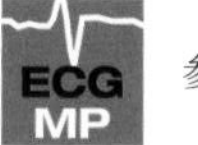

参见《轻松应用心电图》第 7 版第 4 章

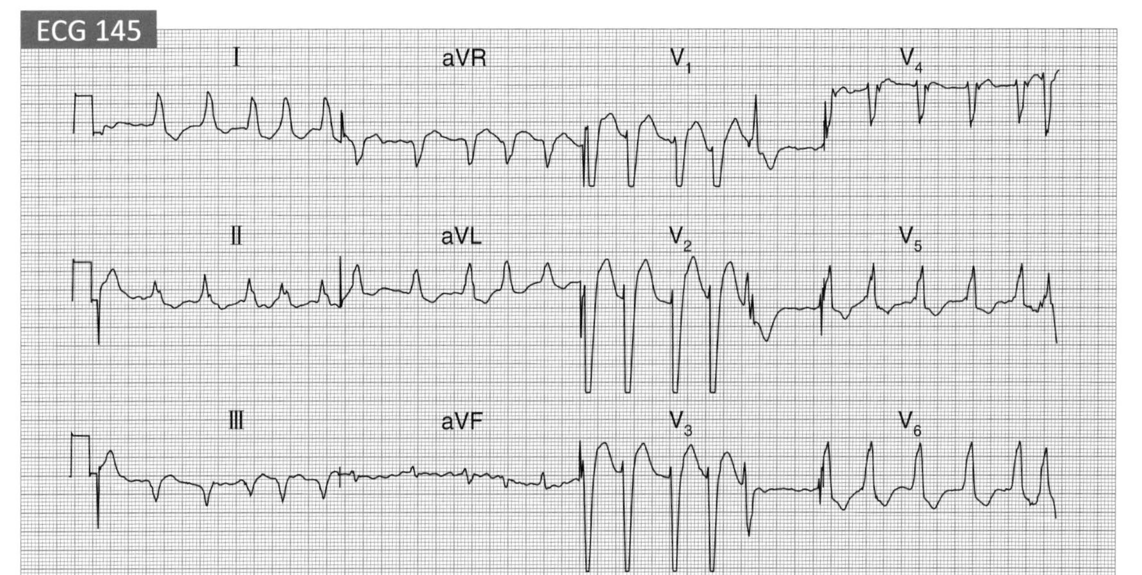

患者男性、60 岁，主诉脚踝水肿，被发现脉搏不规则，血压 115/70 mmHg，心脏增大，并有充血性心力衰竭的迹象。这是他的心电图和胸部 X 线片。有哪些提示？尚未治疗——你将如何处理？

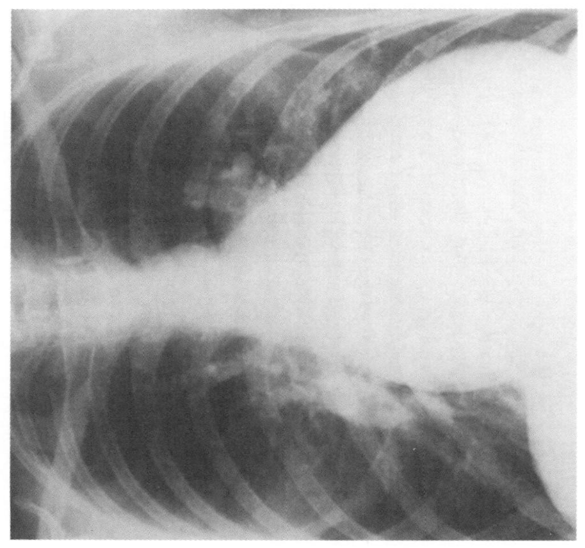

ECG 145 答案

心电图特点：

- 心房颤动，心室率约 100 次 / 分，伴有 1 个室性期前收缩
- 心电轴正常
- 宽 QRS 波群，侧壁导联呈“M”型，提示左束支传导阻滞（LBBB），$V_1 \sim V_3$ 导联 S 波低平为人为干扰
- 侧壁导联 T 波倒置，符合 LBBB

胸部 X 线片显示心脏明显扩大，所有的心腔都受到了影响，上肺充血，提示早期心力衰竭。

临床解释

心脏扩大患者心房颤动伴左束支传导阻滞。

处理意见

患者无胸痛，但有明显心脏扩大，心电图提示心房颤动伴 LBBB，限定了进一步解释。超声心动图可以鉴别心肌病或瓣膜疾病。其他病因包括缺血和酒精性，或者可能为无明确原因的“特发性”扩张型心肌病。需要仔细检查以排除主要病因和潜在的冠状动脉疾病。基于指南治疗心力衰竭的同时应该加用抗凝药物治疗。他的血压相对较低，因此临床处置可能会很复杂。鉴于 QRS 波增宽，心脏再同步化治疗和除颤器等器械治疗也有潜在的应用价值。

诊断

扩张型心肌病患者的心房颤动伴左束支传导阻滞。

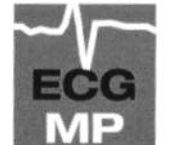

参见《轻松应用心电图》第 7 版第 7 章

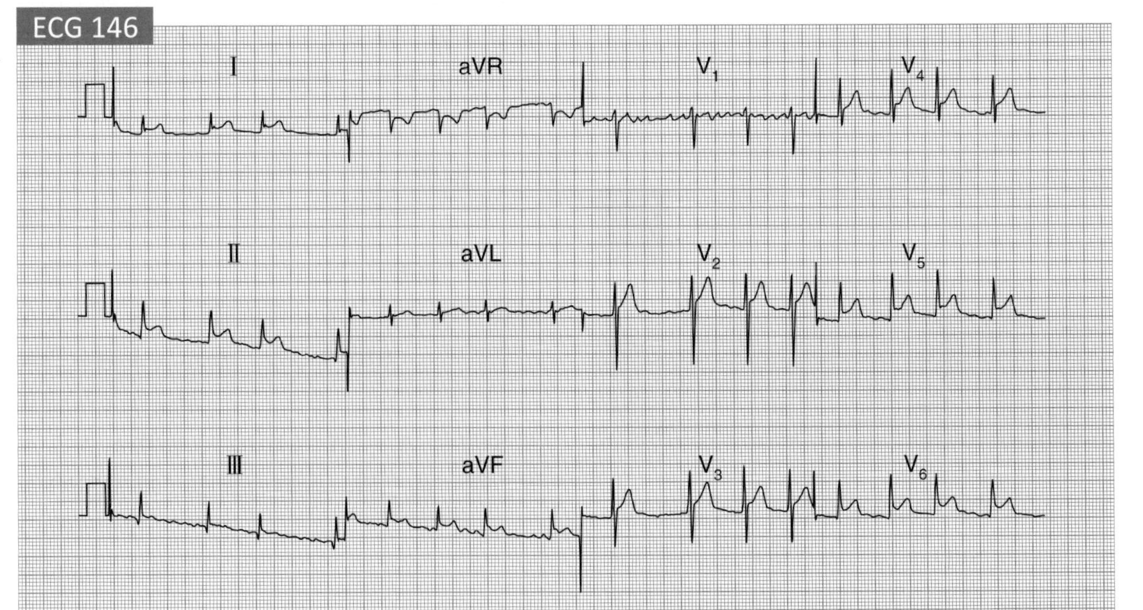

患者女性、30 岁，患有严重类风湿关节炎，她因胸痛入院治疗。她不吸烟，也没有冠心病的危险因素。你觉得发生了什么事？

ECG 146 答案

心电图特点：

- 心房颤动，心室率平均约 100 次 / 分
- 心电轴正常
- QRS 波群正常
- Ⅰ、Ⅱ、Ⅲ、aVF、V_2 ～ V_6 导联 ST 段抬高
- V_3、V_4 导联 ST 段抬高似乎是由于“高起点”所致

临床解释

对于有胸痛但无心肌梗死危险因素的年轻女性，ST 段抬高型梗死也是可能的，但必须考虑其他 ST 段抬高的因素。V_3 ～ V_4 导联的 ST 段高起点“早复极”（S 波和随后 ST 段抬高）是一种正常变异。其他导联 ST 段抬高，分布广泛，很可能由心包炎引起。

处理意见

该患者应于平卧位行体格检查，这是听到心包摩擦音的最好体位——也确实在此体位听到了心包摩擦音。当然，心包炎可能是由梗死引起的，但多次复查心电图未见梗死的演变模式，且 ST 段抬高持续了数天。超声心动图提示心包积液。心包炎及其相关的心房颤动可能和类风湿关节炎有关。起始治疗应该使用非甾体抗炎药和秋水仙碱，建议尽早请风湿科医生参与治疗。

诊断

心房颤动，ST 段抬高，部分“高起点”，但主要是心包炎所致。

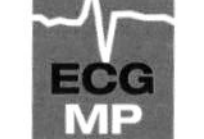

参见《轻松应用心电图》第 7 版第 6 章

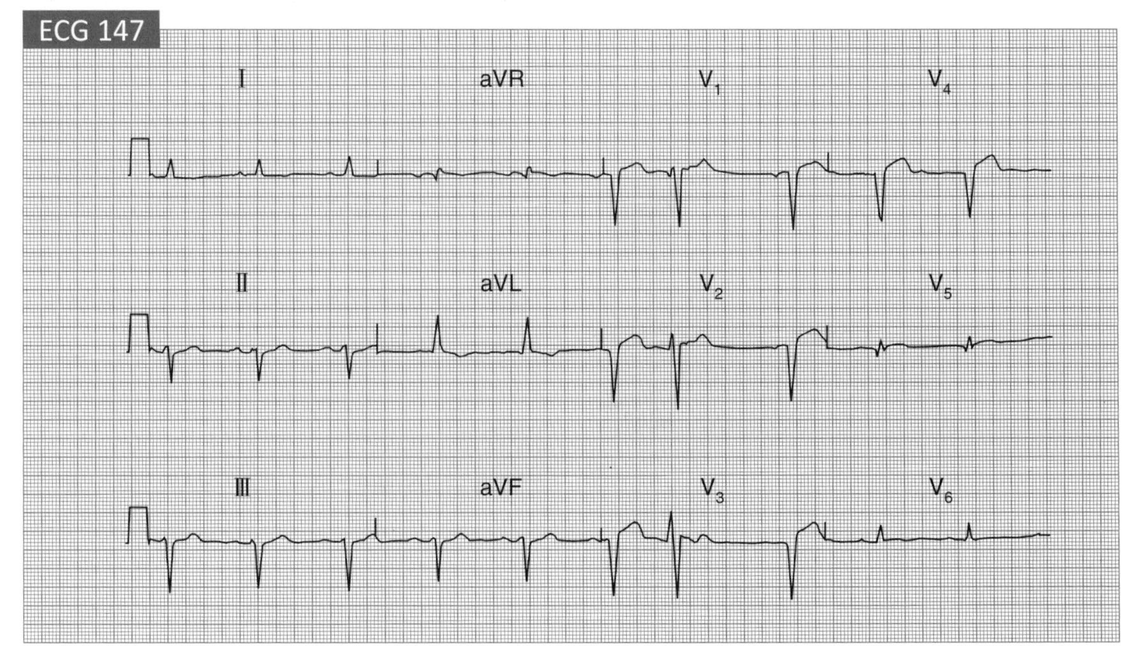

患者男性、75 岁，心力衰竭患者。未诉胸痛。有 3 项异常。如何处理？

ECG 147 答案

心电图特点：

- 窦性心律，心率 60 次 / 分，伴 1 个室性期前收缩
- 心电轴左偏
- 窦性心律时 $V_1 \sim V_5$ 导联异常 Q 波
- 胸前导联 ST 段抬高
- aVL 导联 T 波倒置，Ⅰ、V_6 导联 T 波低平

临床解释

时间不详的“无症状”前壁心肌梗死导致左前分支阻滞，这解释了心电轴左偏的原因。侧壁导联 T 波变化可能是由于心肌缺血引起的。

处理意见

室性期前收缩不需要治疗，左前分支阻滞也不是起搏的适应证，临床表现和前壁导联 Q 波提示前壁梗死并非急性，因此不应行急诊经皮冠状动脉介入治疗（PCI）或溶栓治疗，需要超声心动图检查和基于指南的心力衰竭治疗。

诊断

左前分支阻滞和时间不详的前壁梗死，1 个室性期前收缩。

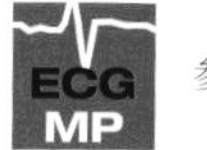

参见《轻松应用心电图》第 7 版第 6 章

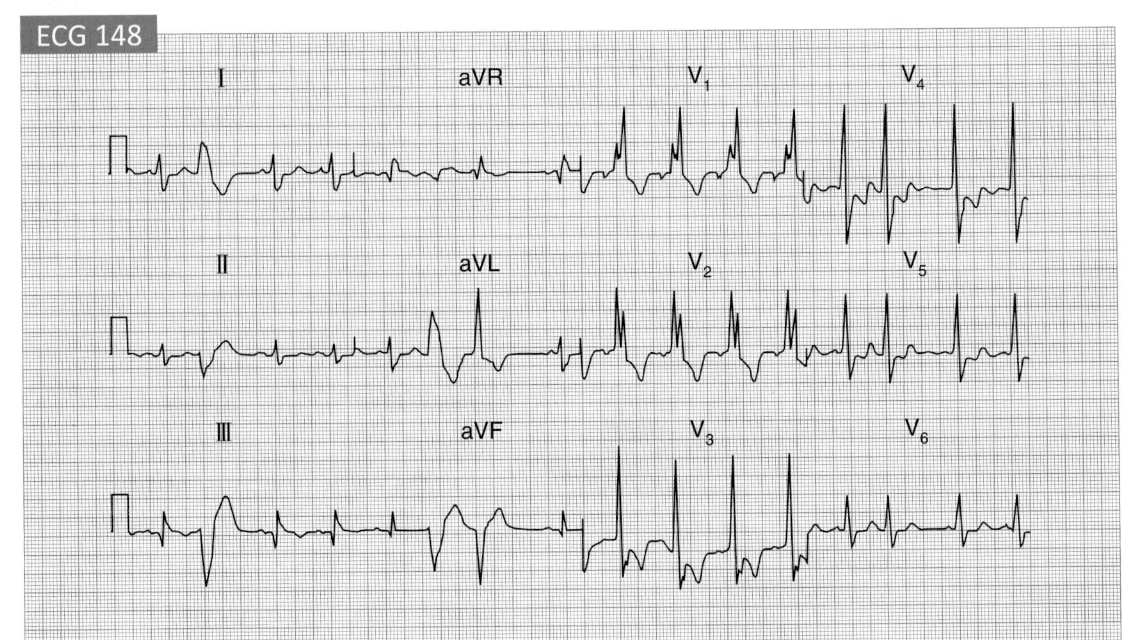

患者男性、65 岁，主诉呼吸困难，表现出中度心力衰竭的体征。心电图有哪些提示？对治疗有影响吗？

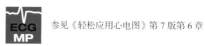

ECG 148 答案

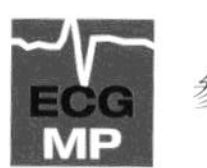

参见《轻松应用心电图》第 7 版第 6 章

心电图特点：

- 窦性心律，心率 97 次 / 分
- 多源性室性期前收缩和 1 个室上性期前收缩
- 窦性心律时Ⅲ、aVF 导联可见异常 Q 波
- 右束支传导阻滞（RBBB）

临床解释

下壁导联 Q 波提示陈旧性梗死，因此缺血性心脏病可能是期前收缩和 RBBB 的原因。

处理意见

很可能改善心力衰竭即可使期前收缩消失，不需要使用抗心律失常药物治疗期前收缩。患者需行超声心动图检查和基于指南的心力衰竭治疗。

诊断

多源性室性期前收缩、右束支传导阻滞和可能的陈旧性下壁心肌梗死。

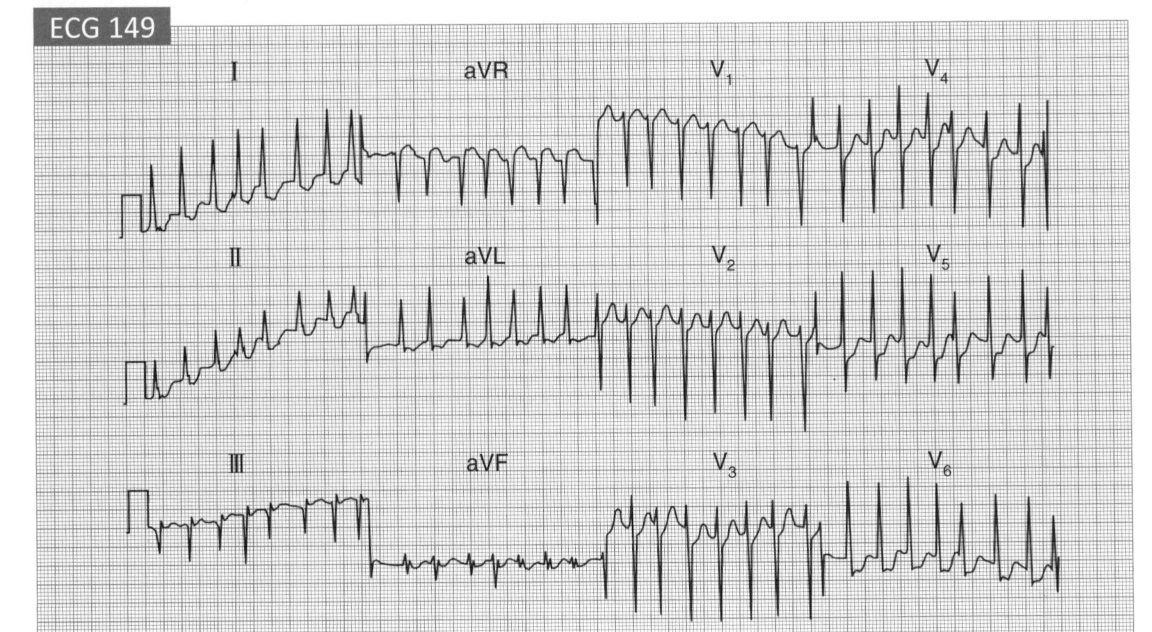

患者女性、50 岁，因突发心悸及严重呼吸困难来急诊室就诊。心电图和胸部 X 线片显示何种异常，可能是什么情况造成的？下页右图 X 线片示透视放大的右心缘。

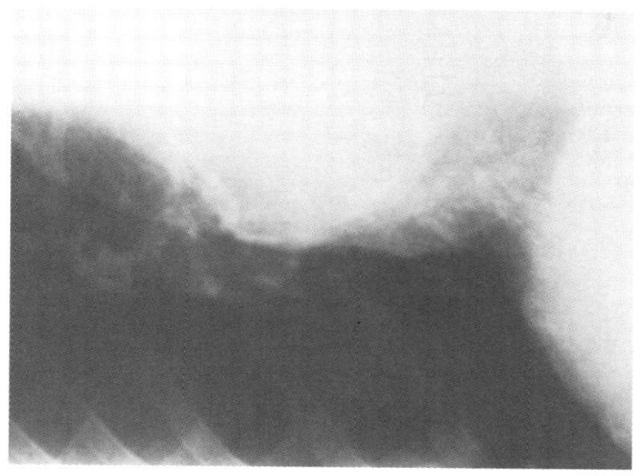

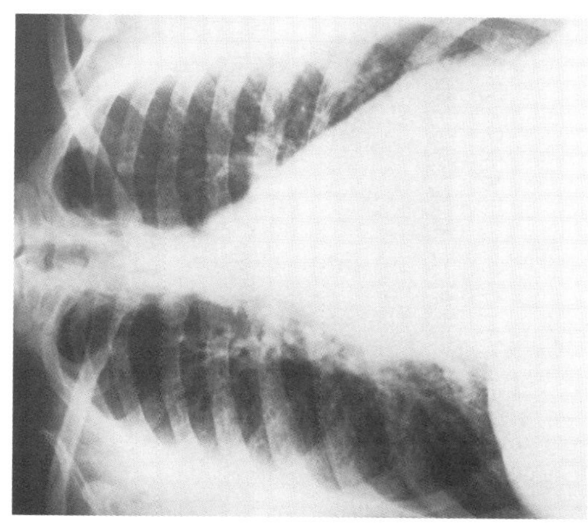

ECG 149 答案

心电图特点：

- 心房颤动
- 心电轴正常
- 心室率高达 200 次 / 分的不规则 QRS 波
- aVF 导联呈 RSR′型，此外大多数导联 QRS 波群正常
- V_4 ～ V_6 导联 ST 段压低，提示心肌缺血
- T 波正常

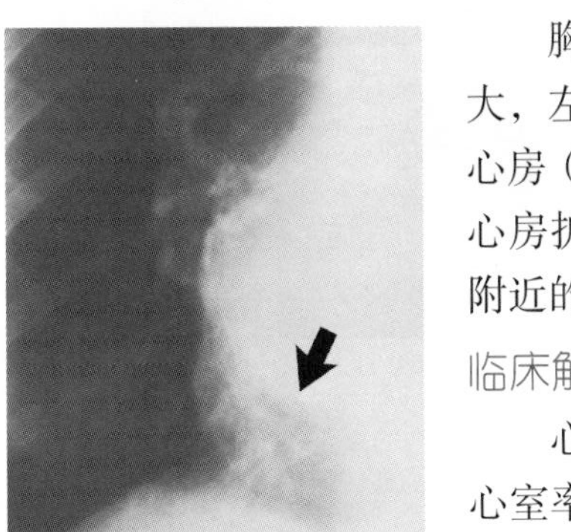

胸部 X 线片示心脏增大，左心缘变直是由于左心房（LA）增大所致。左心房扩大也会导致右心缘附近的双重影（箭头）。

临床解释

心房颤动伴未控制的心室率，V_4、V_5 导联的缺血性改变可能与心率快有关。

处理意见

缺血可能是心房颤动的原因，快心室率本身也可能是缺血的结果。但对 50 岁的女性来说，缺血不太可能是主要诊断，需要考虑瓣膜性心脏病（特别是二尖瓣疾病）、甲状腺功能亢进症、酒精中毒和其他类型心肌病。立即使用利尿剂控制心力衰竭，开始时可以使用地高辛控制心室率，必要时静脉给药。如果心力衰竭严重，则有必要行直流电（DC）复律。请记住，心房颤动患者可能需要长期抗凝治疗。超声心动图检查证实该患者二尖瓣狭窄。

诊断

二尖瓣狭窄患者，心房颤动伴快心室率和缺血性改变。

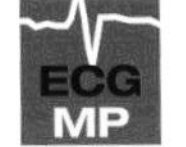

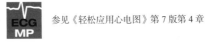

参见《轻松应用心电图》第 7 版第 4 章

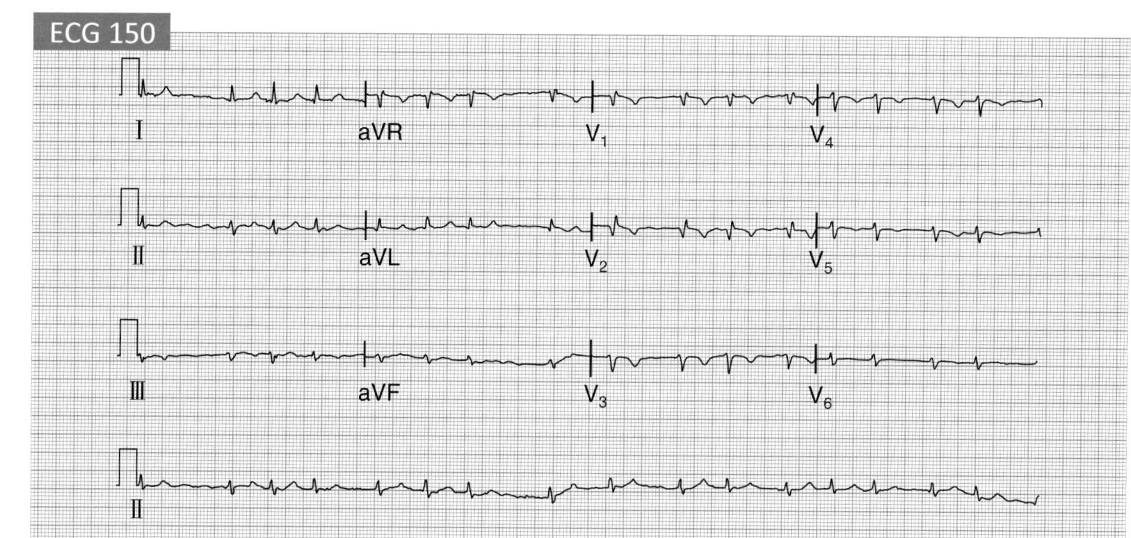

患者女性、80 岁，因肺部感染和心力衰竭住院 3 周。心电图有哪些提示？

ECG 150 答案

心电图特点：

- 心房颤动，心室率约 100 次 / 分
- 心电轴正常
- QRS 波低电压
- 不完全性右束支传导阻滞，V_6 导联持续 S 波
- $V_1 \sim V_5$ 导联 T 波倒置

临床解释

特意选取这份心电图作为本书的最后 1 例，原因是其难以解读且有很大的讨论空间。心电图定标适宜，所以对 QRS 波低电压可以解释为心包积液或慢性肺部疾病可能。心房颤动可能与其心力衰竭有关，但如果没有既往心电图，就无法明确是否为最近发病。不完全性右束支传导阻滞对诊断无帮助，但 V_6 导联持续 S 波提示可能有慢性肺部疾病。此心电图最难点是 $V_1 \sim V_5$ 导联的 T 波倒置，可能为前壁非 ST 段抬高型心肌梗死（NSTEMI），但 $V_1 \sim V_2$ 导联最明显，提示可能为肺栓塞：这将是我们的首选解释。

处理意见

停下来仔细思考。重新开始，采集详细的病史，检查患者，超声心动图、胸部 X 线片和 CT 肺动脉造影可能有助于鉴别诊断。

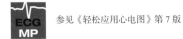

诊断

原因不明的多项心电图异常。

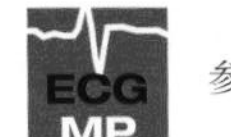

参见《轻松应用心电图》第 7 版